血液系统疾病危急重症
临床诊疗与护理实践

主　编　郭轶先　谭　颖

副主编　李　宏　李　妍

编　者（按姓氏笔画排序）

李　宏　李　妍　李　楠

祖凤雪　郭轶先　谭　颖

中国协和医科大学出版社
北　京

图书在版编目（CIP）数据

血液系统疾病危急重症临床诊疗与护理实践 / 郭轶先，谭颖主编 . -- 北京：中国协和医科大学出版社，2025.1. -- ISBN 978-7-5679-2454-3

Ⅰ . R552；R473.5

中国国家版本馆 CIP 数据核字第 20249HE109 号

主　　编	郭轶先　谭　颖
责任编辑	李元君　聂志扬
封面设计	邱晓俐
责任校对	张　麓
责任印制	黄艳霞
出版发行	中国协和医科大学出版社
	（北京市东城区东单三条 9 号　邮编 100730　电话 010-65260431）
网　　址	www.pumcp.com
印　　刷	三河市龙大印装有限公司
开　　本	710mm×1000mm　　1/16
印　　张	22
字　　数	390 千字
版　　次	2025 年 1 月第 1 版
印　　次	2025 年 1 月第 1 次印刷
定　　价	69.00 元

前　言

　　这本书是一部兼具理论深度和实践指导的医学力作。我们聚焦血液内科领域的危急重症，以及一些难以解决的临床问题；以系统分类的方式编写，尽可能全面地阐述疾病病因、发病机制、诊疗及护理问题；强调诊断要点，为病情判断和急救护理措施提供详尽的指导。

　　同时，我们深知将理论进行实际运用同样重要。因此，我们以临床需要和护理实务为基础，摒弃过于理论化、忽视实用性的写作方式，关注对"危、急、重"病情的实践。我们基于国内外经典专著和教材，强调临床实践能力的提升，尤其着重理论和实践的相互联系。

　　本书紧跟最新的医学研究进展，借鉴了国内外最新的循证医学证据、临床研究成果，以及指南和专家共识等，融入新技术、新疗法，让读者能及时了解全球范围内血液内科危急重症领域的新概念、新定义、新的诊断手段和治疗方案，以及护理方法和技巧。

　　全书各章节均由经验丰富的临床医生和护士精心撰写，可以说这是一部内科危急重症临床医护诊疗经验和智慧的结晶。我们深知，在医学领域，无论是知识还是技术，都永远在进步，本书存在的不足之处，我们期待读者的理解，并恭候您的宝贵建议。

　　最后，我们以这部作品，向所有为医学事业不懈奋斗、献身的医护人员表达最崇高的敬意。

郭轶先　谭　颖

2024 年 1 月

目　录

第一章 血液系统危急重症概述

血液系统危急重症是一种严重的疾病状态，涉及血液及其相关器官，如骨髓、淋巴组织和脾。这些疾病可能对患者的生命构成直接威胁，或导致严重的并发症。通常情况下，这些疾病涉及血细胞的异常增殖、减少或功能障碍，进而影响患者的生命体征、免疫功能和代谢平衡。针对血液系统危急重症的处理，及时的诊断和治疗至关重要。这包括但不限于输血、抗生素治疗、止血治疗、免疫抑制治疗和危重监护。早期干预和综合治疗对于改善患者预后至关重要。因此，对于出现血液系统危急重症的患者，应立即寻求专业医疗救助。

规范诊疗和护理的重要性不可忽视。医疗团队需要采用最新的治疗指南和标准化流程，确保患者得到及时、准确的诊断和治疗。此外，密切监测患者的病情变化，并根据需要调整治疗方案，可以最大限度地提高治疗成功的机会。医护人员在处理血液系统危急重症时必须密切协作，确保患者得到全面的护理。此外，对于患者及家属，提供清晰的沟通和支持也是至关重要的，以帮助他们理解病情严重性，并积极配合治疗计划。

总之，血液系统危急重症的治疗需要全面的医疗团队和规范的诊疗护理流程。只有这样，才能最大限度地减少并发症的发生，并提高患者的生存率和生活质量。

一、血液系统危急重症的特点

血液系统危急重症通常进展快速、具有严重的病理生理改变和复杂的临床表现。其特点包括以下几个方面。

1. **快速进展**　通常以急性发作的方式出现，病情进展迅速。疾病的发展速度可能令人吃惊，从轻微症状到危及生命的情况可能只需几小时或几天的时间。

2. **严重的病理生理改变**　涉及造血、凝血和免疫功能等多个方面。病理生理改变广泛而严重,可能导致血液功能障碍、器官功能损害及全身多系统的紊乱。

3. **复杂的临床表现** 临床表现多样且复杂,可能包括但不限于高热、持续出血、贫血、肿块、浸润和全身淋巴结肿大等。这些症状和体征的出现取决于具体的疾病类型和进展阶段。

二、血液系统危急重症的流行病学数据和趋势

流行病学数据是对疾病在人群中的分布和影响因素的研究。深入了解血液系统危急重症的流行病学数据对于改善患者的临床结局至关重要,它们提供了以下关键信息。

1. **疾病负担** 流行病学数据帮助我们了解特定疾病对人口健康的影响。以慢性髓细胞性白血病为例,了解其发病率、患病率和死亡率对于制定公共卫生政策和资源分配至关重要。

2. **风险因素** 流行病学研究有助于确定导致慢性髓细胞性白血病的风险因素,如遗传、环境、职业暴露等。这有助于预防和早期干预。

3. **预测趋势** 通过分析流行病学数据,我们可以预测慢性髓细胞性白血病的发展趋势,以便制定更有效的治疗和管理策略。

流行病学数据对于制定更有效的治疗和管理策略至关重要。接下来,让我们深入探讨一下血液系统危急重症的流行病学数据和趋势。

(一)血液系统危急重症流行病学数据的重要性

1. **了解社会经济负担** 随着医学科技的不断进步,治疗血液系统危急重症的方法和药物不断涌现。然而,与之伴随而来的高昂医疗费用和经济负担问题也逐渐凸显。在探讨血液系统危急重症的社会经济负担时,我们必须关注两个重要的概念:经济负担和经济毒性。

经济负担是指患者和其家庭在治疗过程中所面临的经济上的支出和损失。这包括直接的医疗费用,如药物、手术和住院费用;以及间接的费用,如因疾病导致的工作丧失和生活方式的改变。对于血液系统危急重症患者,经济负担不仅仅局限于普通医疗费用,还可能涉及高昂的实验室检查、造血干细胞移植等特殊治疗手段,给患者和家庭带来沉重的负担。

经济毒性是指由于治疗过程中的高昂费用而导致的患者及家属的经济压力。在癌症治疗领域,这一概念被首次提出是为了强调治疗费用可能带来的破坏性后

果。血液系统危急重症患者可能需要长期的治疗和随访，这使得经济毒性的风险更为突出。并且由于中国社会特有的文化背景，尤其是在家庭中对于长辈的关爱和尊重，使得在面对血液系统危急重症时，家庭往往会不惜一切地为患者争取最好的治疗，即使这可能导致沉重的经济负担。同时，中国传统文化中存在对于病痛的抵抗精神，使得患者及家属更可能选择尽最大努力治疗，即便经济上面临困境。

在应对血液系统危急重症的社会经济负担时，我们需要着眼于未来，寻求全面而可行的解决方案。首先，社会保障体系的完善将是关键的一步。这包括强化社会医疗保险和医疗救助体系，以更为全面地为患者提供财政支持。通过建立更加健全的社会保障机制，我们可以有效地缓解患者在治疗过程中所面临的经济负担，使其更能专注于治疗和康复。其次，药价管控和创新是解决经济负担问题的重要途径。这需要强化对药价的监管，确保药物的定价合理、透明，并推动创新药物的研发。通过控制药价和不断引入新的治疗手段，我们可以有效地降低治疗费用，为患者提供更为经济可承受的医疗选择。最后，患者教育和支持也是至关重要的。提高患者对治疗费用的认知，使其更清晰地了解治疗的各个方面所需的费用，并激发他们更主动地寻求帮助。同时，鼓励患者寻求社会和心理支持，有助于减轻由经济负担带来的心理压力，从而降低经济毒性的影响。这种全方位的支持体系将更好地保障患者在治疗过程中的全面健康。

对于血液系统危急重症患者，经济负担和经济毒性的特征可能表现为以下 3 个方面。

（1）医疗成本：血液系统危急重症需要广泛的医疗护理，包括住院治疗、手术、药物治疗、康复。了解这些成本如何分布及如何影响个人和家庭非常重要。例如，急性髓系白血病（acute myeloid leukemia，AML）是一种进展迅速、难以治愈的血液系统恶性肿瘤，特别是在复发的情况下，其预后不佳，治疗选择有限，干细胞移植后复发的中位累计发生率为 29.4%，诱导化疗后为 46.8%。每位患者每月的总费用为 28 148～29 322 美元。与非复发患者相比，复发患者的费用和医疗资源使用通常更高。复发急性髓系白血病患者与新发急性髓系白血病患者相比，出现多种症状，健康相关生命质量（health-related quality of life，HRQoL）评分较低。

（2）失工时间和失业：一些血液系统危急重症可能导致患者需要长时间休假，甚至无法工作。这对患者、家庭和雇主都有财务影响。例如，白血病患者可能需要接受长时间的放疗和化疗，这使他们无法工作。这对患者和家庭的经济状况构成了重大威胁。

（3）家庭财务负担：健康相关生命质量部分的治疗可能需要高额自费费用，

这可能对家庭经济造成重大压力。流行病学数据有助于政策制定者了解患者所面临的经济挑战。例如，血小板功能障碍患者需要定期接受血小板输注，这需要昂贵的医疗费用，而不是所有费用都被医疗保险覆盖。患者家庭可能需要面对财务压力。《中国贫困白血病儿童生存状况调查报告》主要以 14 周岁以下贫困白血病患儿作为调查对象。在 1171 个有效调查样本中，患儿家庭因病负债的平均金额为142 414.64 元。82.78% 的家庭医疗费投入在 10 万元以上，并且由于报销比例、报销范围、起付线、封顶线、异地治疗、自费药等因素的影响，报销比例为 50% 以下的家庭占 63.03%。

2. 流行病学数据在预防和早期诊断中的作用　在全球范围内，某些癌症类型对经济成本的影响更为显著。具体而言，气管癌、支气管癌和肺癌（15.4%）、结肠癌和直肠癌（10.9%）、乳腺癌（7.7%）、肝癌（6.5%）及白血病（6.3%）共同占据全球癌症经济成本的接近一半。值得注意的是，癌症在几个中低收入国家中的经济负担更为突出，尤其是宫颈癌、肝癌和白血病，它们在这些国家中位居经济成本的前列。

发达国家和中低收入国家之间的差异可能部分原因在于发达国家在预防、监测和早期诊断某些癌症方面取得了更大的进展。这可能包括更有效的疫苗接种和筛查计划，以及更广泛的公共健康教育，致力于提高人们对癌症的认识，促使早期就医和诊断。因此，这些数据支持了流行病学在预防和早期诊断中发挥着关键作用的观点。

这样的认识对于制定全球和国家级的癌症防控政策至关重要。投资于预防和早期诊断措施可能在降低特定癌症类型的经济负担方面产生显著影响。这可以通过加强基础医疗设施、推广健康教育、提供定期的筛查和检测服务等方式来实现。因此，流行病学数据的分析不仅为理解全球癌症经济负担提供了依据，也为制定有针对性的防控策略提供了重要参考。

（1）早期诊断：流行病学数据有助于医疗专业人员更好地了解某一疾病的发病率和危险因素，从而提高早期诊断的机会。早期诊断通常与更好的治疗结果相关联。例如，流行病学研究表明，急性白血病（acute leukemia，AL）在特定年龄组中的发病率较高。根据儿童和成人的发病率差异，医疗专业人员可以更早地考虑可能的诊断。儿童急性淋巴细胞白血病（acute lymphoblastic leukemia，ALL）的发病率比成人高。这些数据有助于医生更早地考虑急性淋巴细胞白血病的可能性，从而提高早期诊断的机会。

（2）预防措施：流行病学数据有助于制定针对性的预防措施，包括疫苗、筛查计划和教育。了解某一疾病的传播途径和危险因素是预防措施制定的基础。流行病学研究发现，地中海地区的某些族群中地中海贫血的发病率较高。这些数据有助于制订筛查计划，可以在疾病加重之前早期发现患者，从而提高治疗效果。慢性淋巴细胞白血病与一些农业和化学暴露相关。通过了解这些因素，可以制定预防策略，以降低患病风险。

（3）资源分配：医疗资源有限，流行病学数据可以帮助政府和卫生组织更有效地分配资源，以满足高危人群的需求。例如，在新型冠状病毒感染（Corona Virus Disease 2019，COVID-19）流行期间，各国政府使用流行病学数据来确定哪些医院需要额外的呼吸机和个人防护设备，以便更好地应对患者的需求。

（4）公共卫生政策：政府和卫生组织可以使用流行病学数据来制定和调整公共卫生政策，以应对潜在威胁。这包括应对新流行病和控制慢性病的政策。

（5）疫苗开发：对疾病传播模式和疫苗接种率的了解对于疫苗研发至关重要。流行病学数据有助于确定哪些人群需要接种，以及何时接种。

（二）血液系统危急重症的流行病学数据源

血液系统危急重症的流行病学数据收集是一个复杂而关键的工作，通常涉及多个数据源和机构的协同努力。常用的数据源包括癌症登记数据库，例如，美国的监测、流行病学和结果数据库（surveillance，epidemiology，and end results，SEER）、全球癌症统计数据库（global cancer observatory，GCO）。卫生部门和国际卫生组织提供了大量的卫生统计数据，包括各种疾病的发病率、死亡率、疾病负担和卫生服务的利用情况；大规模的流行病学研究项目，如护士健康研究、卫生专业人员追踪研究等，提供了长期跟踪的个体数据，用于研究疾病与生活方式、遗传因素之间的关系及临床试验数据等。中国在上述数据源的建设方面已经取得了显著的进展，不断提高数据质量和可用性。目前中国已经建立了全国范围的癌症登记系统，通过 487 个癌症登记机构和综合性癌症中心的合作，持续监测癌症的发病率、死亡率和患病率。下面是从已经发表的数据库数据中总结的血液系统危急重症的流行病学数据。

1. **全球健康数据交换数据库**　全球健康数据交换（global health data exchange，GHDx）是一个为研究人员、政策制定者和公众提供了广泛的卫生和健康相关数据的数据库。由华盛顿大学的健康计量与评估研究所（Institute for Health Metrics and Evaluation，IHME）创建和支持，这个平台有助于推进全球卫生研究和政策制定。通过 GHDx，用户可以访问各种来源的全球健康数据，包括调查、人口普查、统计数据和其他与健康相关的信息。这种集中的资源对于监测疾病流行病学、卫生趋势、政策评估和全球健康问题的研究非常有帮助。下面这些数据和信息摘自引用该数据库的《过去30年恶性血液系统肿瘤的全球负担和演变模式》一文，该文对白血病、淋巴瘤、骨髓瘤这三类常见血液系统肿瘤年龄标化发病率（age-standardized incidence rate，ASIR）和年龄标化死亡率（age-standardized death rate，ASDR）等数据进行了总结。

（1）恶性血液系统肿瘤的 ASIR 和 ASDR：数据表明从 1990 年到 2019 年，恶性血液系统肿瘤的发病例数一直在增加，尤其是白血病、多发性骨髓瘤、非霍奇金淋巴瘤（non-Hodgkin lymphoma，NHL）和霍奇金淋巴瘤（Hodgkin lymphoma，HL）。然而，死亡率一直在下降，这表明治疗和管理的改进。尽管病例数量增加，ASIR 相对稳定。从病种上看，白血病在全球范围内具有相对较高的发病率和死亡率，而骨髓瘤的发病率和死亡率较低，淋巴瘤则介于两者之间。

1）白血病：① 2019 年 ASIR 为 8.22/10 万；2019 年 ASDR 为 4.26/10 万。②年度百分比变化（EAPC），ASIR 下降趋势（–0.68），ASDR 下降趋势（–1.15）。

2）淋巴瘤（包括非霍奇金淋巴瘤和霍奇金淋巴瘤）：① 2019 年 ASIR 为 5.73/10 万；2019 年 ASDR 为 0.34/10 万。② EAPC，ASIR 上升趋势（0.56），ASDR 下降趋势（–0.09）。

3）骨髓瘤：① 2019 年 ASIR 为 1.92/10 万；2019 年 9ASDR 为 1.42/10 万。② EAPC，ASIR 上升趋势（0.25），ASDR 下降趋势（–0.07）。

（2）不同地理区域的差异

1）白血病：在地理区域方面，2019 年白血病 ASIR 在西欧（16.87/10 万）、北美（10.69/10 万）和澳大利亚地区（10.46/10 万）最高，而南亚（3.81/10 万）、中部撒哈拉非洲（3.89/10 万）和西部撒哈拉非洲（3.9/10 万）的 ASIR 最低。趋势分析显示，中欧、东欧、东亚和加勒比地区的白血病 ASIR 上升趋势最大。

2）淋巴瘤：淋巴瘤 ASIR 最高的地理区域是澳大利亚（11.31/10 万），而 ASIR 最低的地区是大洋洲（1.71/10 万）。趋势分析显示，东亚、安第斯拉丁美洲和东欧的淋巴瘤 ASIR 上升趋势最明显。

3）骨髓瘤：骨髓瘤 ASIR 最高的地理区域是澳大利亚（5.33/10 万），而 ASIR 最低的地区是中亚（0.8/10 万）。趋势分析显示，东欧、热带拉丁美洲和中拉丁美洲地区的骨髓瘤 ASIR 上升趋势最大。

4）恶性血液系统肿瘤的发病和死亡趋势：发病率和死亡率的变化在不同地理区域之间存在显著差异。高社会人口指数（socio-demographic Index，SDI）地区通常具有更高的发病率，一些地区的发病率呈增加趋势，而其他地区则呈下降趋势。例如，中欧、东欧、东亚和加勒比地区的恶性血液系统肿瘤 ASIR 上升幅度最大。

（3）白血病亚型的变化：对于特定白血病亚型，急性髓系白血病的发病率上升，而慢性髓细胞性白血病的发病率下降。这些趋势可能与疾病的生物学特征和治疗的不同有关。

（4）性别差异：男性的恶性血液系统肿瘤负担通常较高，但在特定年龄后这种差距有所缩小。然而，值得注意的是，随着年龄的增长，这种性别差异逐渐减少，表明在特定年龄段，女性也容易受到这些疾病的影响。这可能与生活方式、环境因素和激素变化有关。

（5）高体重指数和职业暴露的影响：高体重指数是多种代谢障碍的主要原因，2019 年因高体重指数导致的死亡风险比例在所有地区都显著高于 1990 年。此外，在 SDI 较低的地区，由苯和甲醛等职业暴露引起的白血病负担更为普遍。

（6）全球癌症负担：恶性血液系统肿瘤仍然是全球癌症负担的主要原因。尽管在过去三十年中，它们的绝对数量在不断增加，然而死亡率却呈下降趋势。这可能是由于更好的早期筛查、诊断和治疗方法，以及卫生改进。

2. 美国疾病控制和预防中心数据　美国疾病控制和预防中心（center for disease control and prevention，CDC）网站上提供了关于不同年龄段患者中的血液系统恶性肿瘤（包括霍奇金淋巴瘤、非霍奇金淋巴瘤、骨髓瘤、急性淋巴细胞白血病、慢性淋巴细胞白血病、急性髓系白血病、慢性髓细胞性白血病及其他白血病）新发病例（每 10 万标准人口）的信息。这些数据对于了解不同年龄组中白血病的发病情况非常有用。目前网站上展示的数据截止到 2022 年 9 月，以下是对这组数据的分析和总结。

（1）年龄分布的差异

1）在小于 15 岁的年龄组中，霍奇金淋巴瘤的发病率相对较低，为 0.58；而非霍奇金淋巴瘤、急性髓系白血病和急性淋巴细胞白血病的发病率较高，分别为 1.03、0.72 和 4.0。

2）15～39 岁年龄组中，非霍奇金淋巴瘤、急性淋巴细胞白血病、急性髓系白血病和霍奇金淋巴瘤的发病率分别为 3.92、1.02、1.22 和 3.55。

3）40～64 岁和 65 岁以上的年龄组中，非霍奇金淋巴瘤的发病率显著升高，分别为 20.6 和 87.78。其他类型白血病的发病率在这两个年龄段中也显示出显著增加。

（2）白血病类型的差异

1）随着年龄的增长，大多数类型白血病的发病率均呈上升趋势，特别是非霍奇金淋巴瘤、骨髓瘤和慢性淋巴细胞白血病。

2）在年龄分布中，骨髓瘤和非霍奇金淋巴瘤似乎在 65 岁以上的年龄组中有最高的发病率，分别为 36.48 和 87.78，而霍奇金淋巴瘤在所有年龄组中发病率相对较低。

3）急性淋巴细胞白血病发病率在小于 15 岁的年龄组中达到峰值（4.0），而急性髓系白血病在 65 岁以上的年龄组中有显著增加（19.56）。

4）慢性髓细胞性白血病的发病率在各年龄组中相对较稳定。

（3）总体趋势：数据显示随着年龄的增长，白血病的发病率普遍上升，尤其是非霍奇金淋巴瘤、骨髓瘤和慢性淋巴细胞白血病等类型。

（4）生存率分析：网站上展示了截至 2018 年 12 月 31 日的 5 年生存随访数据，各种血液系统肿瘤 5 年相对存活率。相对存活率是指在特定时间段内（通常是 5 年），某一群体中患特定疾病或状况的人，与总人口中人数相等的人（通常是同性别和同年份出生的人）相比较的存活率。从性别上看，男性和女性患恶性血液系统肿瘤的生存人数存在一定差异，男性的总生存人数明显高于女性。非霍奇金淋巴瘤的生存人数最多，白血病次之，而骨髓瘤的生存人数最少。各种血液系统肿瘤患者的 5 年相对存活率数据如下：霍奇金淋巴瘤，86%；非霍奇金淋巴瘤，72%；骨髓瘤，56%；急性淋巴细胞白血病，69%；慢性淋巴细胞白血病，86%；急性髓系白血病，24%；慢性粒细胞白血病，67%；其他白血病，54%。

3. **国家癌症中心数据** 国家癌症中心（national cancer center，NCC）成立于 2011 年，是卫生部设立的专门机构，主要任务是协助卫生部制定全国癌症防治规划等相关内容。同时，国家癌症中心作为中国政府主管的国家级医疗机构，专注于癌症的研究、预防、治疗和控制。下面是国家癌症中心近期公布的 2016 年数据中关于白血病部分的总结和分析。

（1）2016 年白血病数据

1）新发白血病病例总数为 85 800 例。

2）白血病的年龄标化发病率（ASIR）为 6.21/10 万，其中男性的 ASIR 为 6.97/10 万，女性的 ASIR 为 5.40/10 万。

（2）白血病发病情况

1）各地区的白血病发病率不同，全国白血病的 ASIR 平均为 5.0/10 万人。具体地区的发病率有所差异，南部地区的发病率相对较高，而东北地区的发病率相对较低。

2）在城市和农村地区之间，白血病的发病率差异不大。城市的 ASIR 为

5.1/10 万人，而农村地区为 4.9/10 万人。

3）不同地理区域中，南部地区的白血病发病率最高，为 6.4/10 万人，而西南地区的发病率最低，为 4.3/10 万人。

（3）白血病死亡情况

1）2016 年白血病的年龄标化死亡率（ASMR）为 3.0/10 万人，城市和农村地区的死亡率相对接近，城市为 3.0/10 万人，农村为 2.9/10 万人。

2）与发病情况相似，南部地区的白血病死亡率最高，为 3.4/10 万人，而西北地区的死亡率最低，为 2.4/10 万人。

（4）白血病在不同年龄段的发病情况

1）白血病在年龄组为 60～79 岁的患者中最为常见，男性患者约为 122 万，女性患者约为 76.3 万。

2）白血病、脑癌和淋巴瘤在男性和女性中的发病率最高。

（5）白血病在不同年龄段的死亡情况

1）60～79 岁年龄组中白血病死亡率最高，男女均有较多的死亡病例。

2）白血病、脑癌、淋巴瘤、肝癌和骨癌是男女患者中最常见的致命癌症。

4. **GLOBOCAN 数据**　GLOBOCAN 是由国际癌症研究机构（international agency for research on cancer，IARC）开展的项目，该项目汇总并提供了关于全球 185 个国家 / 地区的 36 种癌症的发病率、死亡率和患病率等相关数据。这些数据不断更新，为研究人员提供了宝贵的信息，可用于进行疾病预测和疾病负担分析。以下是从该数据库中提取的关于中国人群多发性骨髓瘤和淋巴瘤的数据分析。

（1）多发性骨髓瘤

1）患病人数和死亡人数：根据 2016 年的数据，我国新发多发性骨髓瘤的病例数为 16 500 例，而死亡病例数为 10 300 例。这反映了这种类型的癌症在我国的高发性和对患者的严重威胁。

2）年龄标化发病率和死亡率：年龄标化发病率（ASIR）为 1.03/10 万，而年龄标化死亡率（ASMR）为 0.67/10 万。这表明尽管高发，但骨髓瘤的致命性相对较低。然而，随着年龄的增长，ASIR 和 ASMR 都呈上升趋势，尤其在大于 60 岁的年龄组达到高峰。这强调了多发性骨髓瘤与年龄相关的风险。

3）性别差异：男性的发病率和死亡率明显高于女性，ASIR 和 ASMR 都是女性的 1.5～2.0 倍。这可能涉及生物学差异和性别特定的风险因素，这对预防和治疗策略的制定非常重要。

4）地区差异：数据显示，我国不同省市之间存在明显的地区差异。香港的

ASIR 和 ASMR 最高，而甘肃、海南和云南的 ASIR 最低。这可能受到地理、环境和人口健康状况的影响。

5）趋势：从 2006 年到 2016 年，多发性骨髓瘤的发病率和死亡率均呈上升趋势，尽管上升幅度相对较小。这提示了多发性骨髓瘤在我国造成的持续健康挑战，需要更多的预防和治疗措施。

（2）淋巴瘤

1）新发病例：根据 2016 年的数据，我国新发淋巴瘤总病例数为 7.54 万例，其中霍奇金淋巴瘤病例为 6900 例，而非霍奇金淋巴瘤病例为 68 500 例。这表明非霍奇金淋巴瘤比霍奇金淋巴瘤更常见。

2）年龄相关趋势：霍奇金淋巴瘤在 60 岁以下年龄组中的发病率较低，但随着年龄的增长而逐渐增加，尤其在 70~74 岁年龄组达到峰值。非霍奇金淋巴瘤在小于 45 岁年龄组中发病率也较低，但到 65~69 岁时上升，且在 95 岁以上年龄组达到最高。这强调了年龄与淋巴瘤发病风险之间的关联。

3）性别差异：男性在所有年龄段中的发病率和死亡率均高于女性，尤其是在 60~64 岁年龄段的男性罹患霍奇金淋巴瘤和非霍奇金淋巴瘤的风险分别是女性的 4 倍和 2 倍。这反映了性别差异在淋巴瘤发病中的重要性。

4）地区差异：数据显示，不同省市之间存在明显的地区差异。发病率最高的省市为北京、天津和上海，而发病率最低的省市为宁夏、甘肃和贵州。这可能受到地理、环境和人口健康因素的影响。

5）死亡率：2016 年，淋巴瘤导致的死亡人数为 4.05 万，死亡率为 2.64/10 万。霍奇金淋巴瘤和非霍奇金淋巴瘤的死亡率分别为 0.19/10 万和 2.45/10 万。这表明淋巴瘤在我国仍然导致相当数量的死亡。

6）年龄标化发病率和年龄调整伤残调整寿命年：霍奇金淋巴瘤和非霍奇金淋巴瘤的年龄标化发病率分别为 1.75/10 万和 14.9/10 万。此外，淋巴瘤导致的年龄调整伤残调整寿命年（disability-adjusted life years，DALYs）分别为 5.95/10 万和 70.67/10 万。这些数据提供了淋巴瘤对患者生活质量的影响。

三、血液系统危急重症的评估与监测

血液系统危急重症的评估与监测是一项至关重要的工作，旨在提供全面的病情了解和有效的治疗方案。概括而言，这一工作的关键在于及时而准确地获取患者的病情信息，以指导医疗团队的决策和行动。评估的重点通常包括患者的生命体征、血液指标、器官功能和病史等方面，形成一个全面而立体的疾病图景。

在评估过程中，首要的重点是对患者的生命体征进行监测，包括心率、呼吸频率、血压、体温等指标。这为护理人员提供了关于患者整体状况和病情变化的直观信息。同时，血液系统危急重症评估也注重实验室指标，如血细胞计数、凝血功能等，以更深入地了解患者的血液状况。

随着医学技术的不断发展，血液系统危急重症的评估与监测方向也在逐步拓展。新一代的监测设备和生物标志物的引入，使得我们能够更敏锐地捕捉患者生理状态的微妙变化。此外，个体化医疗的理念逐渐渗透到评估与监测的实践中，更加强调患者的个体差异和病程特点，以更为精准的方式制定治疗方案。在未来，随着医疗科技的飞速发展，血液系统危急重症的评估与监测将更趋向于智能化、个性化，为患者提供更为精细和全面的医疗服务。

（一）血液系统危急重症评估与监测的要点

1. **原发病疾病状态的评估与监测**　在血液系统危急重症的评估中，首要任务是全面了解原发病的疾病状态。这包括对患者基础病因的深入研究，了解白血病、淋巴瘤等特定血液系统疾病的亚型和分级。诊断和分类的准确性对于后续治疗方案的制定至关重要。

（1）病理学评估：病理学评估是确诊和了解原发病疾病状态的黄金标准之一。通过对组织和细胞的形态学、结构学的详细研究，可以揭示患者的病变类型、细胞异型性等重要信息。这为精准治疗和预后判断提供了重要依据。

（2）分子水平的评估：随着分子医学的进步，对于血液系统危急重症的评估逐渐向分子水平拓展。这包括基因组学、蛋白质组学等多组学数据的收集和分析。通过研究患者的遗传信息和分子表达谱，可以更精准地预测疾病的发展趋势和治疗反应。

（3）影像学评估：影像学检查在评估血液系统危急重症中扮演着关键角色，计算机断层扫描（CT）和磁共振成像（MRI）等成像技术在淋巴瘤的评估中具有关键作用。正电子发射计算机断层扫描（PET/CT）结合了代谢活性的 PET 图像和解剖结构的 CT 图像，广泛应用于癌症评估。在血液系统危急重症中，PET/CT 可以更准确地定位异常代谢的组织，有助于评估肿瘤的活动性和分布。

2. **临床症状和体征的综合分析**

（1）生命体征监测：包括测量患者的体温、心率、呼吸频率和血压。生命体征的监测是每位危急重症患者的首要措施。它包括持续记录体温，以监测发热或低体温的征象；测量心率以评估心血管系统稳定性；记录呼吸频率，以发现呼吸困难或呼吸不规律；测量血压以评估血液循环和动态。

（2）疼痛评估：疼痛是血液系统危急重症患者常见的症状。为了更好地理解和处理疼痛，使用广泛接受的工具，如疼痛评估视觉模拟量表（Visual Analog Scale，VAS）和数字评分量表（Numeric Rating Scale，NRS），以确定疼痛的性质、强度和位置。这有助于实施个性化的疼痛管理计划，包括药物治疗和非药物疼痛缓解方法。

（3）神经状态评估：评估患者的神经系统功能，包括意识水平、定向力、反应性和运动功能。通过进行神经系统评估，可以及时发现任何神经功能异常或变化，并采取相应的护理措施。在神经状态评估中，医护人员可以使用不同的评估工具和量表来检查患者的意识水平、定向力、反应性和运动功能。选择评估工具应基于患者的特定情况和医疗背景。对于危急重症患者，常采用格拉斯哥昏迷量表（Glasgow Coma Scale，GCS）或格拉斯哥昏迷量表 – 修订版（Glasgow Coma Scale-Revised，GCS-R）来评估神经状态，因为它们提供了全面的信息，适用于大多数情况。但对于特殊患者群体，可能需要特定的神经状态评估工具。评估工具的选择应由经验丰富的医护人员根据具体情况决定。以下是一些常见的神经状态评估量表以及它们的优缺点。

1）GCS。①优点：GCS 是一种广泛接受的工具，用于评估患者的意识水平、眼睑开合程度、言语反应和运动反应。它提供了一个连续的评分系统，可用于跟踪患者在一段时间内的神经状态变化。②缺点：GCS 在言语反应方面有时不够敏感，尤其对于非英语母语的患者。此外，它不能提供神经系统其他方面（如定向力和感觉）的信息。

2）GCS-R。①优点：GCS-R 修订版考虑了言语反应的多样性，因此更适合多语言和文化背景的患者。它也更详细地考虑了眼睑和运动反应。②缺点：与传统的 GCS 相比，GCS-R 可能需要更多的时间来评估。

3）患者神经状态评分（Patient's Neurological Status，PNS）。①优点：PNS 是一种更简化的工具，通常用于迅速评估患者的神经状态。它考虑了患者的眼睑反应、口部运动和手指运动。②缺点：与 GCS 相比，PNS 可能不够细致，无法提供详细的信息。

4）肯定和否定症状量表（Positive and Negative Symptom Scale，PANSS）。①优点：PANSS 主要用于评估精神疾病患者的神经状态，以便识别阳性和阴性症状。它有助于了解患者的精神健康状况。②缺点：PANSS 不适用于一般危急重症场景，而主要用于精神疾病患者的评估。

（4）血液参数监测：监测患者的血液参数，包括血红蛋白水平、血小板计数、白细胞计数和凝血功能。这些参数提供了有关患者贫血、出血风险和感染状况的信息，有助于指导治疗和护理干预。

（5）氧合状态监测：监测患者的氧合状态，包括血氧饱和度、动脉血气分析和呼吸频率。这些指标有助于评估患者的呼吸功能和氧合水平，以及及时发现和处理任何与呼吸相关的问题。

（6）尿量监测：监测患者的尿量和尿液特征，以评估肾功能和液体平衡状态。通过定期测量尿量、浓度和观察尿液的颜色，可以发现患者的肾功能异常和液体不平衡情况。

（7）心电图监测：对需要的患者进行心电图监测，以评估心脏电活动和心律。心电图监测有助于发现心律失常和心肌缺血等心脏问题，并及时采取必要的干预措施。

（8）感染监测：血液系统危急重症患者容易发生感染，并可能导致严重并发症。因此，对患者的感染进行监测至关重要。这包括定期监测体温、白细胞计数和炎症指标（如 C- 反应蛋白和降钙素原）等。此外，对于接受抗生素治疗的患者，监测细菌培养和药敏结果，以评估治疗效果和抗生素选择的合理性。

（9）肝功能和肾功能监测：血液系统危急重症患者的肝功能和肾功能可能受到影响。定期监测肝功能指标（如谷草转氨酶、谷丙转氨酶和总胆红素）及肾功能指标（如血尿素氮和肌酐）是必要的，以及时发现和处理任何肝肾功能异常。肝肾功能评级系统是用于评估患者肝肾功能的临床工具，有多种系统可供选择。以下是一些常见的肝肾功能评级系统及其优缺点。

1）肝功能 Child-Pugh 评分（Child-Pugh Score）。①优点：通过评估患者的黄疸程度、腹水、白蛋白水平、PT-INR（国际标准化比率）和肝性脑病等指标，Child-Pugh 评分可以帮助确定肝硬化患者的肝功能状态；通常用于评估肝硬化患者的肝功能，以确定肝移植的适宜时机和患者的预后。②缺点：对某些潜在临床变化不太敏感；缺乏预测长期预后的能力。

2）肾功能估算的肾小球滤过率（estimated glomerular filtration rate，eGFR）。①优点：使用肌酐或肌酐和半胱氨酸蛋白酶抑制药 C（cystatin C）等生化指标，可以估算肾小球滤过率，通常用于慢性肾病的诊断和分级；便于使用，通常通过数学公式计算，无须额外的实验室测试。②缺点：对于急性肾损伤等特殊情况的评估能力有限；依赖肌酐测定，可能受到肌肉质量和其他因素的干扰。

3）肾功能 RIFLE 评分。①优点：用于评估急性肾损伤患者的肾功能，根据肌酐水平、尿量、尿素和肾小管功能等指标分为 R（Risk）、I（Injury）、F（Failure）、L（Loss）、E（End-stage）5 个等级；有助于及早识别急性肾损伤，采取干预措施。②缺点：主要用于急性肾损伤，对慢性肾病的评估能力有限。

（10）药物监测：对患者接受的药物进行监测，包括抗癌药物、免疫调节剂和支持治疗药物。监测药物的血药浓度、药物副作用和药物相互作用，有助于调整治疗方案，确保药物的疗效和安全性。

（11）心理和情绪评估：血液系统危急重症患者常面临巨大的心理和情绪压力。护理团队应进行心理和情绪评估，以了解患者的心理状态、焦虑、抑郁等问题，并提供相应的心理支持和干预措施。心理和情绪评估在血液系统危急重症护理中起着重要作用，以下是一些常用的心理和情绪评估工具及其优缺点。

1）患者健康问卷 -9（Patient Health Questionnaire-9，PHQ-9）。①优点：简单易用，包括 9 个问题，涵盖了抑郁症状的常见表现；有丰富的文献支持，被广泛用于抑郁症筛查；分数化评估，便于跟踪抑郁症状的变化。②缺点：主要用于抑郁症状筛查和监测，不能用来诊断抑郁症；仅涵盖了抑郁症状，对其他心理问题的评估能力有限。

2）广泛性焦虑障碍量表 -7（Generalized Anxiety Disorder 7，CAD-7）。①优点：简单易用，包括 7 个问题，用于评估广泛性焦虑症状；有广泛的研究支持，可用于焦虑症状的筛查和监测；分数化评估，便于量化焦虑程度。②缺点：类似于PHQ-9，GAD-7 主要用于筛查和监测焦虑症状，不能用来诊断广泛性焦虑症；未考虑特定焦虑障碍，对其他焦虑症状的评估能力有限。

3）VAS 评分。①优点：用于评估疼痛强度，是一种主观评估工具，患者通过标记或评分来表示疼痛感受；直观且易于理解，适用于各年龄段的患者；有助于量化疼痛程度，以便调整疼痛管理策略。②缺点：仅反映疼痛强度，未涵盖疼痛的其他特征；主观因素较多，可能受患者主观态度的影响。

4）DSM-5 创伤后应激障碍评估（PTSD Checklist for DSM-5，PCL-5）。①优点：用于评估创伤后应激障碍（PTSD）症状，包括创伤经历、反应和后果；考虑多个 PTSD 症状维度，有助于全面了解患者的症状特点；可用于筛查可能患有 PTSD 的患者。②缺点：PCL-5 是自评量表，依赖于患者的自我报告，可能受其主观认知和诚实程度的影响；不是用于诊断 PTSD 的工具，需要进一步临床评估来确认诊断。

（12）家属交流和教育：与患者家属进行有效的交流和教育是血液系统危急重

症护理的重要方面。护士应与家属沟通患者的病情、治疗计划和预后，提供必要的支持和教育，以帮助他们理解和应对患者的情况。

（二）血液系统危急重症患者的评估与监测注意事项

1. **动态监测**　密切监测患者的病情变化和相应治疗的效果。包括定期测量生命体征、观察症状变化、检查实验室指标、评估疼痛程度等。及时发现病情恶化或并发症的征兆，采取相应的干预措施。

2. **治疗反应的监测**　监测患者接受治疗的反应和疗效。包括观察病情改善情况、实验室指标的变化、影像学检查结果等。根据监测结果，及时调整治疗方案，以提高治疗效果。

3. **安全评估**　评估患者的安全风险，包括跌倒风险、静脉血栓栓塞风险、药物治疗安全风险等。采取必要的安全措施，如提供安全环境、预防跌倒、推行静脉血栓栓塞预防措施等，以确保患者的安全。

4. **患者教育**　向患者提供相关的教育和指导，使其了解疾病的特点、治疗方案、饮食要求、药物使用和副作用等。患者教育有助于提高患者的自我管理能力，促进康复和恢复过程。

5. **病情交流**　与患者及家属进行有效的病情交流是评估过程的重要组成部分。护士应耐心倾听患者及家属的关切和问题，并提供清晰的解释和建议。建立良好的沟通和信任关系，有助于患者及家属更好地理解病情和治疗过程。

6. **综合评估工具**　在评估过程中，护士可以使用一些常用的综合评估工具来系统地评估患者的状况。例如，可以使用急性生理学和慢性健康状况评价Ⅱ（acute physiology and chronic health evaluation Ⅱ，APACHE Ⅱ）来评估患者的病情严重程度和预后；也可以使用 SOFA 评分系统（sequential organ failure assessment）来评估患者多器官功能损害的情况。综合评估在血液系统危急重症护理中起着至关重要的作用。以下是这些综合评估工具，以及它们的优缺点。

（1）APACHE Ⅱ评分系统

1）优点：① APACHE Ⅱ评分系统用于评估病情严重程度和预后，通过考虑多个生理指标，包括体温、平均动脉压、心率、呼吸频率、动脉血氧饱和度、pH等，以确定患者的疾病严重程度。这有助于医疗团队更全面地了解患者的状况。②它也考虑到患者的年龄和已知的基础健康问题，因此提供了一种更具个性化的评估。③通过 APACHE Ⅱ评分系统，可以量化患者的严重程度，以协助医生决定治疗方案和预测患者的预后。

2）缺点：①APACHE Ⅱ评分系统较为复杂，需要多个生理参数的测量和计算，可能需要更多的时间和资源。②有时可能受到不同医护人员的主观判断和测量误差的影响。

（2）SOFA 评分系统

1）优点：①SOFA 评分系统用于评估多器官功能损害的情况，通过考察六个不同的器官系统（呼吸、凝血、肝、心血管、中枢神经、肾脏）来确定患者的多器官功能情况。②每个器官系统根据特定的参数来评估，这有助于医疗团队更全面地了解患者是否存在器官功能损害。③SOFA 评分系统可以追踪时间内的变化，以观察器官功能的恶化或改善。

2）缺点：①类似于 APACHE Ⅱ，SOFA 评分系统比较复杂，需要多个生理参数的测量和计算。②对于一些参数的测量需要高度专业知识和设备，可能不适用于所有医疗环境。③SOFA 评分系统更专注于多器官功能损害，而不提供关于疾病严重程度和病情的整体信息。

（三）血液系统危急重症的评估与监测研究进展

1. **人工智能和机器学习的应用** 利用人工智能（AI）和机器学习（ML）技术，可以分析庞大的临床数据，帮助医生更好地理解患者的病情。这包括对患者的疾病风险进行预测、提供个体化的治疗方案等。需要注意的是，尽管人工智能在肿瘤诊断或成像中取得了成功，但在广泛应用于临床之前，必须克服一些限制和挑战，包括数据管理、数据标准化、风险评估及责任分配，以及向临床实践过渡等。以下是目前已报道的一些基于人工智能在血液系统疾病应用的产品。

（1）Deepcell

1）应用范围：适用于白血病、淋巴瘤等疾病，能够鉴别 40 多种细胞形态。

2）性能：准确率高达 97.5%。

3）特点：实现对细胞形态的快速准确判读，相较于传统方法，判读时间缩短 90%。

4）优势：为医生提供高效的辅助，帮助更准确地诊断和制定治疗方案。

（2）DeepFlow

1）应用范围：针对急性白血病，是全球首款流式细胞学 AI 云诊系统。

2）性能：急性白血病的诊断准确率高达 95%。

3）特点：提供比人工诊断速度快 100 倍的诊断过程。

4）优势：加速急性白血病患者的诊断流程，有助于更早地采取治疗措施。

（3）DeepKaryo

1）应用范围：能够从染色体扫描、分析到报告签发全流程自动化的染色体核型 AI 分析系统。

2）特点：实现了对染色体核型的自动化分析，提高了分析效率和准确性。

3）优势：是国内首个能够自动完成染色体分析全过程的系统，为临床提供更可靠的遗传学信息。

2. **AI 癌症成像**　AI 癌症成像深度学习的自动化功能为医生提供了更强大的工具，包括对肿瘤大小体积的精确描绘、多个病变的平行跟踪及肿瘤内表型微妙差异的转化。这种自动化功能有望改善癌症诊断的准确性，实现早期干预，并提高临床护理的效果。虽然这些研究目前主要处于临床前阶段，但随着技术的发展，自动影像学"放射组学"生物标志物可能会推动我们对癌症的认知，并引领诊断和治疗的新方向。

（1）生物标志物的发展：研究人员致力于寻找能够准确反映血液系统危急重症状态的生物标志物。这些标志物可能包括血液中的特定蛋白质、细胞和基因等。通过监测这些生物标志物的变化，可以更早地发现病情的恶化或对治疗的反应。并且，应用特殊的生物标志物进行分子影像技术检查可在肿瘤发生解剖形态学改变前检测出病变基因或蛋白水平的异常，在肿瘤的超早期诊断方面具有独特的优势。目前分子影像技术的应用已从单纯的肿瘤诊断延伸到诊疗一体化领域，展现出良好的前景。

（2）远程监护系统：随着信息技术的发展，远程监护系统逐渐应用于危急重症患者的管理。通过患者身体参数的远程监测，医生可以随时了解患者的状况，从而及时调整治疗方案。

（3）多组学数据整合：现代医学越来越强调多组学数据的整合，包括基因组学、蛋白质组学、代谢组学等。这有助于更全面地理解血液系统危急重症的发病机制，并为个性化治疗提供更准确的依据。

参考文献

［1］　CHEN S，CAO Z，PRETTNER K，et al. Estimates and Projections of the Global Economic Cost of 29 Cancers in 204 Countries and Territories From 2020 to 2050［J］. JAMA Oncol，2023，9（4）：465-472.

［2］　OLIVA EN，RONNEBAUM SM，ZAIDI O，et al. A systematic literature review of disease burden and clinical efficacy for patients with relapsed or refractory acute myeloid leukemia［J］. Am J Blood Res，2021，11（4）：325-360.

［3］ MONGA N，NASTOUPIL L，GARSIDE J，et al. Burden of illness of follicular lymphoma and marginal zone lymphoma［J］. Ann Hematol，2019，98（1）：175-183.

［4］ ZHENG RS，ZHANG SW，ZENG HM，et al，Cancer incidence and mortality in China，2016［J］. Journal of the National Cancer Center，2022，2（1）：1-9.

［5］ LIU W，LIU J，SONG Y，et al. Burden of lymphoma in China，1990-2019：an analysis of the global burden of diseases，injuries，and risk factors study 2019［J］. Aging（Albany NY），2022，14（7）：3175-3190.

［6］ LIU J，LIU W，MI L，et al. Incidence and mortality of multiple myeloma in China，2006-2016：an analysis of the Global Burden of Disease Study 2016［J］. J Hematol Oncol，2019，12（1）：136.

［7］ 孙于谦，黄晓军. 我国血液肿瘤治疗待解决的问题及对策［J］. 中华内科杂志，2021，60（10）：857-859.

（郭轶先）

第二章 血液系统危急重症的诊疗概述及护理策略

第一节 恶性血液系统肿瘤相关的危急重症

恶性血液系统肿瘤是一组高度异质的血液系统疾病,包括白血病、淋巴瘤和多发性骨髓瘤等,这些疾病的共同特点是恶性细胞的快速增殖抑制了正常造血功能。恶性血液系统肿瘤的发展不仅增加了机体对细菌、真菌和病毒等微生物的易感性,而且在治疗中,大剂量化疗对免疫系统造成严重的非选择性损害。恶性血液系统肿瘤的危急重症常见病因包括感染、恶性肿瘤自身的快速进展、白血病累及中枢神经系统、多发性骨髓瘤引发的肾脏损害,导致蛋白尿、血尿甚至肾衰竭等危及生命的情况。

恶性血液系统肿瘤的治疗方案多种多样,包括化疗、免疫疗法、靶向治疗、造血干细胞移植(hematopoietic stem cell transplantation,HSCT)、放疗和细胞免疫治疗等,这些治疗方法对造血功能造成不利影响,增加了患者危急状态的风险。例如,单克隆抗体、双特异性 T 细胞受体和 CAR-T 通过精准识别恶性细胞表面抗原来清除肿瘤细胞。然而,CAR-T 可能导致长期低丙种球蛋白血症,增加机体感染风险,以及细胞因子释放综合征的风险。另外,造血干细胞移植是一种长期生存的关键治疗方法,但在进行移植前,患者通常需要接受大剂量化疗,导致全血细胞减少,尤其是粒细胞的相对持续减少,增加了机体对各类感染的易感性。因此,需要采取严格的预防措施,如在层流病房或正压隔离病房进行治疗。

临床医生应该在治疗方案选择、感染预防措施、新治疗方法的临床试验和长期随访等方面优化血液系统肿瘤患者的临床管理。在危急重症情况下,护士通常是患者住院期间首个接触的医护人员,因此护士需要具备提供高质量护理服务的能力，深入了解患者在疾病过程中维持体内环境平衡的重要性，认识到骨髓功能损害患者可能面临的严重并发症，能够识别相关症状和体征。此外，护士还应采用以患者的社会和心理健康为核心的护理模式，鼓励患者参与决策和管理计划，促进和维护患者、家属和医疗团队之间的有效沟通与协作。

一、急性白血病

急性白血病（AL）是一种恶性克隆性疾病，其发病机制涉及造血干细胞分化受损，导致克隆性异常，原始细胞和幼稚细胞（即白血病细胞）在骨髓中大量增殖，进而抑制了正常造血过程。这种异常细胞不仅在骨髓内大量增殖，还广泛浸润到多个器官，如肝、脾和淋巴结，导致患者表现出一系列症状，包括贫血、出血、感染及器官浸润等。

根据白血病细胞的细胞学特征和细胞化学特性，AL 可以进一步分为两个主要亚型：急性淋巴细胞白血病和急性髓系白血病。在临床上，AL 患者通常表现出两个主要特征。首先，患者会经历正常骨髓造血功能的抑制，这导致了贫血、出血倾向和感染易感性等问题。其次，患者体内的白血病细胞异常增殖，并广泛浸润各种组织和器官。

AL 患者经常出现疾病症状和治疗不良反应。护士在治疗这类患者的跨学科团队中扮演重要角色。床旁护士通常是首位察觉可能导致重大问题的轻微变化的人。患者可能面临发热、出血、呕吐、感染、精神状态改变和腹泻等问题。区分疾病引起的症状和治疗引起的症状可能会很困难，因此需要深刻了解疾病症状控制和药物治疗。这类患者的护理具有复杂性，不仅涉及患者自身的身体状况，还包括患者的行为和其支持体系。

（一）急性髓系白血病

1. **临床表现**　急性髓系白血病（AML）并不常见于 45 岁以下的年龄组，其诊断中位年龄为 68 岁。白血病的症状通常在诊断前 4～6 周出现，具体如下。

（1）乏力：患者可能感到极度的疲劳，这不仅是因为白血病细胞扰乱了正常造血，导致贫血，还因为这种疾病常伴随着失眠、食欲缺乏和情绪波动。

（2）发热：患者可能有未明原因的高热，这是因为白血病细胞干扰了正常的免疫功能，使身体难以对抗感染。

（3）感染：白血病细胞的快速增殖和骨髓的混乱可能导致白细胞、红细胞和血小板数量不足，从而降低了免疫功能，使患者容易感染。这些感染可能包括呼吸道感染、皮肤感染、泌尿道感染或其他部位的感染。

（4）出血：白血病细胞取代了正常的造血细胞，使患者容易出现出血倾向。可能表现为鼻出血、牙龈出血、皮肤瘀斑或更严重的症状，如消化道出血或中枢神经系统出血。

（5）贫血：由于白血病细胞的快速增殖，正常的红细胞数量可能减少，导致贫血。贫血会导致疲劳、气促、头晕和皮肤苍白。

（6）骨痛：一些患者可能经历骨髓疼痛，这是由于骨髓中的异常细胞充斥了骨髓腔，导致骨痛和不适。

（7）淋巴结肿大：虽然 AML 通常是一种骨髓疾病，但在某些情况下，白血病细胞可能扩散到淋巴组织，导致淋巴结肿大。

（8）其他症状：有时患者可能出现罕见的症状或体征，与白血病细胞在特定部位的聚集相关，例如，中枢神经系统或睾丸的受累，或者可能存在髓系肉瘤（也称为绿色瘤）。

2. **诊断评估** AML 与其他类型的白血病（尤其是慢性粒细胞白血病和急性淋巴细胞白血病）的区分至关重要，因为这将影响治疗方法的选择。流式细胞仪检查是诊断的主要工具，用于评估白血病细胞上的表面抗原。仅仅通过外周血液形态学评估无法确定精确的谱系，通常需要进行特殊的组织化学染色。虽然外周血涂片可用于初步诊断，但骨髓穿刺活检是评估细胞形态和表面标志物，并提供细胞遗传学和分子分析材料的关键工具。诊断通常要求外周血或骨髓中原始细胞的百分比达到 20%，但某些特定染色体及基因异常［如 t（15；17）、t（8；21）、inv（16）或 t（16；16）］等情况除外。

3. **分类** 在世界卫生组织（World Health Organization，WHO）的指导下，一组病理学家和临床医生对 AML 的分类进行了修订。尽管保留了法国 – 美国 – 英国（France-American-Britain，FAB）分类中的一些要素（包括形态学、免疫表型、细胞遗传学和临床特征），但 WHO 分类系统涵盖了形态学、细胞遗传学、分子遗传学和免疫标志物，并构建了一个通用的、与预后和治疗相关的分类。每个标准都具有预后和治疗方面的意义，但在实际治疗中，所有 AML 亚型的初始抗白血病治疗相似。

2001 年，WHO 引入了一种新的分类系统，该系统整合了诊断性细胞遗传学信息，与结果之间的关系更为可靠。此分类系统还将诊断 AML 所需的白血病原始细胞的骨髓百分比从 30% 降低到 20%。这个修改还进行了进一步的澄清，因此，即使在复发细胞遗传学异常的情况下，患者也可以被诊断为 AML，不需要满足最低的原始细胞要求。

2008 年，WHO 扩展了与 AML 分类相关的细胞遗传学异常的数量，首次将特定基因突变（如 *CEBPA* 和 *NPM*）纳入其分类系统。随着这些基因突变的加入，FAB 亚型不再提供 AML 患者的预后信息。

2016 年，WHO 分类经过修订，纳入对白血病诊断、预后和治疗至关重要的白血病生物标志物的新知识。2016 年 WHO 的 AML 分为 4 类：AML 伴重现性遗传学异常、AML 伴骨髓增生异常相关改变、治疗相关髓系肿瘤和 AML 非特定类型（AML，NOS）。该分型综合了细胞形态学、免疫标记、细胞基因学及临床特征。

2022 年，WHO 分类进行了第五次修订，对 AML 相关内容进行了大量更新和调整，其基础是广泛的基础研究和临床研究成果（表 2-1）。取消了许多第四版中新增的亚型。AML 现在主要分为两大类：具有明确定义的遗传异常的 AML 和由分化状态定义的 AML，不再使用未分类的 AML（AML，NOS）。大多数具有明确遗传异常的 AML 在诊断时原始细胞可以低于 20%。与骨髓增生异常相关的 AML（AML-MR）替代了以前的 AML 伴骨髓增生异常综合征（myelodysplastic syndrome，MDS），并更新了其诊断标准。MDS 相关细胞遗传学异常包括复杂核型（≥ 3 种异常）、5q 缺失或因不平衡易位而丧失、单体 7、7q 缺失或不平衡易位导致的 7q 缺失、11q 删除、12p 缺失或由于不平衡易位而丧失的 12p、单体 13 或 13q 缺失、17p 缺失或由于不平衡易位而丧失的 17p 等臂染色体 17q、idic（X）（q13）。同时，MDS 相关体细胞基因突变如 *ASXL1*、*BCOR*、*EZH2*、*SF3B1*、*SRSF2*、*STAG2*、*U2AF1*、*ZRSR2* 也被包含在这一分类中。

表 2-1　2022 年第五版 WHO AML 分类

分类	描述
AML 伴明确的遗传异常	急性早幼粒细胞白血病伴 *PML :: RARA* 融合
	AML 联合 *RUNX1 :: RUNX1T1* 融合
	AML 联合 *CBFB :: MYH11* 融合
	AML 联合 *DEK :: NUP214* 融合
	AML 伴 *RBM15 :: MRTFA* 融合
	AML 伴 *BCR :: ABL1* 融合
	AML 伴 *KMT2A* 重排

续表

分类	描述
AML 伴明确的遗传异常	AML 伴 *MECOM* 重排
	AML 伴 *NUP98* 重排
	AML 伴 *NPM1* 突变
	AML 伴 *CEBPA* 突变
	AML- 骨髓增生异常相关（包括 MDS 相关细胞遗传学异常和 MDS 相关体细胞突变）
	AML 伴有其他明确的遗传改变
AML，由分化定义	AML 微分化型
	AML 未分化型
	AML 部分分化型
	急性嗜碱性粒细胞白血病
	急性粒单核细胞白血病
	急性单核细胞白血病
	急性红系白血病
	急性巨核细胞白血病
髓系肉瘤（罕见）	

4. **影响预后因素**　AML 治疗的进展已显著改善完全缓解（complete response，CR）率。治疗应积极实现 CR，因为部分缓解不是实质性缓解，不会带来生存获益。预计 60% ~ 70% 的成人 AML 患者在适当的诱导治疗后达到 CR 状态。超过 25% 的成人 AML（约占达到 CR 的成人的 45%）预计存活 3 年或更长时间，并可能治愈。大约一半的 AML 患者会出现染色体异常；因此，在评估疑似 AML 时，常规细胞遗传学分析仍然是强制性的。随着分子诊断的常规使用，*NPM1*、*FLT3*、*CEPBA* 和 *RUNX1* 等基因中复发性体细胞突变的鉴定已成为确定预后的常规部分。细胞遗传学和分子生物学分析提供最强的预后信息，可预测诱导缓解和缓解后的巩固治疗。AML 的其他不良预后因素包括以下几点。

（1）诊断时的年龄。成人 AML 的缓解率与年龄呈负相关，预期 65 岁以下人群的缓解率超过 60%，老年人的缓解持续时间可能更短。

（2）合并中枢神经系统白血病。

（3）伴有预后差的染色体核型或分子遗传学标志。

（4）诊断时白细胞计数升高（>100×10⁹/L）。

（5）治疗相关的髓系肿瘤，由烷化剂和放疗引起。

（6）骨髓增生异常综合征转化或其他既往血液系统疾病的病史。

（7）诱导化疗 2 个疗程未达到完全缓解。

5. **治疗**　AML 诱导治疗后骨髓中原始细胞数少于 5%，即达到完全缓解（CR）的患者通常存活率较高。然而，患者体内仍然可能存在微小残留病灶（MRD），因此需要通过巩固治疗来消除这些残留的肿瘤细胞，以防止复发。尽管 AML 治疗上已经取得了许多进展，但主要治疗方法仍然是结合阿糖胞苷和蒽环类化合物的方案，预后高危的 AML 患者还需考虑异基因干细胞移植。

（1）诱导疗法：这是年轻患者、低治疗相关死亡风险的老年患者及具有有利和中等风险因素的患者的标准治疗。诱导疗法对骨髓具有高度毒性，导致全血细胞减少、出血并发症、胃肠系统问题、肾衰竭（由于肿瘤溶解综合征）、电解质紊乱等。血细胞计数可能需要 1 个月的时间才能恢复，因此需要密切监测并处理任何并发症。

在开始治疗前，应评估心脏功能，因为蒽环类化合物可能导致严重的心脏毒性。研究表明，高剂量的药物可能更有益，但其毒性可能会限制使用。典型的诱导疗法采用"7＋3"方案，其中包括持续静脉输注阿糖胞苷 7 天，以及在第 1 天至第 3 天使用蒽环类化合物。对于反应不佳的患者，可以通过使用高剂量阿糖胞苷或结合氟达拉滨、阿糖胞苷和克拉屈滨等组合来获得更高的 CR 率和类似的总生存率。尽管老年人的治疗相关死亡率较高，但化疗在老年患者中显示出提高生存率的趋势。对于老年人，曾用于治疗骨髓增生异常综合征的去甲基化药物（地西他滨或者阿扎胞苷）的使用也显示出了改善总生存率的趋势。

在开始诱导治疗后的 2 周内，应通过重复骨髓穿刺检查来评估治疗反应。如果存在疾病的持续证据，可以使用高剂量阿糖胞苷或与蒽环药物联合使用进行再诱导。60%~80% 的初发 AML 患者将在诱导治疗中达到 CR。

如果在确诊之前怀疑患有急性早幼粒细胞白血病（acute promyelocytic leukemia，APL），则应及早使用全反式维 A 酸（ATRA）及砷剂进行治疗，因为 ATRA 的早期使用能降低弥散性血管内凝血（disseminated intravascular coagulation，DIC）及其相关的死亡风险。

（2）巩固治疗：在通过诱导疗法获得 CR 后，通常需要进行巩固治疗，通常包括高剂量阿糖胞苷（HiDAC）和造血干细胞移植（HSCT）。对于年龄不到 60 岁且具有中危或高危预后的个体，优选 HSCT。如果有合适的供体，那么异基因 HSCT 优于自体 HSCT。移植后仍需要对患者进行连续监测，以监测有无急性或慢性移植物抗宿主病的症状或体征。

（3）新的治疗靶点：当前的研究正在探讨 Fms 样酪氨酸激酶 3（FLT3）抑制药、IDH 抑制药和免疫治疗作为 AML 的新治疗选择。BCL2 抑制剂，如维奈克拉，通过干扰白血病细胞中的 BCL2 蛋白质，促使细胞凋亡，2018 年被美国食品药品监督管理局（FDA）批准用于治疗老年或不能耐受强化疗的 AML 患者，在很大程度上改善了 AML 患者的预后和生活质量。这些新的治疗方法已经在某些 AML 患者中显示出潜力，尤其是那些具有特定基因突变的患者。为 AML 患者提供了新的希望，并且正在进行更多的研究来确定其最佳用法和效果。

（二）急性淋巴细胞白血病 / 淋巴瘤

急性淋巴细胞白血病（ALL）是指淋巴前体细胞的恶性血液系统肿瘤，在此类疾病中，白血病和淋巴母细胞淋巴瘤（lymphoblastic lymphoma，LBL）是临床表现有重叠的同种疾病，因此被称为 ALL/LBL。ALL/LBL 可大致分为 B 细胞系和 T 细胞系肿瘤，目前也发现了罕见的自然杀伤（natural killer，NK）细胞系肿瘤。由于不同 ALL/LBL 亚型在形态学上难以区分，需要通过免疫表型分型来确定亚型。以下是 ALL 的一些主要临床表现和诊断评估。

1. 临床表现

（1）乏力：患者常感到极度疲乏和虚弱，这是由于正常红细胞数量减少，导致氧气供应不足。

（2）感染：因为白血病细胞替代了正常免疫细胞，患者容易感染。这可能表现为反复、发热、喉咙痛和其他感染症状。

（3）出血：由于血小板计数减少，患者容易出现瘀斑、鼻出血、牙龈出血和皮下淤血。

（4）淋巴结肿大：淋巴细胞白血病通常伴随淋巴结肿大，可在颈部、腋下、腹股沟等部位触及肿大的淋巴结。

（5）脾大：脾也可能增大，引发左上腹疼痛和不适。

（6）肝大：在某些病例中，肝也可能增大，导致右上腹不适。

（7）骨骼痛：骨骼痛症状较少见，但一些患者可能出现骨骼不适或疼痛。

（8）中枢神经系统症状：淋巴细胞白血病细胞可能侵犯中枢神经系统，导致头痛、呕吐、病理反射等神经系统症状。

2. 诊断评估

（1）外周血和骨髓检查：外周血和骨髓检查是诊断 ALL 的主要手段。医生会评估血液细胞计数、细胞形态，以及通过骨髓活检来确认白血病细胞的存在。

（2）细胞表面标志物：流式细胞术用于评估白血病细胞的表面抗原，以区分淋巴细胞白血病亚型。

（3）细胞遗传学：对白血病细胞进行细胞遗传学分析，以寻找染色体异常或基因突变，这有助于确定患者的亚型和预后。

（4）脑脊液检查：如果存在中枢神经系统症状，可能需要进行脑脊液检查以排除中枢神经系统受累。

3. WHO 分类 大多数 ALL/LBL 病例存在细胞遗传学和 / 或分子生物学异常，这些异常与独特表型、预后特征相关，还可能影响治疗选择。ALL 的分类系统在 WHO 的指导下进行了多次修订，以更好地反映该疾病的生物学特征和分子遗传学变异。这些分类的不断演进有助于为患者提供更个体化和精准的治疗。WHO 2022 年关于 B 淋巴细胞白血病 / 淋巴瘤的分类相对于 2016 年版有了一些重要的变化，将其分为如下几类：① B 淋巴母细胞白血病 / 淋巴瘤，非特指型；② B 淋巴母细胞白血病 / 淋巴瘤伴高超二倍体；③ B 淋巴母细胞白血病 / 淋巴瘤伴亚二倍体；④ B 淋巴母细胞白血病 / 淋巴瘤伴 iAMP21；⑤ B 淋巴母细胞白血病 / 淋巴瘤伴 *BCR :: ABL1* 融合；⑥ B 淋巴母细胞白血病 / 淋巴瘤伴 *BCR :: ABL1* 样特征；⑦ B 淋巴母细胞白血病 / 淋巴瘤伴 *KMT2A* 重排；⑧ B 淋巴母细胞白血病 / 淋巴瘤伴 *ETV6 :: RUNX1* 融合；⑨ B 淋巴母细胞白血病 / 淋巴瘤伴 *ETV6 :: RUNX1* 样特征；⑩ B 淋巴母细胞白血病 / 淋巴瘤伴 *TCF3 :: PBX1* 融合；⑪ B 淋巴母细胞白血病 / 淋巴瘤伴 *IGH :: IL3* 融合；⑫ B 淋巴母细胞白血病 / 淋巴瘤伴其他明确的基因异常；

4. 治疗 ALL 治疗分为不同阶段，具体取决于患者的年龄、疾病分型及其他因素。以下是 ALL 治疗的一般原则和治疗阶段。

（1）Ph 阴性 ALL 的治疗

1）诱导治疗：①年轻成人和青少年患者（＜40 岁），首选临床试验；其次是儿童特点联合化疗方案，或多药联合化疗。②成年患者（≥40 岁），＜60 岁的患者可以进入临床试验，或采用多药联合化疗。≥60 岁的患者也可以进入临床试验，或采用多药化疗，或长春碱类、糖皮质激素方案。③治疗方案，一般采用 4 周的方案，包括长春新碱（VCR）或长春地辛、蒽环 / 蒽醌类药物、糖皮质激素为基础的方案（如 VDP、VIP）。④注意事项，针对高风险患者，可以考虑预治疗，以防止肿瘤溶解综合征的发生；预治疗方案可以包括糖皮质激素和环磷酰胺（CTX）的应用；诱导治疗 14 天后应复查骨髓穿刺，根据骨髓情况和并发症调整第 3 周的治疗；骨髓穿刺和鞘内注射旨在预防中枢神经系统白血病；60 岁以上老年患者的治疗策略可以根据体能状态评估来调整，包括使用长春碱类、糖皮质激素或低强度治疗方案。

2）巩固治疗：巩固治疗的具体方案可以根据患者的情况而变化，包括高剂量甲氨蝶呤（HD-MTX）、阿糖胞苷、长春碱类药物、蒽环类药物、糖皮质激素等。①年轻成人和青少年患者：继续多药联合化疗，尤其是 MRD 阴性者；考虑 allo-HSCT。②成年患者：< 60 岁的患者继续多药联合化疗，尤其是 MRD 阴性者；或考虑 allo-HSCT。≥ 60 岁体能状态好的患者可以采用多药联合化疗，伴不良预后因素者可以考虑减低剂量预处理的 allo-HSCT。

3）维持治疗：维持治疗是 ALL 治疗的重要部分。一般推荐使用 6-MP 和 MTX 维持治疗，以降低复发风险。这通常持续至少 2 年。

（2）非老年（年龄 < 60 岁）Ph 阳性 ALL 的治疗

1）诱导治疗：①治疗原则，选择临床试验、多药化疗 + 靶向 TKI 治疗，或 TKI + 糖皮质激素 ± 长春碱类。②治疗方案，和 Ph 阴性 ALL 的诱导治疗方案相似，但不再使用 ASP。早期开始 TKI，如达沙替尼、伊马替尼等。③注意事项，监测治疗效果，复查骨髓和 MRD，寻找合适的供者进行骨髓移植。

2）CR 后的治疗：继续使用 TKI 并监测 MRD，也可以考虑骨髓移植进行巩固治疗。

3）维持治疗：①使用 TKI 为基础的维持治疗，持续至少 2 年。②对于不能耐受 TKI 的患者，可以使用干扰素维持治疗。

（3）老年（年龄 ≥ 60 岁）Ph 阳性 ALL 的治疗

1）诱导治疗：①临床试验。②低强度治疗，TKI + 糖皮质激素 ± 长春碱类。③中等强度治疗，TKI + 多药化疗（如 EWALL 方案、CALGB10701 方案）。④高强度治疗，TKI + Hyper-CVAD 方案。

2）CR 后的治疗：继续 TKI + 糖皮质激素，或 TKI + 化疗巩固（可以参考上述方案的缓解后治疗）。有移植意愿、合适供者的患者（尤其是伴有其他预后不良因素者）可以选择 allo-HSCT。

3）维持治疗：基本和年轻患者相同，采用 TKI 为基础的维持治疗。

（三）AL 的护理诊断

1. 食欲缺乏

（1）目标：改善患者的食欲和营养摄入。

（2）特征：患者对食物失去兴趣或食欲明显减退。

（3）相关因素：可能由于疾病本身或治疗引起，患者担心食物的口感或消化问题。

2. 疲劳、倦怠

（1）目标：减轻患者的疲劳和倦怠感，改善生活质量。

（2）特征：患者经历持续的疲劳和倦怠感。

（3）相关因素：贫血、化疗药物的副作用或疾病进展。

3. 出血

（1）目标：减少出血事件，确保凝血功能正常。

（2）特征：患者出现不同部位的出血。

（3）相关因素：血小板计数低、凝血参数异常。

4. 骨痛

（1）目标：减轻骨痛，提高患者的舒适度。

（2）特征：患者主诉骨痛。

（3）相关因素：疾病本身引起的疼痛。

5. 发热

（1）目标：及时发现和处理发热情况，预防并发症。

（2）特征：患者出现发热。

（3）相关因素：感染或其他治疗相关问题。

6. 频繁感染

（1）目标：减少感染发生率，提高患者的免疫防御能力。

（2）特征：患者频繁感染。

（3）相关因素：免疫系统受损。

（四）AL 的护理评估与护理措施

1. 监测生命体征　监测患者的生命体征对于早期识别和处理潜在的并发症非

常重要。护理人员应定期检查患者的体温、心率、呼吸频率和血压。突然的生命体征异常可能是感染或其他疾病进展的迹象。

2. **监测感染和败血症**　由于 AL 患者的免疫系统常受到损害，容易感染，护理人员需要密切监测任何感染的征象。这包括观察发热、皮肤红肿、分泌物异常等症状。发热时注意有无伴随症状如畏寒、寒战、咽痛、肛周不适等，体温达 38.5℃以上时可予以温水擦浴或冰块物理降温，禁忌用酒精擦拭，并注意观察降温效果；血压降低时，密切观察患者神志、心率及尿量变化，保证输液通畅，防治低血容量性休克。对于接受超大剂量化疗、免疫抑制药、干细胞移植治疗期间的患者，必要时采用保护性隔离护理，移居单间或空气层流洁净病房，实施全环境保护。实施各种注射、穿刺检查技术应严格无菌技术操作，皮肤消毒要彻底，操作后局部以无菌敷料保护不少于 24 小时。

3. **观察有无出血或出血倾向**　如皮肤出血点、瘀斑、鼻出血、牙龈及眼底出血等。①护理动作轻柔，避免不必要的穿刺。②必要时输注血小板、凝血因子、新鲜冰冻血浆。③指导患者避免外伤及预防出血的方法：软毛牙刷刷牙，勿用牙签剔牙；禁用手挖鼻孔，勿用手搔抓皮肤，保持大便通畅，勿用力排便。血小板 $< 50 \times 10^9/L$ 时采取预防出血措施；血小板 $< 20 \times 10^9/L$ 时应绝对卧床休息，并观察有无头晕、头痛、视物模糊、恶心、颈项强直、意识障碍等颅内出血先兆症状，警惕内脏出血相关征象，如呕血、便血、咯血、血尿等，及时通知医生做好抢救准备。

4. **监测贫血症状**　严重贫血、血红蛋白 $< 60g/L$ 时尽量卧床休息，必要时予氧气吸入，遵医嘱输注红细胞悬液；老年患者、耐受力较差或贫血较重需长期输血治疗的患者，虽然血红蛋白 $> 60g/L$，但是已出现明显的心悸、气促、头晕、乏力、面色苍白等症状时也应积极采取输血治疗，以提高患者的生活质量。

5. **提供皮肤保护**　由于 AL 患者的皮肤可能容易受到损害，尤其是在接受化疗或出现凝血问题时，护理团队需要提供皮肤护理。这包括保持皮肤清洁、避免划伤或损伤皮肤，以及使用适当的湿润剂以预防皮肤干燥和裂开。

6. **定期监测血常规及骨髓形态**　以便了解病情的发展及药物治疗的效果，随时调整药物剂量。

7. **监测出入量**　护理人员需要密切监测患者的液体摄入和排出。这有助于评估患者的液体平衡，特别是在接受化疗或出现呕吐、腹泻等情况下。确保患者维持适当的水分状态对于预防脱水或液体过载至关重要。

8. **检查是否充分获得营养**　AL 患者常常出现食欲缺乏和体重减轻。护理人员需要检查患者的营养状态，监测体重变化，并鼓励患者摄取高蛋白质、高营养价值的食物。在必要时，可以考虑提供营养支持，如营养补充剂或管饲。

9. **促进洗手**　感染控制对于 AML 患者至关重要。护理人员应强调患者及家属洗手的重要性，尤其是在进食前、接触黏膜、外出后等情况下。洗手有助于减少感染的风险。

10. **对患者及家属进行教育**　教育患者及家属是护理的一个关键方面。护理人员应向患者及家属提供关于 AL、治疗计划、症状管理、饮食、个人卫生和免疫支持的信息，指导患者如何监测自身健康状况，做好手卫生，指导家属提供清洁、营养丰富的软食，遵循医嘱，按计划接受完成治疗，主动及时报告任何不适或症状变化。健康教育有助于患者更好地理解他们的疾病，主动参与治疗和护理决策，并主动采取积极的自我护理措施。

（五）急性白血病治疗中的并发症

1. **急性白血病治疗中的近期并发症**　常在化疗完成后逐渐缓解，但在治疗过程中需要密切监测和治疗。医疗团队会根据患者的具体情况提供个性化的支持和管理。这些并发症的出现不影响继续进行白血病治疗，因为治疗的潜在益处通常会明显超过短期的不适（表 2-2）。

表 2-2　白血病治疗中的近期并发症

近期并发症	描述
血细胞减少	化疗通常会抑制造血系统，包括白细胞、红细胞和血小板的生产，可能导致感染、贫血和出血倾向
恶心和呕吐	化疗药物对胃肠道刺激作用引起恶心和呕吐，通常需要使用止吐药物减轻症状
脱发	化疗过程中可能出现脱发，是由于药物对毛囊的损害所致
疲劳	化疗相关的疲劳可能需要更多的休息和恢复时间，与正常疲劳不同
口腔和消化道问题	化疗药物可能引起口腔溃疡、食欲缺乏、腹泻或便秘等消化道问题
神经系统症状	某些化疗药物可能引起神经系统症状，如感觉异常、手脚刺痛、失眠等
免疫抑制	化疗可能抑制免疫系统，使患者更容易感染，通常需要定期监测白细胞计数，并可能需要接受抗生素等治疗

续表

近期并发症	描述
心血管问题	一些化疗药物可能对心脏产生毒性作用，导致心律失常和心肌炎等心血管问题
肾脏问题	某些药物可能对肾脏产生毒性，导致肾功能异常，因此，肾功能监测是常规的
口干和口臭	化疗可能引起口腔干燥和口臭，需要特殊的口腔护理

2. **急性白血病治疗中的远期并发症**　对于接受骨髓或干细胞移植的患者，可能面临更多的长期或晚期治疗并发症，因为这些治疗方法通常涉及更高剂量的化疗和放疗。因此，患者和医疗团队需要密切合作，以监测和管理潜在的长期影响，确保患者的生活质量和生存率都能得到最佳的维护。这可能包括定期的随访、体检、心理健康支持和其他形式的治疗（表2-3）。

表 2-3　白血病治疗的远期并发症

潜在副作用	描述
继发性恶性肿瘤	接受白血病治疗的患者可能面临继发性恶性肿瘤的风险，需要定期随访以便早期发现
心脏毒性	某些治疗方案中包括有心脏毒性的药物，特别是蒽环类药物（如多柔比星），可能增加心力衰竭的风险，通常与药物剂量相关
慢性感染	白血病治疗可能导致免疫系统受损，使患者更容易感染，长期暴露于化疗或放疗的患者特别容易受到感染的威胁
生育问题	某些药物治疗和放疗可能对生育功能产生负面影响，包括不孕不育
骨质疏松	部分治疗可能导致骨质疏松，增加骨折的风险，长期接受激素治疗（如皮质类固醇）的患者风险更大
心理健康问题	长期白血病治疗可能导致心理健康问题，包括情感和认知方面的影响，患者可能面临焦虑、抑郁和创伤后应激障碍等问题

（六）急性白血病的危重并发症

AL 是一种复杂的恶性血液系统肿瘤，除了白血病本身的症状外，还可能出现一系列并发症。这些并发症通常与白血病的类型、病情严重程度及治疗方式有关，了解并及时处理这些白血病的并发症是非常重要的，因为它们可以对患者的生存和生活质量产生重大影响，专业医疗团队的关注和治疗是确保患者获得最佳护理和支持的关键。以下是一些 AL 并发症的常见类型。

1. 白细胞淤滞症 白细胞淤滞症是 AL 患者一种危险的并发症，通常伴随白细胞计数显著升高，特别是在白细胞计数 $> 100 \times 10^9/L$ 的情况下。白细胞淤滞症的主要原因是在高白细胞计数的情况下，异常白血病细胞大量增生，超出了正常血液系统的容量。这些白血病细胞在循环系统中黏附在小血管壁上，特别是在毛细血管内，导致微血管中的白细胞栓子形成，从而堵塞了血流。这种过度的细胞黏附和聚集导致了淤滞，造成血液循环受阻和器官功能受损。

白细胞淤滞症是一种严重的并发症，需要紧急处理，以减少其对患者健康的危害。临床上，患有高白细胞白血病的患者通常会定期监测其白细胞计数。如果白细胞过多的白血病患者出现呼吸窘迫或神经系统损害，则通常经验性诊断为白细胞淤滞症。如果不治疗，1 周死亡率为 20% ~ 40%，所以需要立即治疗。治疗和护理白细胞淤滞症的关键目标是减轻呼吸系统和神经系统的症状，以防止并发症发生，包括肺部损害、中枢神经系统症状和其他严重并发症。

白细胞淤滞症的患者通常需要危重症监护和高度专业的医疗护理，以稳定其病情并采取紧急措施降低白细胞计数，减轻淤滞。这可能包括血浆置换、化疗和其他干预措施。

（1）症状

1）呼吸急促：白细胞淤滞症可导致白血病细胞堵塞肺部的微血管，这会妨碍氧气在血液中的传递，导致呼吸急促和氧气不足的症状。

2）意识障碍：由于白血病细胞的堵塞影响了脑部的正常血流，患者可能出现混乱、嗜睡或昏迷等神经系统症状。

3）脑血管事件：白细胞淤滞症会增加脑血栓形成的风险，可能导致卒中或其他脑血管事件。

4）心肌梗死：心脏血管也可能受到影响，可能导致心肌梗死，这是一种严重的心脏事件。

5）视力改变：白细胞淤滞症可能影响视神经的正常供血，导致视力下降或视物模糊。

（2）治疗

1）针对 AL 治疗：首要目标是治疗患者的 AL。立即开始化疗，以减少白细胞计数。按白血病分类诊断实施化疗前短期预处理：ALL 用地塞米松 $10mg/m^2$ 静脉注射；AML 可以使用羟基脲，然后进行联合化疗。同时需预防白血病细胞溶解诱发的肿瘤溶解综合征、凝血异常等并发症。

2）皮质类固醇：使用皮质类固醇，如地塞米松，从低剂量逐渐增加至高剂量。地塞米松通过减少白细胞的黏附和黏附分子在内皮细胞上的表达，有效减少淤滞症状。

3）白细胞单采术：在某些情况下，白细胞单采术可能是必要的（急性早幼粒细胞白血病不首选），尤其是对于那些不能立即开始化疗的患者。此过程通过体外循环分离白细胞，降低外周血白细胞。这个方法在降低白细胞淤滞症的发生率上具有积极作用，同时给予水化和碱化尿液。

4）液体支持：维持患者的液体平衡，确保充分的水分摄入，以帮助降低血液黏稠度。

5）监测和纠正电解质紊乱：密切监测钾、钙、磷和尿酸水平。紊乱的电解质水平可能需要及时纠正，以减少心脏和肾脏的风险。

（3）护理诊断

1）低氧血症。①目标：提高患者的氧饱和度，缓解呼吸困难症状。②特征：患者表现出呼吸频率异常、呼吸困难，氧饱和度降低。③相关因素：呼吸系统疾病、肺功能受损。

2）神经系统症状。①目标：改善患者的神经系统功能，预防和管理神经系统并发症。②特征：患者出现嗜睡、头晕、头痛、癫痫发作等症状。③相关因素：中枢神经系统受损、代谢紊乱、药物副作用。

3）出血风险。①目标：减少出血事件，确保血小板计数在安全范围内。②特征：患者皮肤、牙龈、鼻黏膜和消化道等部位有出血征象，血小板计数低。③相关因素：凝血功能障碍、血小板减少、抗凝治疗。

4）电解质紊乱。①目标：恢复患者电解质平衡，预防电解质紊乱引起的并发症。②特征：实验室检测结果显示高钾、高磷和高尿酸。③相关因素：肾功能不全、代谢紊乱、药物影响。

5）微循环障碍。①目标：改善四肢血液供应，预防微循环障碍引起的组织损伤。②特征：患者四肢出现血液供应不足的症状，如皮肤苍白、冷感。③相关因素：血管病变、血液循环障碍、低血压。

（4）护理评估与护理措施

1）提供高流量氧气：根据患者的氧饱和度需求，确保提供足够的氧气。

2）保持呼吸通畅：定期协助患者进行肺部康复体操练习，保持呼吸通畅。

3）注意肢体护理：避免长时间卧床，定期帮助患者进行四肢锻炼，以改善血流。

4）控制出血风险：严密监测出血征象，避免创伤和损伤，及时处理任何出血事件。

5）维护液体平衡：确保充足的水分摄入，防止脱水，但避免过度水分摄入。

6）症状监测：密切监测患者的症状，包括呼吸困难、嗜睡、神经状态变化等，及时报告医疗团队。

2. 白血病髓外浸润 白细胞髓外浸润是指恶性血液肿瘤细胞扩散到非骨髓部位，如中枢神经系统、脾、肝、淋巴结和睾丸等，从而导致这些器官的功能障碍和患者病情的进一步恶化。这是白血病的严重并发症之一。白血病髓外浸润的症状取决于累及的器官。包括以下这些常见的症状。①中枢神经系统浸润：可能引起头痛、嗜睡、昏迷、卒中、抽搐或其他神经系统症状。②脾浸润：脾大可能导致左上腹痛和脾功能减退。③肝浸润：肝浸润可能引发黄疸、腹痛和肝功能异常。④淋巴结浸润：淋巴结肿大和疼痛。⑤睾丸浸润：可能导致睾丸肿大和疼痛。

治疗白血病髓外浸润通常需要综合的治疗策略，包括化疗、放疗、靶向治疗及针对受累器官的支持性治疗。治疗的具体方式会根据浸润的器官和白血病的亚型而有所不同。本节以中枢神经系统白血病为例详细介绍。

中枢神经系统白血病（central nervous system leukemia，CNSL）的定义为脑脊液（CSF）常规细胞形态学检出白血病原始细胞，或脑脊液单个核细胞计数 $\geqslant 5 \times 10^6$/L，且脑脊液细胞离心染色检出白血病原始细胞，或有脑神经麻痹，和/或明显的神经功能障碍。国内诊断标准包括：①中枢神经系统症状和体征（尤其是颅内压增高的症状和体征）；②有脑脊液的改变（压力 > 200mmH$_2$O 或滴速 > 60 滴/分，白细胞计数 > 0.01×10^9/L；涂片见到白血病细胞；蛋白 > 450mg/L 或潘氏试验阳性）；③排除其他原因造成的中枢神经系统或脑脊液的相似改变。符合条件③＋条件②中的任何一项为可疑 CNSL；符合条件③＋条件②中的第 3 项或其他任何 2 项可诊断 CNSL；有症状而无脑脊液改变者，如有脑神经、脊髓或神经根受累症状、体征，排除其他原因，且经抗 CNSL 治疗后症状有明显改善的可诊断 CNSL。

CNSL 是成人 ALL 髓外最常见的受累部位之一，多发生于治疗后缓解期，白血病细胞通过不同的途径侵入 CNS，入侵途径主要包括通过硬脑膜桥静脉从颅骨的骨髓中到达蛛网膜下腔；通过脉络丛进入脑脊液；通过脑毛细血管沿神经根生长，通过神经孔侵入蛛网膜下腔。此外血液中的白血病细胞可以因出血而侵入中枢神经系统，或通过诊断性腰穿形成的创口入侵。

（1）CNSL 状态分类：具体如下。① CNS-1：白细胞分类无原始淋巴细胞。② CNS-2：脑脊液白细胞计数 < 5 个 /ml，可见原始淋巴细胞。③ CNS-3：脑脊液白细胞计数 ≥ 5 个 /ml，可见原始淋巴细胞。

（2）CNSL 诊断标准：CNSL 的诊断标准可以包括脑脊液白细胞计数 ≥ 0.005×10^9/L 或在离心标本中发现原始细胞。流式细胞术可用于进一步诊断。

（3）CNSL 的预防

1）鞘内化疗：主要用于预防 CNSL。在诱导治疗后，无中枢神经系统症状的患者可以接受腰椎穿刺和鞘内注射，使用药物如地塞米松、MTX、Ara-C。鞘内注射通常是三联（或两联）用药。

2）预防性头颅放疗：针对高风险组患者，考虑在缓解后的巩固治疗期间或维持治疗时进行预防性头颅放疗。

（4）CNSL 的护理诊断

1）神经系统症状。①目标：改善和稳定患者的神经系统功能，减轻症状，提升生活质量。②特征：患者出现头痛、肌肉无力、感觉异常、失眠等神经系统症状。③相关因素：中枢神经系统白血病细胞浸润、脑脊液循环受阻、神经组织损伤。

2）颅内压增高。①目标：监测并控制颅内压，预防并发症，减轻症状。②特征：患者表现为头痛、呕吐、眼底检查异常等颅内压增高症状。③相关因素：白血病细胞在中枢神经系统内浸润、脑脊液流出受阻、脑水肿。

3）疼痛管理。①目标：缓解患者的疼痛，提高生活质量。②特征：患者出现头痛等疼痛症状。③相关因素：中枢神经系统白血病细胞浸润、颅内压增高、神经组织损伤。

（5）CNSL 的护理评估和护理措施

1）监测症状：密切观察患者的神经系统症状，如头痛的严重程度、频率，呕吐的次数和持续时间，以及是否存在神经损害。这些症状的变化可以提供有关疾病进展或缓解的信息。

2）实验室监测：定期监测脑脊液白细胞计数，以评估 CNSL 的进展或缓解。脑脊液的化验结果是诊断和制订治疗计划的关键指标。

3）神经系统症状处理：根据患者的具体症状，提供适当的护理。例如，对于头痛，可使用护理措施如提供安静的环境、控制光线和噪声、使用冷敷等减轻不适。对于呕吐，可以考虑给予止吐药物。对于神经损害，需要特别的护理措施，如床上安全、预防压疮等。

4）药物不良反应监测：临床护理中要密切观察 CNSL 预防中的毒副作用，包括急性和慢性的神经毒性，对系统化疗耐受性的降低，治疗相关免疫抑制引起的感染，以及神经病学的症状，最常见的是健忘、注意力难以集中、稳定性降低和听力下降。有的出现躯体症状，最常见的为踉跄步态，老年患者中更易出现 EEG 的异常，脑干听觉诱发电位，大脑半球胖胼体沟变宽及脑萎缩。大剂量的 MTX 也会产生急性神经毒性，如嗜睡、局部或全身癫痫发作、局部神经功能障碍。MTX 引起的慢性神经毒性主要是脑白质病。阿糖胞苷在高浓度时，患者会出现小脑共济失调等急性综合征，伴随着嗜睡或其他脑病。

5）患者教育：向患者及家属提供关于 CNSL 的信息，包括与神经系统症状有关的早期识别征象。患者应了解何时寻求医疗帮助，以及他们可以采取哪些措施来减轻症状。

3. **感染性休克** 感染性休克指由于病原体（如细菌、真菌或病毒等）侵入人体，向血液内释放内毒素，导致循环障碍、组织灌注不良而引起的休克，是全身炎症反应综合征（SIRS）的严重形式。SIRS 是一组表现为全身炎症的症状和体征，通常是由感染、创伤、烧伤或其他疾病引起的。SIRS 的主要特点包括以下几点。①发热或体温异常：患者体温超过正常范围（通常高于 38℃ 或低于 36℃）。②心率增快：超过正常的心率范围（通常大于 90 次 / 分）。③呼吸急促：呼吸频率明显增快，超过正常的呼吸频率范围。④白细胞计数异常：白细胞计数升高（白细胞增多）或降低（白细胞减少），或存在未成熟的白细胞。SIRS 是机体试图对抗潜在威胁的一种生理性反应，但如果持续或加重，可能会导致脓毒症或 MODS 等更严重的情况。血液病患者由于免疫力低下，容易引起各种感染，尤其是恶性血液系统肿瘤易发生严重感染而导致感染性休克，一旦发生，危及生命，因此预防重症感染非常重要。在化疗前局灶性感染要予以根除，注意个人卫生和环境清洁、消毒。当体温 ≥ 38.5℃时，积极按感染处理，尽早应用敏感的抗生素，当中性粒细胞 ≤ 0.5×10^9/L，应采取保护性隔离，必要时使用粒细胞集落刺激因子及静脉应用丙种球蛋白。

感染性休克是一种危急情况，需要紧急治疗。医护人员应密切监测患者，识别并迅速处理潜在的感染源，以减轻全身性炎症反应并防止疾病进展到感染性休克。总之，提供有效的感染控制和支持性治疗对于恶性血液系统肿瘤患者的康复至关重要。

（1）感染性休克的治疗

1）抗生素治疗：医生应尽早开始抗生素治疗，不必等待确诊结果，以减少治疗延误的风险。

2）静脉补液：对于感染性休克患者，静脉补液是关键的，以增加血容量并提高血压。应迅速建立静脉通路，根据患者的心肺功能及血压、心率、24 小时出入量等结果调整补液速度，患者须严格卧床（休克体位：患者头和躯干抬高 20°～30°，下肢抬高 15°～20°）。

3）吸氧治疗：根据患者的氧饱和度，使用合适的吸氧装置来保证氧气供应。

4）感染源控制：帮助医生确定感染源，并采取适当的措施去除感染源，如引流脓肿或更换感染源相关的医疗器械。

5）升压药物：在静脉补液后，如果患者的血压仍然过低，医生可能会使用升压药物，如去甲肾上腺素，来提高血压。

6）营养支持：提供高热量、高蛋白、高维生素的饮食，或者使用静脉营养支持，以满足机体的能量需求。

7）个人卫生和感染控制：严格遵循感染控制措施，包括手卫生、使用抗菌药物和环境清洁，以预防继发感染。

（2）护理诊断

1）发热。①目标：及时控制患者的体温，减少感染相关并发症。②特征：患者表现出高热或弛张热，体温升高。③相关因素：感染源（如伤口、导管等），病原微生物感染。

2）低血压休克。①目标：稳定患者的血压，预防休克相关并发症。②特征：患者血压降低，特别是收缩压和平均动脉压低于正常值。③相关因素：低血容量状态、血管扩张、心脏泵功能不全。

3）多系统器官功能损害。①目标：维护和支持患者的器官功能，预防多器官功能衰竭。②特征：器官功能指标异常，如尿量减少、呼吸状况恶化、血液氧合下降、肝功能指标异常。③相关因素：严重感染、低血压休克、全身炎症反应综合征（SIRS）。

（3）护理评估和护理措施

1）SIRS 症状：监测患者是否表现出 SIRS 症状，包括体温、心率、呼吸频率及白细胞计数。记录这些参数的变化。

2）低血压和休克表现：密切监测患者的血压，特别是低血压和休克的征象，如意识改变、呼吸急促、皮肤颜色和灌注状态。

3）器官功能：监测重要器官的功能，包括肺、肾、心脏和大脑。记录尿量、血尿素氮（BUN）、肌酐和血气分析等数据。

4）感染源：注意感染症状，如呼吸困难、咳嗽、胸部不适等。也要检查是否存在脓肿等可疑感染灶。

5）升高头和躯干：抬高患者头和躯干，以改善心脏前负荷。密切监测患者的意识状态和呼吸情况。

6）监测和记录：精确记录患者的生命体征、尿量、补液量和药物使用情况。这有助于医疗团队及时评估治疗效果。

7）协助患者及家属教育：向患者及家属提供关于病情和治疗的信息，帮助他们了解治疗进程和可能的并发症。

4. 肿瘤溶解综合征　肿瘤溶解综合征（transport layer security，TLS）是肿瘤细胞快速溶解后细胞内各种电解质离子、核酸和蛋白质及其代谢产物大量、突然释放入血，并超过机体的自身稳定机制所引起的代谢紊乱综合征。这是在恶性肿瘤（实体肿瘤和血液病）治疗过程中，可能出现的一组代谢性并发症，在部分恶性淋巴瘤和白血病患者中，甚至没有接受治疗也会发生。其发生是由于坏死肿瘤细胞崩解并有细胞内成分释放所导致，这些成分可能对心脏、肾脏和神经系统等重要器官造成损害。

TLS 好发于分化差的高度恶性肿瘤，如伯基特淋巴瘤、ALL 和 AML 中，可导致患者快速死亡。预防 TLS 是至关重要的，通常包括大量饮水和使用降低尿酸药物。对于已经发生 TLS 的患者，治疗包括纠正电解质紊乱、监测心脏和肾功能，以及提供支持性护理。TLS 可以导致严重的并发症，因此需要紧急干预。护士需要对其危险因素进行识别，并能早期鉴别 TLS 的症状。化疗前乳酸脱氢酶（LDH）水平较高，脱水、血容量减少、少尿、酸性尿均为 TLS 高危因素。

（1）症状

1）高钾血症：由于细胞溶解释放了大量钾离子，可能引起心脏节律异常和心肌梗死。

2）高尿酸血症：大量尿酸进入血液可能导致肾脏损害和痛风。

3）高磷血症：可能损害肾功能。

4）低钙血症：可能引发抽搐和心脏问题。

（2）治疗

1）水化治疗：水化是 TLS 的关键治疗措施。水化有助于维持尿液排出，稀释高磷、高尿酸、高钾，减轻肾脏负担。在水化治疗中，应监测尿量，确保适当的电解质平衡。

2）别嘌醇治疗：别嘌醇用于降低尿酸水平，防止尿酸晶体沉积。标准剂量为 200～400mg/（m^2·d），通常为 300mg/d，最大剂量为 800mg/d。在中、低危 TLS 预防过程中，如果生化或临床指标恶化，可以增加别嘌醇剂量。然而，别嘌醇的使用需要根据患者的肾功能检查结果进行调整。

3）拉布立酶治疗：拉布立酶是一种尿酸氧化酶的重组形式，可以将尿酸转化为尿囊素，更易溶于尿液并排出体外。拉布立酶主要用于高危 TLS 的预防，剂量通常为 0.2mg/（kg·d），持续 5～7 天。然而，拉布立酶不适用于 6-磷酸葡萄糖脱氢酶缺乏者。

4）其他治疗：在一些情况下，L-天冬氨酸酶（L-ASP）也可以用于减少白细胞数量和预防 TLS。L-ASP 通过刺激细胞凋亡减少白细胞数量。然而，L-ASP 使用之前需要更多的评估，通常以更保守的方式使用。

（3）护理诊断

1）高钾血症。①目标：降低患者血清钾水平，预防高钾血症引起的并发症。②特征：肌肉无力、肌肉麻痹、呼吸困难、心律不规则、心律失常、心悸、胸痛、感觉异常、疼痛。③相关因素：肾功能不全、组织破坏、钾摄入过多、药物副作用。

2）高磷血症。①目标：降低患者血清磷水平，缓解高磷血症引起的症状。②特征：肌肉和骨骼疼痛、关节疼痛、骨折、瘙痒、皮肤钙化、血管钙化。③相关因素：肾功能不全、磷摄入过多、药物副作用。

3）高尿酸血症。①目标：降低患者血清尿酸水平，预防和缓解痛风症状。②特征：疼痛性关节炎、关节肿胀、发红、尿酸结晶形成、尿路梗阻。③相关因素：尿酸代谢障碍、高嘌呤饮食、肾功能不全、药物副作用。

4）低钙血症。①目标：提高患者血清钙水平，减轻低钙血症引起的神经肌肉症状。②特征：手足搐搦、抽搐、心律失常、抽搐性面部痉挛、感觉异常。③相关因素：甲状旁腺功能减退、维生素 D 缺乏、钙摄入不足、肾功能不全。

（4）护理评估和护理措施

1）监测生化指标的异常，及时发现患者代谢异常和电解质紊乱，常见的为高钾、高磷、低钙，其中高钾血症最危急。能及时识别电解质异常的临床表现，正确评估、准确记录出入量等临床数据，尤其尿量，尿量减少是 TLS 危重的预警信号，尿量应至少保持在每天 1500ml 以上，尿 pH 维持在 5～7，以增大尿酸溶解度避免肾功能损害。

2）遵医嘱给予补液和碱化尿液、降尿酸药等，高危患者应接受强化支持治疗，并监护心脏、密切监测尿量和体液平衡，以及频繁测定电解质、肌酐和尿酸（UA）。积极补液[2~3L/（m² · d）]以使尿量至少达到每小时80~100ml/m²。如果没有急性尿路梗阻或低血容量，需要时可应用袢利尿药来维持尿量。

3）饮食护理：TLS患者的饮食有严格的限定，必须维持电解质平衡，避免含钾、嘌呤高的食物（如动物内脏、海鲜、香菇、芦笋、营养高汤、豆制品），给予清淡、易消化、无刺激的食物，建议进食"降酸"食物如冬瓜、白萝卜等，并均需对食物进行消毒，鼓励多饮水。

4）心理支持：TLS患者容易产生压抑、孤独、悲观、沮丧及恐惧心理，甚至抗拒治疗，护士要多与患者交流，传授相关医学知识，鼓励其正确、积极地面对疾病，了解患者心理需求，充分利用有力的社会支持，增加患者心理和身体的舒适感，树立战胜疾病的信心。

5. **分化综合征（diffrentiation syndrome，DS）** DS最初称为维A酸综合征，是维A酸诱导治疗急性早幼粒细胞白血病（APL，亦称AML-M3型）时发生的最严重并发症，DS发展迅速，不及时处理可危及生命。全反式维A酸（ATRA）是治疗急性早幼粒细胞白血病的首选药物，能通过胞质转运蛋白进入胞浆，与急性早幼粒细胞性白血病细胞核膜维A酸受体结合起来诱导分化白血病细胞，ATRA能够改变 *PML-RARa* 基因结构，也能通过Caspase途径或蛋白酶体泛素化途径降解PML-RARa融合蛋白，达到改善凝血功能的效果，ATRA的使用打开了肿瘤诱导分化治疗之门，对控制疾病具有一定的疗效，但是ATRA的应用过程中易出现口干、恶心、骨关节疼痛及丙氨酸氨基转移酶增高等不良反应。DS发生在接受ATRA治疗的APL患者中，通常发生在治疗的早期，导致患者出现多种症状。

（1）治疗

1）停用或减量ATRA或亚砷酸：在出现分化综合征症状后，通常需要立即停用或减少ATRA或亚砷酸的使用。这是因为这两种药物通常与分化综合征的发生有关。

2）液体管理：液体管理是治疗分化综合征的重要组成部分。重要目标是维持适当的体液平衡，防止发生低血压和水肿。在一些情况下，可能需要限制液体摄入。

3）支持性治疗：对于呼吸困难、肺部浸润或胸腔积液，可能需要氧疗，呼吸支持或引流胸腔积液，根据症状的严重程度采取相应措施。

4）药物治疗：地塞米松（10mg，静脉注射，每日2次）通常用于减轻炎症和改善肺功能。这可以帮助减轻呼吸困难和肺部浸润。

（2）护理诊断

1）发热。①目标：控制和降低患者的体温，预防发热相关并发症。②特征：急性发热，通常伴随其他症状如寒战、出汗。③相关因素：感染、炎症反应、疾病本身。

2）呼吸困难。①目标：改善患者的呼吸状况，减轻呼吸困难的症状。②特征：呼吸急促、胸部疼痛、窒息感。③相关因素：肺部浸润、肺水肿、感染、炎症。

3）体重增加。①目标：控制体重增长，减轻水肿症状。②特征：不明原因的体重增加、水肿、肺部浸润。③相关因素：液体潴留、心功能不全、肾功能不全。

4）肺部症状。①目标：缓解肺部症状，改善呼吸功能。②特征：肺部浸润、干咳、胸部不适、肺水肿。③相关因素：感染、炎症、液体潴留。

5）皮肤症状。①目标：缓解皮肤症状，减轻患者的不适感。②特征：面部潮红、水肿、皮疹。③相关因素：过敏反应、炎症、感染。

6）中枢神经系统症状。①目标：改善中枢神经系统功能，预防严重并发症。②特征：头痛、眩晕、意识状态改变、抽搐。③相关因素：脑部感染、代谢紊乱、炎症反应。

（3）护理评估及护理措施

1）胃肠道反应管理：恶心、呕吐是常见的不适症状。护理人员应确保患者有足够的水分摄入，以保持水化状态，这可以有助于减轻恶心。

2）疼痛管理：当白细胞计数在 $50 \times 10^9/L$ 以上时，可表现为肺部浸润症状及小血管阻塞症状，如呼吸困难、发绀等。白细胞计数升高时常发生骨关节疼痛，可能是尚未分化成熟的早幼粒细胞浸润骨关节所致，一般应用镇痛药后症状可减轻。

3）高颅压综合征护理：一般发生于用药 7～10 天，部分患者用药当天即可发生。临床主要表现为头痛，以太阳穴、前额为显著，呈胀裂痛，傍晚剧烈，伴恶心、呕吐、畏光、血压升高、呼吸困难、脉率加快或变慢、颈抵抗、视盘水肿。减量或停用 ATRA 后症状消失，再用可复发，视神经乳头水肿消退较慢，常因剧烈头痛而影响治疗。除外脑膜白血病，可对症应用镇痛药物、脱水降低颅内压治疗。

4）其他：ATRA 使皮肤角化细胞增殖分化加快，导致皮肤黏膜干燥、脱皮、口唇干裂，鼓励患者多饮水，保持环境湿度为 50%～70%，口唇干裂可外涂甘油。

5）呼吸困难管理：胸闷、气促、呼吸困难时停用 ATRA，取半卧位，持续吸氧，密切观察生命体征变化及肺部有无干、湿啰音。

6）高热管理：高热时用冰袋、冰帽等物理降温，禁用酒精擦浴，以免局部血管扩张导致或加重出血。

7）心理支持：APL 病程进展迅速，患者精神压力较大，易产生悲观、失望及恐惧心理，需进行心理疏导，帮助患者建立战胜疾病的信心，并向患者说明维 A 酸强化治疗的重要性，须坚持治疗，防止复发，使患者做好长期治疗的思想准备。

二、慢性白血病

慢性白血病是一类起病较隐匿、病程进展缓慢的造血干细胞恶性克隆性血液系统疾病。临床表现以贫血，白细胞计数升高，淋巴结肿大及肝脾大为主要特征。自然病程较 AL 长。临床分型以慢性髓细胞性白血病（chronic myelogenous leukemia，CML）和慢性淋巴细胞白血病（chronic lymphocytic leukemia，CLL）最为常见。

（一）慢性髓细胞性白血病

慢性髓细胞性白血病简称慢粒，是一种骨髓多能造血干细胞的体细胞突变而导致，以髓系显著增生为主要表现的恶性骨髓克隆性疾病，占成人白血病的15%。其特征为 9 号染色体和 22 号染色体发生易位，产生 Ph 染色体，形成 *BCR-ABL* 融合基因。CML 初期常没有症状，疾病进展隐匿并伴有一个非特异性的"良性"阶段（如不适、食欲缺乏及体重减轻），最终进展到加速期或急变期，并伴有更多的不良表现，如脾大、面色苍白、瘀斑和出血、发热、淋巴结肿大及皮肤病变。

1. **临床表现**

（1）无症状早期：大约40%的患者在早期无症状，可能是因为 CML 通常在慢性期开始，病情进展较缓慢。

（2）脾大：90% 的患者在就诊时有脾大，这是 CML 的常见体征之一。

（3）高代谢症候群：随着疾病加重，可能伴有发热、疲劳、消瘦、盗汗等高代谢症状。

（4）贫血和出血：明显贫血和出血多在急变期出现。

2. **诊断评估**　诊断需结合临床表现、体征和 / 或血液骨髓细胞检查异常，必须有 Ph 染色体和 / 或有 *BCR-ABL* 融合基因阳性方可确定诊断。

3. **分期**

（1）慢性期：一般持续 3 ~ 4 年，患者可出现低热、乏力、多汗、体重减轻等非特异性表现，白细胞增多主要以中性中幼、晚幼、杆状核粒细胞为主，90% 患者 Ph 染色体和 / 或 *BCR-ABL* 融合基因阳性。①外周血或骨髓中原始细胞 < 10%。②没有达到诊断加速期或急变期的标准。

（2）加速期：长短不一，在慢性期症状进行性加重的基础上出现贫血、出血、骨痛、脾大。①外周血或骨髓中原始细胞占 10% ~ 19%。②外周血中嗜碱性粒细胞 ≥ 20%。③对治疗无反应或非治疗引起的持续血小板减少（< 100×10^9/L）或增高（> 1000×10^9/L）。④治疗过程中出现 Ph 染色体基础上的克隆演变。⑤进行性脾大或白细胞计数增高。

（3）急变期：症状、体征进一步恶化。①外周血或骨髓中原始细胞 ≥ 20%。②骨髓活检原始细胞集聚。③髓外原始细胞浸润。符合任何一项即可确诊为急变期。

4. **治疗** CML 患者一旦进入加速期至急变期后，大多几周至几个月死亡。治疗着重于慢性期，初始目标为控制异常增高的白细胞，缓解相关症状和体征，最终目标是力争达到血液学、细胞遗传学和生物学三个层次的缓解，避免疾病进展，包括传统治疗、分子靶向治疗、联合用药、异基因造血干细胞移植、放疗和脾切除。目前以伊马替尼为代表的酪氨酸激酶抑制药（tyrosine kinase inhibitors，TKI）作为一线治疗药物，使 CML 患者的 10 年生存率达 85% ~ 90%。TKI 治疗获得持续稳定的深度分子学反应超过 2 年以上的患者，部分能够获得长期的无治疗缓解，即功能性治愈。异基因造血干细胞移植（allogeneic hematopoietic stem cell transplantation，allo-HSCT）逐步成为 TKI 治疗失败或不耐受后的二线甚至三线治疗选择。

（1）慢性期患者的初始治疗

1）TKI 是慢性期 CML 的首选治疗方法，包括伊马替尼、尼洛替尼、达沙替尼和氟马替尼。

2）一线治疗的选择依赖于患者的预后分层、个体状况、基础疾病和合并用药。根据中高危和低危患者的疾病进展风险，可以选择合适的一线治疗药物。

3）在 TKI 治疗期间，应定期监测血液学、细胞遗传学和分子生物学反应。早期的分子生物学反应对治疗成功至关重要，特别是在治疗 3 个月时的 BCR-ABL 水平。

4）TKI 耐药或不耐受：如果患者在一线治疗中表现出 TKI 耐药或不耐受，应及时更换到其他 TKI，特别是针对 T315I 以外的 ABL 激酶区突变的患者。

（2）加速期治疗

1）一旦患者进展到加速期，根据患者既往治疗史、基础疾病和 BCR-ABL 激酶突变情况，选择适当的 TKI 治疗或考虑行 allo-HSCT。

2）对于 *T315I* 突变或二代 TKI 不敏感突变的患者，尽早考虑 allo-HSCT。

（3）急变期治疗

1）对于急变期的患者，选择 TKI 单药或联合化疗以提高诱导缓解率，然后尽早进行 allo-HSCT。

2）新药临床试验也是一种治疗选择，尤其是对于难治性或复发性的 CML 患者。

（二）慢性淋巴细胞白血病

慢性淋巴细胞白血病简称慢淋，是一种慢性单克隆性 B 细胞增殖性疾病，近似成熟的淋巴细胞快速复制增殖使其在血液、淋巴结、肝、脾及骨髓大量蓄积而引起正常造血功能衰竭。特征是骨髓、血液及淋巴组织中产生大量成熟的淋巴细胞。可能没有症状和体征，也可表现为淋巴结肿大、肝脾大、疲劳、发热、盗汗、体重意外减轻和早期饱腹感。CLL 是西方国家最常见的白血病类型。本病进展缓慢，多发生在老年患者。慢性淋巴细胞白血病病因目前不明，某些诱因可能与其发生有关，如病毒、放射线、化学物质、遗传和先天易感性等。治疗原则是观察随访根据临床症状及骨髓象、分期等确定治疗时机，包括传统治疗、异基因造血干细胞移植、放疗和脾切除。

1. **临床表现**

（1）CLL 患者可能无症状，或仅有一般症状，如疲劳、发热、盗汗、体重意外下降。

（2）患者也可能会出现淋巴结肿大，并因脾大而有腹胀感。

2. **诊断评估**　达到以下 3 项标准可以诊断 CLL。

（1）外周血单克隆 B 淋巴细胞计数 $\geqslant 5 \times 10^9$/L，且持续 $\geqslant 3$ 个月（如具有典型的 CLL 免疫表型、形态学等特征，时间长短对 CLL 的诊断意义不大）。

（2）外周血涂片特征性地表现为小的、形态成熟的淋巴细胞显著增多，其细胞质少、核致密、核仁不明显、染色质部分聚集，并易见涂抹细胞；外周血淋巴细胞中不典型淋巴细胞及幼稚淋巴细胞 $\leqslant 55\%$。

（3）外周血典型的流式细胞术免疫表型：CD19+、CD5+、CD23+、CD200+、CD10–、FMC7–、CD43+，表面免疫球蛋白（sIg）、CD20、CD22 及 CD79b 的表达水平低于正常 B 细胞（dim）。流式细胞术确认 B 细胞的克隆性，即 B 细胞表面限制性表达 κ 或 λ 轻链（κ∶λ > 3∶1 或 < 0.3∶1）或 >25% 的 B 细胞 sIg 不表达。

3. **分期**　CLL 的临床分期标准包括雷（Rai）和比内（Binet）分期等。

（1）Rai 分期：①0 期，仅淋巴细胞增多。②I 期，淋巴细胞增多并淋巴结肿大。③Ⅱ期，淋巴细胞增多并肝脾大。④Ⅲ期，淋巴细胞增多并伴贫血。⑤Ⅳ期，淋巴细胞增多伴血小板减少。

（2）Binet 分期：①A 期，血液和骨髓淋巴细胞增多，＜3 个区域的淋巴组织肿大。②B 期，血液和骨髓淋巴细胞增多，≥3 个区域的淋巴组织肿大。③C 期，在 B 期基础上伴发贫血或血小板减少。

（3）CLL 国际预后指数（CLL-IPI）：CLL-IPI 通过纳入 TP53 缺失和 / 或突变、IGHV 突变状态、β2-MG、临床分期、年龄，将 CLL 患者分为低危、中危、高危与极高危组。

4. 治疗　治疗方法包括化疗药物、单克隆抗体，有时也进行放疗。随着治疗方法的不断发展，一线治疗方案可能包括靶向药物如布鲁顿酪氨酸激酶（Bruton's tyrosine kinase，BTK）和 BCL-2 抑制剂，无论是否进行化疗。

（1）一线治疗选择［对无 del（17p）/TP53 基因突变 CLL 患者］

1）身体状态良好的患者：①优先推荐伊布替尼、泽布替尼、氟达拉滨 + 环磷酰胺 + 利妥昔单抗（适用于 IGHV 有突变且年龄＜60 岁的患者）、苯达莫司汀 + 利妥昔单抗（适用于 IGHV 有突变且年龄≥60 岁的患者）。②其他推荐包括奥布替尼、维奈克拉 + 利妥昔单抗 / 奥妥珠单抗、氟达拉滨 + 利妥昔单抗、氟达拉滨 + 环磷酰胺。

2）身体状态欠佳的患者：①优先推荐伊布替尼、泽布替尼、苯丁酸氮芥 + 利妥昔单抗 / 奥妥珠单抗。②其他推荐包括奥布替尼、维奈克拉 + 利妥昔单抗 / 奥妥珠单抗、大剂量甲泼尼龙 + 利妥昔单抗 / 奥妥珠单抗、奥妥珠单抗、来那度胺 ± 利妥昔单抗。

（2）一线治疗选择［对伴 del（17p）/TP53 基因突变 CLL 患者］

1）优先推荐伊布替尼、泽布替尼、奥布替尼。

2）其他推荐包括维奈克拉 + 利妥昔单抗 / 奥妥珠单抗、大剂量甲泼尼龙 + 利妥昔单抗 / 奥妥珠单抗、来那度胺 ± 利妥昔单抗。

（3）维持治疗：维持治疗可根据微小残留病灶（MRD）评估和分子遗传学特征进行，对于血液中 MRD ≥ 10^{-2} 或 MRD ＜ 10^{-2} 伴 IGHV 无突变状态或 del（17p）/TP53 基因突变的患者，可以考虑使用来那度胺进行维持治疗。

（4）新药治疗与新疗法：新药治疗和免疫疗法等正在不断发展，包括阿卡替尼、艾代拉利司、杜韦利西布等，以及嵌合抗原受体 T 细胞免疫疗法，为复发或难治 CLL 患者提供了更多治疗选择。

（5）造血干细胞移植：自体造血干细胞移植一般不推荐使用，而异基因造血干细胞移植目前仍是唯一治愈 CLL 的方法，但仅适用于极少数适合移植的患者，通常是难治患者和 CLL 克隆相关 Richter 转化患者。

（三）慢性白血病的护理诊断

1. 感染风险

（1）目标：预防感染的发生，及时识别和处理已存在的感染。

（2）特征：发热、寒战、皮肤或黏膜溃疡、咳嗽、呼吸急促。

（3）相关因素：白细胞功能异常、免疫功能低下、侵袭性治疗（如化疗）、环境中的病原体。

2. 疲劳

（1）目标：缓解患者的疲劳，增强体力，提高生活质量。

（2）特征：持续性疲劳、乏力、体力活动减少、日常活动能力下降。

（3）相关因素：白血病及其治疗（如化疗）、贫血、营养不良、睡眠不足、心理压力。

3. 出血

（1）目标：预防出血事件的发生，及时识别和处理出血情况。

（2）特征：皮肤瘀斑、牙龈出血、鼻出血、消化道出血、血尿。

（3）相关因素：血小板减少、凝血功能异常、侵袭性操作、药物（如抗凝药物）。

4. 心理问题

（1）目标：缓解患者的心理压力，提高心理健康水平。

（2）特征：焦虑、抑郁、失眠、情绪波动、对未来感到担忧。

（3）相关因素：疾病诊断和治疗的压力、对预后的不确定性、身体不适、社会支持不足。

5. 药物依从性差

（1）目标：确保患者正确使用药物，减少不良反应，提高治疗效果。

（2）特征：按时服药、遵循医嘱、监测药物效果和不良反应。

（3）相关因素：复杂的治疗计划、药物副作用、患者对药物的不理解或误解、药物管理能力不足。

（四）慢性白血病的护理评估与护理措施

1. 监测和评估　定期监测患者的血液指标，包括白细胞计数、血小板计数和其他相关参数。评估患者的症状，以及治疗的反应和耐受性。了解病情的发展及药物治疗的效果，随时调整药物剂量，及时处理危急值。

2. **脾大的护理** 脾逐渐增大是 CML 的特征，特别是加速期和急变期形成巨脾导致压迫症状，出现左腹胀痛、饱胀感、压迫感等。患者腹胀、腹痛时，遵医嘱使用镇痛药物，指导患者调整舒适体位，可坐位或左侧卧位，减少活动，饮食避免干硬、辛辣，易以流质、软食为主，少食多餐，避免因进食、进水过多加重饱胀感，改变体位时动作宜缓慢，避免猛烈回头、弯腰等以免导致脾破裂。

3. **疼痛管理** 在需要的情况下，提供疼痛管理。某些患者可能会出现骨骼疼痛或其他疼痛症状，这些需要得到妥善管理。

4. **心理支持** 慢性白血病可能对患者的心理健康造成影响。提供心理支持和建议，鼓励患者积极面对疾病，也可以推荐心理治疗或支持小组。

5. **饮食和运动** 饮食和运动对于维持患者的整体健康很重要。推荐患者保持均衡的饮食，参与适度的运动，以增强免疫系统。

6. **感染控制** 由于免疫系统可能受到影响，因此需要采取措施来预防感染。这包括鼓励接种疫苗，保持良好的个人卫生，远离已知的传染病患者。

7. **监测并处理并发症** CML 治疗和疾病自身可能导致其他并发症，如贫血、出血倾向等。护士需要监测这些并发症并采取必要的措施。

8. **药物管理** 确保患者按照医嘱正确服用药物，包括靶向治疗药物如伊马替尼。监测药物的副作用，包括肝功能和心脏功能等，以及处理可能的不良反应。确保患者按照医生的建议和治疗计划服药。

三、骨髓增生异常综合征

骨髓增生异常综合征（myelodysplastic syndrome，MDS）是一种由骨髓干细胞增生异常引起的疾病，常导致贫血、血小板减少和白细胞减少等血液学异常。通常，MDS 主要发生在老年人群，尤其是 60 岁以上的人群。尽管 MDS 也可见于年轻人，但老年人的发病率更高。性别方面，男性相对于女性更容易患上 MDS，但随着年龄增长，这种性别差异逐渐减小。一些环境和职业暴露可能会增加患 MDS 的风险，如接触化学品、有机溶剂、辐射。曾接受放疗或化疗等治疗的患者，尤其是癌症患者，可能会增加患 MDS 的风险。

MDS 的预后因素复杂，包括患者的年龄、疾病亚型、病情严重程度、治疗方案和整体健康状况等。一般来说，MDS 的预后相对较差，但也有一些患者可以长期生存或者对治疗反应良好。治疗的目标是减缓病情进展、改善生活质量，并延长生存时间。针对不同患者的具体情况，需要制定个体化的治疗方案，并定期监测病情变化，及时调整治疗策略。

尽管一部分高危 MDS 患者可能发展为 AML，需要紧急治疗，但约 50% 患者死亡是由于出血或感染造成的。贫血在 MDS 早期病程中占主导地位，大多数有症状的患者主诉逐渐出现疲劳和虚弱、呼吸困难和面色苍白症状而就诊，但至少有一半的患者无症状，他们的 MDS 只是在常规血细胞计数中偶然发现并诊断的。发热、体重减轻和脾大应提示 MDS/MPN［其中 MPN 为骨髓增殖性肿瘤（myeloproliferative neoplasm）的英文缩写］，而不是单纯的骨髓增生异常病程。

（一）临床表现

1. **贫血（红细胞计数低或血红蛋白减少）** 慢性疲倦、呼吸急促、寒冷感，有时胸痛。

2. **中性粒细胞减少症（中性粒细胞计数低）** 对感染的易感性增加。

3. **血小板减少症（血小板计数低）** 出血和瘀斑（瘀伤）及皮下出血导致紫癜或瘀点的概率增加。

4. **脾大或罕见的肝大。**

（二）诊断评估

1. **外周血检查** 外周血常规或血涂片检查可以显示血液中不同细胞类型的数量和形态，提供关于患者造血状况的信息。

2. **骨髓活检** 骨髓活检是 MDS 诊断的关键步骤。它可以确定骨髓中异常的造血细胞比例，帮助确定诊断。

3. **分子遗传学** 分析白细胞的遗传学特征有助于确定 MDS 的亚型，并可能与患者的预后有关。

4. **细胞遗传学** 分析患者骨髓细胞的染色体结构，以检测任何染色体异常。

（三）分类

根据 WHO 的分类，MDS 可分为不同的亚型，这有助于确定患者的疾病类型和严重程度（表 2-4）。具体取决于患者的骨髓细胞形态、染色体结构和分子遗传学特征。这些分类有助于确定治疗选择和预后。新版的 WHO 分类引入了骨髓增生异常肿瘤一词来取代骨髓增生异常综合征，强调了其肿瘤性质。此外所有谱系的异型增生推荐阈值设定为 10%。MDS 现在分为具有明确遗传异常和明确形态异常两大类亚型。这方面的修改强调遗传定义的疾病类型，放弃了先前强调分类中

"基于风险"的分组（基于原始细胞百分比、环形铁粒幼细胞和发育不良谱系数量）来增强分类的严谨性，转而采用更全面的风险分层方案，如经修订的 MDS 国际预后评分系统（IPSS-R）。另一个修改是澄清术语，以区分低原始细胞的 MDS（MDS-LB）和原始细胞的增加 MDS（MDS-IB）。

表 2-4　WHO-HAEM5 骨髓增生异常综合征（MDS）的分类和特征

分类	原始细胞	细胞遗传学	基因突变
MDS 伴遗传学异常定义（类型）			
MDS 伴低原始细胞和孤立 5q–	骨髓 < 5% 且外周血 < 2%	仅有 5q–，或伴有 1 个 除 –7 或 7q– 以外的其他异常	无
MDS 伴低原始细胞和 SF3BI 突变[a]	骨髓 < 5% 且外周血 < 2%	无 5q–，–7 或复杂核型	*SF3Bl*
MDS 伴 TP53 双等位基因失活突变	骨髓和外周血 < 20%	通常复杂核型	2 个或多个 *TP53* 突变，或 1 个突变伴 *TP53* 拷贝丢失或 en-LOH 证据
MDS，形态学定义（类型）			
伴低原始细胞 MDS（MDS-ZB）	骨髓 < 5% 且外周血 < 2%	—	—
低增生 MDS[b]	骨髓 < 5% 且外周血 < 2%		
伴原始细胞增多 MDS	脊髓 < 5% 且外周血 < 2%		
MDS-IB1	骨髓 5% ~ 9% 或外周血 2% ~ 4%	—	—
MDS-IB2	骨髓 10% ~ 19% 或外周血 5% ~ 19% 或有 Auer 小体	—	—
MDS 伴显著纤维化	骨髓 5% ~ 19% 或外周血 2% ~ 19%	—	—

注：a. 环形铁教幼细胞 ≥ 15% 可替代 *SF3Bl* 突变。可接受的相关术语，伴低原始细胞和环形铁粒幼细胞 MDS。b. 根据定义，≤ 25% 的年龄调整后骨髓细胞量。enLOH，拷贝中性杂合性丢失。

（四）治疗

MDS 的治疗通常旨在改善症状、减少贫血的发生、降低血小板减少和白细胞减少的风险，延缓疾病进展及改善生活质量。治疗选择通常会基于患者的年龄、一般健康状况、MDS 亚型和严重程度。

1. 低危 MDS 的治疗

（1）红细胞生成刺激剂（ESA）支持：对于贫血明显但无其他血细胞减少的患者，可以考虑使用 ESA。早期开始 ESA 治疗可能更有效。对于治疗有效的患者，可维持治疗至少 3 个月，并持续监测疗效。

（2）罗特西普：对于 ESA 无应答或不适合的 RS 阳性较低危 MDS 患者，可以考虑使用罗特西普。

（3）来那度胺：对于低危 MDS 患者，特别是贫血、血小板正常并且存在 del（5q）（染色体缺失）的患者，来那度胺是标准治疗选择。对于红细胞输注依赖的非 del（5q）MDS 患者，来那度胺也是一种选择。

（4）氮杂核苷类药物：阿扎胞苷和地西他滨也可用于低危 MDS 患者的治疗，尤其是对于那些无法接受其他治疗或治疗失败的患者。尽管尚需进一步研究，但低剂量的氮杂核苷类药物可能是一种选择。

（5）免疫治疗：一些患者可能会接受免疫治疗，如环孢素、生长因子和类固醇，但其具体影响尚不明确。

2. 高危 MDS 的治疗

（1）氮杂核苷类药物：氮杂核苷类药物也称去甲基化药物，如阿扎胞苷和地西他滨，是高危 MDS 患者的一线治疗选择。这些药物可以通过抑制异常骨髓细胞的增殖来改善贫血和减少需要输血的频率。

（2）AML 样化疗：对于年轻、适合接受治疗的患者，可能考虑采用 AML 样化疗方案。然而，对于老年患者或有其他较高风险因素的患者，这种治疗可能不太适合。

（3）allo-HSCT：对于适合进行移植的患者，allo-HSCT 可能是唯一能够长期控制疾病的治疗选择。allo-HSCT 可以通过替换异常造血系统，实现疾病的根治。

（4）试验性新药：由于目前针对高危 MDS 的治疗选择有限，患者可考虑参与试验性临床研究，探索新的治疗方法和药物。

（五）护理诊断

1. 感染

（1）目标：预防感染的发生，及时识别和治疗已存在的感染。

（2）特征：发热、寒战、皮肤或黏膜溃疡、咳嗽、呼吸急促。

（3）相关因素：免疫功能低下、白细胞减少、侵袭性治疗（如化疗）、环境中的病原体。

2. 贫血

（1）目标：提高血红蛋白水平，改善贫血症状，提高患者生活质量。

（2）特征：乏力、头晕、心悸、皮肤苍白、呼吸困难。

（3）相关因素：MDS 导致的红细胞生成减少或异常、出血、营养不良、化疗副作用。

3. 精神焦虑

（1）目标：缓解患者的焦虑和抑郁情绪，提供心理支持，改善生活质量。

（2）特征：焦虑、抑郁、失眠、食欲缺乏、注意力不集中、情绪波动。

（3）相关因素：疾病诊断的压力、对治疗效果和预后的担忧、社会支持不足、疼痛和不适。

（六）护理评估与护理措施

1. **定期监测血液指标**　包括血红蛋白、白细胞计数、血小板计数等，及时发现异常变化并采取相应措施。

2. **感染预防**　维持良好的个人卫生，减少感染源，避免受到感染，及时发现并治疗感染。

3. **贫血管理**　根据患者的贫血程度和症状严重程度，进行输血治疗或药物治疗。

4. **心理支持**　与患者建立良好的沟通，提供情绪支持和心理疏导，帮助患者缓解焦虑和抑郁情绪。

5. **营养支持**　制订科学的饮食计划，保证患者的营养摄入，提高免疫力，促进康复。

6. **定期评估疗效**　评估治疗效果和患者的病情变化，调整护理措施和治疗方案。

（七）MDS 治疗中的并发症

与白血病治疗的并发症有类似之处，以下是 MDS 治疗的一些可能出现的并发症。

1. **血细胞减少相应症状**　MDS 治疗通常包括低剂量的化疗或放疗。这些治疗可能抑制骨髓的正常造血功能，导致血细胞减少。这包括白细胞、红细胞和血小板的减少。患者因此可能面临以下风险。

（1）贫血：红细胞减少可能导致贫血，症状包括疲劳、虚弱和皮肤苍白。

（2）感染：白细胞减少，免疫系统的功能受到抑制，出现继发感染。

（3）出血：血小板减少可能导致出血倾向，包括鼻出血、牙龈出血和皮下瘀斑等。

2. **生活质量下降**　与白血病治疗相比，MDS 治疗通常是一个长期的过程，患者需要接受定期的治疗和医疗监测，这可能对生活产生一定的影响，包括情绪、生活质量和日常活动的限制。

四、淋巴瘤

淋巴瘤是一种涉及淋巴细胞恶变的疾病。淋巴细胞是人体免疫系统的重要组成部分，它们分布广泛，从骨髓的干细胞中分化而来。淋巴细胞包括 T 淋巴细胞和 B 淋巴细胞，它们在人体中的成熟和分布位置不同，具有不同的免疫功能。T 淋巴细胞在胸腺中分化和成熟，然后分布在淋巴结、脾，以及全身的组织和器官，以执行细胞免疫功能。它们有助于识别和攻击感染后体内的异常细胞。B 淋巴细胞可能在人体骨髓中成熟和分化，或在外周淋巴器官中成熟。在淋巴结的生发中心，它们经历裂细胞和无裂细胞等分化过程，最终转化为浆细胞和记忆细胞。这些细胞执行体液免疫功能，制造抗体以对抗感染。然而，有时这些淋巴细胞会发生恶性变异，导致淋巴瘤的发生。淋巴瘤可以起源于淋巴组织和器官，包括淋巴结、脾、胸腺等。根据其病理、临床特点及预后，淋巴瘤通常被分为霍奇金淋巴瘤（Hodgkin's lymphoma，HL）和非霍奇金淋巴瘤（non-Hodgkin's lymphoma，NHL）两大类。HL 这种类型的淋巴瘤具有独特的特征，如 Reed-Sternberg 细胞。NHL 包括多个亚型，因此更为复杂，这些淋巴瘤没有 Reed-Sternberg 细胞，而它们的特点和治疗选择因亚型而异。

（一）临床表现

淋巴瘤的临床表现因类型和分期而异，表 2-5 是一些常见的症状。

表 2-5　常见淋巴瘤症状

症状	描述
淋巴结肿大	淋巴瘤最常见的症状，通常是无痛的，可以出现在颈部、腋下、腹部、腹股沟或其他部位
肝脾大	一些淋巴瘤患者可能出现肝脾大，导致右上腹或左上腹不适
全身症状	包括发热、盗汗（尤其是夜间出汗）和不明原因的体重下降。这些症状通常与高度侵袭性淋巴瘤相关
神经系统症状	在某些情况下，淋巴瘤细胞可能侵犯中枢神经系统，导致头痛、呕吐、病理反射等神经系统症状
皮肤病变	特定类型的淋巴瘤（如皮肤淋巴瘤）可能导致皮肤上的瘀斑、瘀点或肿块
血常规异常	一些淋巴瘤可影响骨髓，导致贫血、血小板减少和白细胞减少，增加感染和出血的风险

（二）诊断评估

1. **生物标志物**　这包括通过血液检查评估淋巴瘤的标志物水平，如乳酸脱氢酶（LDH）和白细胞计数。

2. **组织活检**　通过淋巴结或其他受累组织活检来确定淋巴瘤类型和亚型。

3. **放射学检查**　如 CT、PET/CT、MRI 等用于评估淋巴瘤的分布和分期。

4. **骨髓检查**　用于确定淋巴瘤是否侵犯了骨髓。

5. **淋巴瘤细胞的表面标志物**　通过流式细胞术或免疫组织化学检查来确定淋巴瘤细胞的特定标志物，以帮助确定亚型。

（三）WHO 分类

1. **2022 年第五版**　WHO 造血与淋巴组织肿瘤分类（WHO-HAEM5）中淋系肿瘤部分淋巴组织肿瘤分为合计 125 个实体 / 类型，该分类采用了一种四级的分级系统，以更准确地描述和分类淋巴瘤的不同类型和亚型（表 2-6）。这种四级分类系统有助于医生和病理学家更准确地理解和记录淋巴瘤的类型，这对于制定最合适的治疗方案和预测患者预后至关重要。它还为研究提供了更精确的分类框架，以深入研究不同淋巴瘤类型和亚型的病理生物学特征。

表 2-6　WHO-HAEM5 中淋巴瘤分类级别

级别	描述
类别	这是分类的最高级别，通常包括广泛的类型，如成熟 B 细胞淋巴瘤和 T 细胞淋巴瘤。类别提供了一个大致的框架，帮助医生和病理学家初步确定患者所患疾病的类型
家族 / 种类	在类别之下，疾病被细分为不同的家族或种类。这一级别可能描述相关特征或共同的发病机制，有助于更具体地定位疾病
实体 / 类型	这一级别更详细地描述疾病的类型。例如，在 B 细胞淋巴瘤类别下，有实体 / 类型如弥漫大 B 细胞淋巴瘤、非特指型等。这提供了更深入的分类，以确定疾病的特定特征
亚型	在实体 / 类型级别之下，亚型提供了更具体的分类。它可能反映了不同的临床或分子特征，有助于更精确地诊断和治疗疾病

2. WHO-HAEM5　相对于第 4 版的变化主要包括以下几方面。

（1）B 细胞增生和 B 细胞淋巴瘤。①与淋巴瘤相似的反应性富含 B 细胞的淋巴样增生：这是一个新加入的实体，以前没有包括在第 4 版中。②IgG4 相关性疾病：这也是一个新的实体，以前没有包括在第 4 版中。③单中心卡斯尔曼（Castleman）病、特发性多中心 Castleman 病、KSHV/HHV-8［其中，KSHV 是卡波西肉瘤疱疹病毒（Kaposi sarcoma-associated herpesvirus），HHV-8 是人类疱疹病毒 8 型（human herpes virus 8）］相关的多中心 Castleman 病：这些实体在第 5 版中进行了重新分类，以前的第 4 版中不包括或是与其他类别合并。④前体 B 细胞肿瘤：第 5 版中重新整理了前体 B 细胞肿瘤的分类。⑤B 淋巴细胞白血病 / 淋巴瘤：第 5 版中对这一类别进行了细化，包括不同的亚型和染色体特征。⑥成熟 B 细胞肿瘤：有一些小的变化和更新，但没有根本性的改变。

（2）T 细胞和 NK 细胞增生和淋巴瘤。①菊池病：第 5 版中将菊池病加入了 T 细胞为主的肿瘤样病变，而第 4 版中没有包括。②惰性 T 淋巴细胞增殖：这也是一个新加入的实体，以前没有包括在第 4 版中。③自身免疫性淋巴增生综合征：这个实体在第 5 版中新增，以前不包括在第 4 版中。

（3）淋巴组织间质源性肿瘤。① EBV- 阳性炎性滤泡树突状细胞肉瘤：这是一个新的实体，与第 4 版中的炎性假瘤样滤泡 / 成纤维树突状细胞肉瘤不同。②脾硬化性血管瘤样结节性转化：这也是第 5 版中的新实体，以前没有包括在第 4 版中。

3. WHO-HAEM5　常见的淋巴瘤类型如下。

（1）B 细胞淋巴瘤。①弥漫大 B 细胞淋巴瘤（diffuse large B-cell lymphoma, DLBCL）：这是最常见的非霍奇金淋巴瘤，它表现为快速增长的淋巴瘤。DLBCL

可以分为不同的亚型。②霍奇金淋巴瘤：里 – 施（Reed-Sternberg）细胞的存在通常是 HL 的特征，可以分为经典霍奇金淋巴瘤和结节性淋巴细胞为主的霍奇金淋巴瘤。③滤泡淋巴瘤（follicular lymphoma，FL）：这是一种慢性生长的淋巴瘤，常见于淋巴结、骨髓和外周血中。④边缘区淋巴瘤（marginal zone lymphoma，MZL）：这是一种相对低度恶性的 B 细胞淋巴瘤，常见于脾、胃肠道、肺部等处。⑤毛细胞白血病（hairy cell leukemia，HCL）：HCL 是一种罕见的慢性白血病，通常累及骨髓、脾和外周血。

（2）T 细胞淋巴瘤。①T 淋巴母细胞白血病 / 淋巴瘤：这是一种恶性淋巴瘤，源自成熟 T 细胞。不同的亚型包括 T 淋巴母细胞白血病（T-lymphoblastic leukemia，T-ALL）和 T 淋巴母细胞淋巴瘤（T-lymphoblastic lymphoma，T-LBL）。②成熟 T 细胞和 NK 细胞肿瘤：这类包括各种类型的 T 细胞淋巴瘤，如皮肤 T 细胞淋巴瘤、肠道 T 细胞淋巴瘤和 NK/T 细胞淋巴瘤。③关联 EB 病毒（Epstein-Barr virus，EBV）的淋巴瘤：EBV 与某些 T 细胞淋巴瘤和 NK 细胞淋巴瘤有关。④肠病相关性 T 细胞淋巴瘤（enteropathy associated T-cell lymphoma，EATL）：这是一种涉及肠道的 T 细胞淋巴瘤，通常发生在肠道组织中。⑤T 细胞幼淋巴细胞白血病（T-cell prolymphocytic leukemia，T-PLL）：T-PLL 是一种稀有的 T 细胞白血病，通常发生在成人。

（四）治疗

淋巴瘤的治疗通常取决于其病理类型、分期、病情严重程度，以及患者的整体健康状况。治疗的主要目标是根除或缓解淋巴瘤，同时尽量减少对正常组织的损害。治疗方案通常是多种治疗方式的组合，根据患者的特定情况来制定。这些治疗决策需要与专业医疗团队密切合作，以确保患者获得最合适的治疗。治疗过程中，患者还需要接受定期的检查和监测，以确保治疗的有效性，并及时调整治疗计划。目前，淋巴瘤治疗正朝着精准医学的方向发展，越来越多的研究和诊断方法允许医生更精确地了解每位患者的淋巴瘤特征，包括分子生物学、遗传学和免疫学特征。这使得治疗可以更具针对性，减少不必要的治疗并提供更好的治疗效果。淋巴瘤的主要治疗方式包括以下几点。

1. **化疗**　化疗使用抗癌药物，通过杀死或减缓癌细胞的生长来治疗淋巴瘤。这是一种广泛应用的治疗方法，可以通过口服药物或静脉注射的方式进行。化疗可能导致副作用，如恶心、呕吐、脱发和免疫系统抑制，药物选择和剂量通常会根据淋巴瘤的类型和分期进行调整。传统的化疗和放疗目前仍然是许多淋巴瘤治疗计划的一部分，但它们已经得到改进，以减少副作用，提高疗效。新的药物和更精确的放射治疗技术可以定向攻击癌细胞，减少伤害正常组织。

2. **放疗** 放疗使用高能 X 射线或其他射线来定向杀死或控制癌细胞。它通常用于局部淋巴瘤或辅助化疗后的局部治疗。放疗通常是无痛的，但也可能导致一些放疗特定的副作用，如疲劳和放疗部位皮肤红肿。

3. **免疫疗法** 免疫疗法包括利用患者的免疫系统来攻击淋巴瘤细胞。嵌合抗原受体 T 细胞治疗（又称 CAR-T 细胞治疗）是一种新型的免疫疗法，医生会提取患者的 T 细胞，改造它们以更好地攻击癌细胞，然后将它们重新引入患者体内。这些疗法可以激活患者自身的免疫系统来打击淋巴瘤细胞，取得了令人瞩目的治疗效果。它们通常用于难以治疗的、晚期阶段的淋巴瘤患者。

4. **手术** 手术在淋巴瘤治疗中不常见，但在某些情况下可能用于病变局部切除或淋巴结取样。

5. **靶向药物疗法** 针对特定分子或蛋白质的药物，如抗 CD20 药物、抗 CD30 药物和 BTK 抑制剂等，可用于一些淋巴瘤的治疗。这些药物可以减少正常细胞的受损，从而降低了某些副作用。

6. **维持治疗** 对于某些高危患者，维持治疗可能会在首次治疗结束后使用，以减少疾病复发的风险。

7. **临床试验** 一些患者可能有机会参与淋巴瘤的临床试验，这些试验旨在测试新的治疗方法和药物。

非霍奇金淋巴瘤（NHL）的预后因病变类型、分期和患者个体特征而有所不同。外周 T 细胞或自然杀伤 /T 细胞淋巴瘤通常比 B 细胞非霍奇金淋巴瘤预后差。在 B 细胞 NHL 中，惰性淋巴瘤通常预后较好，早期惰性 NHL 可以通过放疗有效控制，但在晚期阶段通常无法完全治愈，且复发率较高。预后评分系统如国际预后指数（IPI）适用于弥漫大 B 细胞淋巴瘤（DLBCL），考虑年龄、体力状态、乳酸脱氢酶水平、结外病灶和疾病分期等因素。随着危险因素数量增加，预后也相应恶化。高危组患者（有 4 个或 5 个危险因素）的 5 年存活率约为 50%。没有任何危险因素的患者通常有较高的治愈率。一般来说，在 NHL 患者的现代治疗中，5 年的总生存率超过 60%。超过 50% 的侵袭性 NHL 患者可以治愈。大多数复发生在治疗后的前 2 年，复发的 NHL 患者需要再次确定病理类型，如果疾病组织学仍为惰性，患者通常可以再次治疗并取得长期缓解。进展为侵袭性 NHL 的患者可能接受二线化疗和自体干细胞移植。对于 DLBCL 等复发性侵袭性 NHL，CAR-T

细胞疗法也显示出在经历多种治疗失败后仍能实现持久反应的潜力。因此，综合考虑病理学、分期、分子和免疫学特征以及患者年龄和健康状况，制订个体化治疗策略对于提高 NHL 患者的长期生存率至关重要。

（五）淋巴瘤治疗中的并发症

淋巴瘤治疗中的并发症包括两个主要类别：传统治疗和新疗法治疗的并发症，以及淋巴瘤治疗的近期和远期并发症。

1. 传统治疗和新疗法治疗的并发症

（1）传统治疗的并发症：传统淋巴瘤治疗方法，如化疗和放疗，可能伴随以下并发症。

1）血细胞减少：由于这些治疗方法会影响骨髓造血功能，患者可能会出现贫血、白细胞减少和血小板减少，增加感染和出血的风险。

2）恶心和呕吐：化疗药物对胃肠道产生刺激作用，导致恶心和呕吐的发生。

3）脱发：许多患者在接受化疗期间会经历脱发，这是由于化疗药物对毛囊的损害造成的。

4）疲劳：化疗可能导致疲劳感，患者可能需要更多的休息和恢复时间。

5）口腔和消化道问题：某些化疗药物可能引起口腔溃疡、食欲缺乏、腹泻或便秘等消化道问题。

6）神经系统症状：某些化疗药物可能导致神经系统症状，如感觉异常、手脚刺痛、失眠等。

7）心血管问题：一些化疗药物可能对心脏产生毒性作用，导致心律失常和心肌炎等问题。

8）肾脏问题：某些药物可能对肾脏产生毒性，导致肾功能异常。

9）口干和口臭：化疗可能引起口腔干燥和口臭，需要特殊的口腔护理。

（2）新疗法治疗的并发症：新疗法，如免疫疗法、CAR-T 细胞治疗和靶向治疗，也伴随着一些独特的并发症。

1）免疫毒性：免疫检查点抑制药和 CAR-T 细胞治疗可能引发免疫毒性反应，影响多个器官，如皮肤、肠道、肺等。

2）细胞因子释放综合征（CRS）：CAR-T 细胞治疗可导致 CRS，表现为高热、低血压和器官功能受损。

3）神经毒性：CAR-T 细胞治疗可能引发神经毒性，包括认知障碍和神经系统问题。

4）靶向治疗相关的不良事件：靶向治疗药物可能导致特定的不良事件，如高血压、心脏问题和肝功能异常。

2. 淋巴瘤治疗的近期和远期并发症

（1）淋巴瘤治疗的近期并发症

1）急性反应：治疗的最初几周内，患者可能经历急性反应，如恶心、呕吐、脱发、疲劳和食欲缺乏。

2）感染：化疗和放疗后，免疫系统可能受损，增加感染风险。

3）口腔问题：化疗可能引发口腔炎和口干症。

（2）淋巴瘤治疗的远期并发症

1）心脏问题：治疗中使用的某些药物或放疗可能导致心脏问题，如心脏瓣膜损害和心脏病。

2）继发癌症：某些治疗方法后，患者可能在未来数年内面临继发癌症的风险。

3）生育问题：某些治疗可能导致生育问题，包括不孕或生育缺陷。

4）神经系统问题：某些化疗药物可能引发神经系统问题，如周围神经病和认知障碍。

（六）原发性中枢神经系统淋巴瘤

原发性中枢神经系统淋巴瘤（primary central nervous system lymphoma，PCNSL）是一种特殊类型的结外非霍奇金淋巴瘤（NHL）。PCNSL 非常罕见且具有高度侵袭性，通常累及脑、眼睛、脊髓与软脑膜，但没有全身性淋巴瘤的证据。对于 PCNSL，放化疗是非常敏感的治疗手段。然而，关于 PCNSL 的最佳治疗方案目前仍存在争议，如何提高患者的生存率仍然是一个挑战。因此，单独叙述 PCNSL 对于深入了解和有效治疗这种罕见但严重的淋巴瘤类型至关重要。

1. 临床症状　PCNSL 的临床表现可能多种多样，但通常包括神经系统症状，且病程较短，通常为数个月。以下是一些典型的临床表现。

（1）局部神经功能障碍：56%～70% 的患者表现为局部神经功能障碍，可能涉及感觉或运动缺陷。这可以包括肢体无力、感觉异常或协调障碍。

（2）精神行为改变：32%～43% 的患者出现精神行为改变。这可能表现为认知功能下降、行为异常或情感波动。

（3）颅内压增高症状：约 33% 的患者可能出现颅内压增高症状，如头痛、呕吐、视盘水肿。这些症状通常是由于脑内肿瘤导致脑脊液流通障碍所致。

（4）癫痫发作：约 14% 的患者可能经历癫痫发作，这可能是由于肿瘤刺激神经元引发的。

2. **诊断评估** PCNSL 的诊断评估通常包括以下多种方法和步骤，以确定是否存在脑内淋巴瘤，并评估肿瘤的位置、大小、病理特征及可能的治疗方案。诊断 PCNSL 通常需要多学科合作，包括神经外科医生、神经影像医生、病理医生和肿瘤医生。

（1）临床评估：医生会首先了解患者的病史和症状，包括神经系统症状、精神行为改变、头痛、呕吐、癫痫等。这些信息对诊断和治疗计划都至关重要。

（2）神经系统检查：医生会进行神经系统检查，以评估神经功能是否受损。这包括检查感觉、协调、运动功能和认知功能。

（3）影像学检查：影像学检查是 PCNSL 诊断的关键步骤，通常采用 MRI 来查看脑部。特点性的 MRI 表现具体如下。① T1WI 和 T2WI 信号特征：与周围水肿相比，PCNSL 病灶在 T1WI 上呈低信号，而在 T2WI 上相对呈低信号。②增强 MRI：通常显示明显的均匀强化，病变边界清晰。③弥散加权成像（diffusion weighted imaging，DWI）和 ADC 值：与正常脑组织相比，PCNSL 的病灶在 DWI 上显示弥散受限，呈高信号。④脑血流量和灌注：PCNSL 的脑血容量（cerebral blood volume，CBV）和脑血流量（cerebral blood flow，CBF）通常较低。

（4）脑脊液分析：腰椎穿刺术可以用于收集脑脊液，然后进行分析。脑脊液中的细胞学和生化标志物（如蛋白质浓度、细胞计数）可以提供有关淋巴瘤存在的线索。

（5）影像学引导下的脑组织活检：如果影像学和脑脊液分析无法提供确诊的证据，医生可能会进行脑组织活检，以获取确切的病理诊断。这通常通过脑立体定向活检手术完成。

（6）分子遗传学和生物标志物：近年来的研究表明，分子遗传学和生物标志物可能有助于 PCNSL 的辅助诊断。这包括检测某些基因突变或蛋白质标志物。

（7）全身评估：一旦确诊为 PCNSL，医生可能还需要进行全身评估，以了解是否存在系统性淋巴瘤。

3. **WHO 分类** 2021 年出版的第 5 版《世界卫生组织中枢神经系统肿瘤分类》（以下简称"WHO CNS5"），是最新版的脑和脊髓肿瘤分类国际标准（表 2-7）。在 2016 年第 4 版修订版分类和近些年中枢神经系统肿瘤分类分子信息及实践方法联盟（the Consortium to Inform Molecular and PracticalApproaches to CNS Tumor Taxonomy-Not Official WHO，cIMPACT-NOW）系列更新的基础上，WHO CNS5 重点推进了分子诊断在中枢神经系统肿瘤分类中的作用，但分子检测仍然需要与组织形态和免疫组织化学等已建立的肿瘤诊断方法相结合。

表 2-7　2021 年第 5 版 WHO 中枢神经系统肿瘤分类

类型	描述
中枢神经系统原发性弥漫大 B 细胞淋巴瘤	中枢神经系统中最常见的淋巴瘤亚型，起源于中枢神经系统，通常表现为脑内淋巴瘤病变
免疫缺陷相关的中枢神经系统淋巴瘤	包括免疫缺陷患者，如艾滋病患者，发展出的中枢神经系统淋巴瘤，通常与免疫系统抑制状态相关
淋巴瘤样肉芽肿	中枢神经系统淋巴瘤的变异形式，其特征之一是类似肉芽肿的形态学特点
血管内大 B 细胞淋巴瘤	特殊的中枢神经系统淋巴瘤亚型，其特点是肿瘤细胞主要存在于血管内
中枢神经系统的其他低级别 B 细胞淋巴瘤	包括其他类型的低级别 B 细胞淋巴瘤，如滤泡性淋巴瘤
间变性大细胞淋巴瘤（ALK + / ALK −）	T 细胞淋巴瘤的一个亚型，其细胞具有间变性特征。根据 ALK（Anaplastic Lymphoma Kinase）的阳性或阴性状态进行进一步分类
T 细胞或 NK / T 细胞淋巴瘤	包括中枢神经系统中的 T 细胞或自然杀伤细胞（NK 细胞）淋巴瘤

4. 治疗　PCNSL 的治疗策略仍在不断演变，目前还没有明确的标准治疗方案。因此，针对每位患者的具体情况，多学科医疗团队会根据患者的年龄、整体健康状况及肿瘤特点来制订最佳的治疗计划。治疗决策通常是一个复杂的过程，需要患者和医生之间的密切协作。

（1）手术治疗：当涉及 PCNSL 的诊断时，手术通常只用于进行组织病理学诊断，而不推荐手术切除。手术干预可能对患者的神经功能和生活质量产生不利影响，而且没有明确的预后益处。虽然有一些研究提到手术可以改善预后，但这一观点需要更多的研究来证实。

（2）全脑放疗（whole brain radiotherapy，WBRT）：PCNSL 通常是广泛浸润性的，局部放疗很容易复发，因此常采用 WBRT。虽然 WBRT 可以在短期内缓解症状，但长期效果有限，而且伴随着神经毒性，如记忆力下降、认知损伤和步态异常，限制了它的应用。近年来，高剂量甲氨蝶呤和干细胞移植作为一种新的巩固治疗方案已经被提出。

（3）化疗：PCNSL对化疗非常敏感，但不适合传统的系统性淋巴瘤疗法。大剂量甲氨蝶呤（HD-MTX）是诱导治疗的关键组成部分，该药可穿越血–脑脊液屏障。加入阿糖胞苷（Ara-C）和替莫唑胺（TMZ）等药物可以提高缓解率。利妥昔单抗也可作为治疗选项，尤其在与HD-MTX和TMZ联合使用时显示出潜在的改善预后的效果。

（4）老年患者和复发病例的治疗：考虑到年龄和患者的整体健康状况，对于老年PCNSL患者，治疗策略需要更加谨慎。对于年轻且能够耐受化疗的患者，初始治疗通常包括HD-MTX。复发病例的治疗较为复杂，通常需要根据患者的年龄、既往治疗、肿瘤状态等因素来制订个性化治疗计划。复发患者可能会重新接受HD-MTX，或考虑放疗等措施。

（5）新药治疗：随着对淋巴瘤分子机制的深入了解，靶向治疗和免疫治疗逐渐应用于PCNSL治疗。BTK抑制药、免疫疗法（如PD-1或PD-L1单抗、CAR-T细胞治疗）、免疫调节剂等新药物开始在PCNSL治疗中发挥作用。这些药物显示出一定的疗效，但需要更多的研究来确定其最佳使用方式和潜在副作用。

5. 治疗中的并发症　PCNSL治疗可能会伴随一些并发症。这些并发症通常因治疗方式和患者个体差异而异，以下是一些可能出现的并发症。

（1）神经毒性：神经毒性是PCNSL治疗的常见并发症之一，尤其是在全脑放疗（WBRT）中。这可能导致记忆力下降、认知功能损害、步态异常、疲劳等神经系统症状。这些症状可能在治疗后持续，且有时是不可逆的。

（2）感染：治疗期间，患者的免疫系统可能会受到损害，使其更容易感染，包括细菌感染、真菌感染和病毒感染。在接受化疗的患者中，感染可能是一种严重的并发症。

（3）出血倾向：某些PCNSL治疗药物，如HD-MTX，可能影响血小板功能，导致出血倾向。患者可能会容易出现瘀点、瘀斑或鼻出血等症状。

（4）药物相关的副作用：PCNSL治疗涉及多种药物，这些药物可能引发一系列副作用，包括恶心、呕吐、腹泻、脱发、贫血和皮肤反应等。

（5）脑积水：一些PCNSL患者在治疗期间或治疗后可能会出现脑积水。这可能需要神经外科干预或脑脊液引流来缓解症状。

（6）心血管问题：某些治疗药物，尤其是HD-MTX，可能对心血管系统产生不利影响，引发高血压、心律失常或其他心脏问题。

（7）血细胞减少：化疗可能导致白细胞、红细胞和血小板数量减少，增加感染和出血的风险。这可能需要进行血液透析或输血治疗。

（8）肾功能损害：某些药物，如 HD-MTX，可能对肾脏产生毒性作用，导致肾功能损害。

（七）淋巴瘤的护理诊断

1. 疼痛

（1）目标：缓解患者的疼痛，提高生活质量。

（2）特征：持续性或间歇性疼痛、夜间疼痛加重、疼痛评分高、疼痛影响睡眠和日常活动。

（3）相关因素：肿瘤负荷、肿瘤压迫神经或器官、治疗引起的组织损伤（如放疗或化疗）。

2. 免疫功能受损

（1）目标：预防感染，提高患者免疫功能。

（2）特征：反复感染（如呼吸道感染、皮肤感染）、发热、白细胞计数低、免疫球蛋白水平低。

（3）相关因素：淋巴瘤导致的免疫功能降低、化疗和放疗对免疫系统的抑制、营养不良。

3. 药物相关副作用

（1）目标：减少药物副作用，提高患者对治疗的耐受性。

（2）特征：恶心、呕吐、疲劳、口腔溃疡、脱发、胃肠不适。

（3）相关因素：治疗淋巴瘤的药物（如化疗药物、靶向治疗药物）、治疗剂量和频率、患者的个体差异和反应

（八）淋巴瘤的护理评估和护理措施

1. **疼痛管理**　有效的疼痛管理，包括药物管理和非药物方法，有助于提高患者的舒适度。

2. **感染预防**　由于免疫功能受损，采取预防措施以降低感染风险，如避免接触感染源，及时接种疫苗。

3. **颅高压监测**　PCNSL 恶性程度高、病程进展快，肿瘤呈浸润性生长，早期患者可表现为头痛、呕吐及视物模糊等颅内压增高的症状。护士应对颅内压增高

程度进行初步评估，其内容包括头痛程度、生命体征的测定、瞳孔改变、有无呕吐及视物模糊、阅片等评估手段。颅内压增高症状严重者每 1 ~ 2 小时监测生命体征变化，进行重点床头交接班，连续记录护理记录。当头痛症状加重、血压增高、脉搏减慢、双侧瞳孔出现不等或对光反射迟钝时，应及时通知医生。

4. 糖皮质激素治疗的观察和护理

（1）监测患者的生命体征：定期测量患者的体温、脉搏、呼吸、血压等生命体征，特别是在开始糖皮质激素治疗后。糖皮质激素可能会引起高血压、水肿等不适反应。

（2）监测血糖水平：糖皮质激素可以引起高血糖。定期监测患者的血糖水平，并根据需要采取控制措施，包括药物治疗或饮食控制。

（3）护理皮肤：糖皮质激素治疗可能导致皮肤薄化、易受伤害，或产生瘀斑。患者应避免创伤性活动，保持皮肤清洁，使用温和的护肤品。

（4）心血管监测：长期使用糖皮质激素可能增加心血管疾病风险。定期检查心血管健康，包括心电图和血脂检查等。

（5）骨健康：糖皮质激素可能导致骨密度降低，增加骨折风险。鼓励患者保持足够的钙和维生素 D 摄入，并进行骨密度检查。

5. 放疗毒性反应的观察与护理

（1）皮肤反应：放疗常常引起皮肤反应，如红斑、瘙痒、脱屑、疼痛或水疱。护理措施如下。

1）保持皮肤清洁，使用温水来清洗受影响的区域。

2）避免使用肥皂、酒精或药物，因为它们可能会进一步刺激皮肤。

3）使用不含酒精的保湿霜，帮助保持皮肤湿润。

4）避免直接阳光照射受影响的皮肤。

5）穿宽松的、柔软的棉质衣物。

6）避免刮擦或摩擦受影响的皮肤。

（2）疲劳：放疗可能会导致身体疲劳。患者需要休息，避免过度劳累，并平衡休息和活动。

（3）恶心和呕吐：如果放疗涉及头颈部或腹部，患者可能会经历恶心和呕吐。医生可以开具药物来帮助控制这些症状。

（4）食欲缺乏：放疗可能影响食欲。患者应遵循医师或营养师的建议，以确保获得足够的营养。

（5）放射性肺炎：对于胸部放疗的患者，可能会发生放射性肺炎。护理措施如下。

1）观察呼吸困难、咳嗽和胸痛等呼吸道症状。

2）避免吸烟和接触二手烟。

3）避免吸入冷空气和有害气体。

4）按照医嘱使用吸入药物治疗。

（6）心脏毒性：放疗可能对心脏造成影响，导致心脏毒性。患者可能需要心脏监测，并应遵循医生的建议。

（7）监测感染：放疗可能降低免疫系统功能，增加感染的风险。因此，观察感染征象，如发热、喉咙痛、咳嗽、尿频等，对于放疗期间的患者尤为重要。

6. 化学药物治疗的观察与护理

（1）CHOP方案（环磷酰胺、阿霉素、长春新碱和地塞米松）的观察与护理。CHOP方案被公认为根治性化疗的基本方案。

1）密切观察化疗药物的毒性反应：消化系统不良反应如食欲缺乏、恶心、呕吐、腹痛、腹泻、便秘等，化疗前遵医嘱给予止吐药物预防或减轻恶心、呕吐的发生；用药后密切观察患者大便次数及性质，腹泻严重者对症止泻，保持肛周皮肤的清洁、干燥，饮食给予易消化的清淡流食或半流食，少食多餐，禁食油腻、辛辣刺激食物。

2）环磷酰胺最常见的不良反应为出血性膀胱炎，用药期间鼓励患者多饮水，每日饮水量 > 2000ml，大量补液的同时给予美司钠解救，用药后观察尿量和尿色的变化，定期监测血常规，发现异常及时对症处理。密切注意心脏毒性反应，急性毒性反应在用药后数小时或数天后发生，如窦性心动过速、心律失常、传导阻滞；慢性毒性反应在数月或数年后出现，以扩张型心肌病为主要表现，化疗前后及化疗期间密切监测患者心率、心律、血压变化，必要时监测心电图及心脏生化指标。

3）血管外渗（漏）性皮肤损伤是长春新碱类化疗药物最为严重的毒性反应，表现为局部疼痛、肿胀、静脉炎，重者皮肤出现水疱、溃疡，皮下组织坏死，甚至出现功能障碍，用药期间必须做好保护血管的措施，一般选用中心深静脉导管如PICC或输液港，详见第六章第一节"经外周静脉穿刺的中心静脉导管置管技术操作"。

（2）大剂量MTX治疗的观察与护理

1）持续监测MTX血药浓度：严密监测MTX血药浓度水平对于确定亚叶酸

钙解救的时机至关重要。监测时间点通常在 MTX 给药后的 12～24 小时开始，然后根据 MTX 血药浓度水平和患者病情调整监测频率。确保合适的实验室测试以获取准确的 MTX 血药浓度值。

2）适度水化：提供足够的液体摄入以保持尿液产生，维护水化状态。监测液体平衡，确保患者不出现过度脱水或过度水化。水化治疗通常包括口服或静脉注射碱性药物，如碳酸氢钠，以维持尿液的碱性。

3）控制尿液 pH：维持尿液的碱性（pH > 7.0）可减少 MTX 在肾小管中的结晶和沉淀。这通常通过碱化治疗来实现。监测尿液 pH，必要时调整治疗以保持碱性。

4）亚叶酸钙解救：如果 MTX 血药浓度水平升高，立即采取亚叶酸钙解救措施。首剂亚叶酸钙通常是 $15mg/m^2$，每 6 小时给药一次，可以通过静脉滴注或肌内注射。根据 MTX 血药浓度水平和临床状况，可能需要多次解救。

5）定期监测肝肾功能：持续监测患者的肝肾功能，包括监测血清肌酐、转氨酶、尿量及其他相关指标。这有助于及早检测和处理任何潜在的不良事件。

6）处理口腔黏膜炎：MTX 治疗可能导致口腔黏膜炎。患者可以使用含有氯己定、甲硝唑、复合维生素 B、利多卡因、亚叶酸钙等成分的复方含漱剂，多次漱口以减轻症状。

7）血液净化治疗：当 MTX 血药浓度水平极高，且伴随严重急性肾损伤或其他危及生命的不良反应时，可以考虑采用血液净化治疗，如高通量血液透析、持续肾替代疗法或联合血液净化技术。这需要特殊设备和专业护理。

（3）利妥昔单抗免疫治疗的观察与护理

1）利妥昔单抗是一种抗 CD20 单克隆抗体，可特异地与 B 淋巴细胞表面的 CD20 抗原结合，杀伤 B 细胞，从而达到治疗 B 细胞相关疾病的目的。目前利妥昔单抗的临床应用非常广泛，不仅在治疗复发难治惰性非霍奇金淋巴瘤方面取得了良好的临床效果，而且还尝试用于初治惰性非霍奇金淋巴瘤的一线用药、慢性淋巴细胞白血病、Waldenstrom 巨球蛋白血症、多发性骨髓瘤、免疫性血小板减少症、类风湿关节炎、移植物抗宿主病、毛细胞白血病和冷凝集素病等的治疗。

2）变态反应是利妥昔单抗最严重的不良反应之一，表现为荨麻疹、支气管痉挛、呼吸困难、舌或喉头水肿等，用药前遵医嘱给予抗过敏药物可预防或减轻变态反应的发生。同时用药后加强患者的监护，专业护士每 15 分钟巡视病房 1 次，严密观察病情变化及用药后反应，及时对症处理以免影响治疗。

3）发热与关节痛常发生在第一次用药时，一般用药后 2 小时发生，寒战时要注意保暖，高热者给予物理降温及退热药物，嘱患者多饮水并及时静脉补充液体和电解质，保持室内空气新鲜，温湿度适宜。

4）利妥昔单抗还可导致心血管系统疾病，引起高血压或直立性低血压，心律失常等，应用期间应给予持续心电监护，随时观察生命体征变化，用药期间卧床休息，避免剧烈活动。

（4）预防跌倒的观察与护理

1）床边安全：确保患者的床边区域是干净整洁的，没有导致绊倒的危险物品。床边有必要的扶手或扶手杆，以帮助患者站立和移动。

2）辅助设备：根据患者的需要，提供辅助设备，如步行器或拐杖，以增加其在行走时的稳定性。

3）家属和护理人员培训：教育家属和护理人员，让他们了解 PCNSL 可能导致的症状和风险，以及如何提供支持和协助患者移动和行走。

4）警觉度：护理人员需要保持高度警觉，尤其是在患者需要协助起床、行走或在陌生环境中移动时。提供额外的支持和监测，以减少跌倒的风险。

5）药物管理：如果患者正在接受药物治疗，确保他们按医嘱正确使用药物，因为某些药物可能会对平衡和协调产生影响。

6）康复和物理治疗：根据患者的需要，提供康复和物理治疗，以改善肌力、平衡和协调，从而减少跌倒的风险。

7. PCNSL 癫痫的观察与护理

（1）明确癫痫发作的诊断：确保医疗团队明确患者的癫痫类型和病情严重程度，以便制订最合适的治疗计划。

（2）详细观察：仔细观察患者的癫痫发作情况，包括发作的类型、频率、持续时间和症状特点。注意记录癫痫发作的具体表现，如头部是否向一侧偏斜、肢体抽搐等。

（3）生命体征监测：密切监测患者的生命体征，包括呼吸、脉搏和血压。癫痫发作可能引发呼吸急促，因此确保呼吸道通畅是至关重要的。详细记录癫痫发作的情况，包括发作的频率、持续时间、症状和可能的诱发因素。这有助于医疗团队更好地管理病情和药物治疗。

（4）保护患者，防止受伤：根据癫痫发作类型，采取适当的保护措施，以减少患者在发作期间受伤的风险。例如，如果是全身强直－阵挛发作，应确保患者的头部向一侧偏斜，维持呼吸道通畅，避免窒息和误吸。不要放入物品到患者口腔，以防止咬伤口腔和舌头。患者在发作期间可能会产生剧烈的运动，因此要确保患者周围没有尖锐物体或硬物。避免患者在发作时与物体碰撞，以免受伤。

（5）寻找潜在原因：与患者及家属合作，了解是否有可能诱发癫痫发作的因素。这可能包括不按时服药、情绪波动、疲劳、睡眠不足等。必要时进行相关检查，如血常规、血糖、电解质和药物浓度等。

（6）药物管理：根据医嘱，监测和管理抗癫痫药物的使用。确保患者依从治疗计划，适时服用药物。

（7）及时呼叫医疗急救：如果癫痫发作时间超过 5 分钟，应立即呼叫医生，因为这可能表明患者进入癫痫持续状态。这是一种紧急情况，需要专业医疗干预。

（8）情感支持：癫痫可能对患者的情感健康产生负面影响，提供心理支持和心理健康服务是非常重要的。

（9）家庭教育：教育患者及家属如何应对癫痫发作，包括急救措施、识别可能的诱因和药物治疗的依从性。

五、浆细胞肿瘤

浆细胞肿瘤（plasma cell myeloma，PCM）是一种癌症类型，源自浆细胞，这是一种负责产生抗体（免疫球蛋白）的细胞，通常存在于骨髓和免疫系统中。浆细胞肿瘤的特征之一是异常增殖的浆细胞堆积在骨髓或其他部位，如骨骼或软组织中。这些疾病都与单克隆（或骨髓瘤）蛋白（M 蛋白）有关。浆细胞肿瘤包括意义未明的单克隆丙种球蛋白病（MGUS）、孤立性骨浆细胞瘤、髓外浆细胞瘤和多发性骨髓瘤（MM），以及少见疾病如 POEMS 综合征等。最常见的浆细胞肿瘤类型是多发性骨髓瘤（Multiple Myeloma，MM），它占据了浆细胞肿瘤的大多数病例。根据 WHO-HAEM5 的 PCM 分类，主要分为以下几个类别（表 2-8）。

表 2-8　WHO-HAEM5 的 PCM 分类

类别	描述
浆细胞瘤（plasmacytoma）	包括局部浆细胞瘤，通常出现在骨骼或软组织中
多发性骨髓瘤（MM）	最常见的浆细胞肿瘤，涉及多个骨骼部位和骨髓
伴有旁肿瘤综合征的浆细胞肿瘤	新引入的类别，将与多发性骨髓瘤相关的多种综合征包括进来
POEMS 综合征	多发性神经病、器官损害、内分泌异常、腹水、皮肤改变等

续表

类别	描述
TEMPI 综合征	于 2011 年被首次提出，其特征表现为五联征：毛细血管扩张、EPO 升高和红细胞增多症、单克隆丙种球蛋白病、肾周积液和肺内分流。是一个新的分类
AESOP 综合征	是新的分类，由 Lipsker 等首次于 2003 年报道，是一种罕见的浆细胞肿瘤伴相关副肿瘤综合征，其特征为逐渐扩大的红色皮肤斑，并覆盖骨相关浆细胞瘤，常伴有局部淋巴结肿大

（一）多发性骨髓瘤

多发性骨髓瘤（multiple myeloma，MM）是一种起源于前 B 细胞的克隆性浆细胞异常增生的恶性血液系统肿瘤，其特征为克隆性浆细胞异常增生，并分泌大量的单克隆免疫球蛋白或其多肽链亚单位（M 蛋白或 M 成分），导致相关器官或组织损伤。它主要影响骨髓和骨骼系统，特征性的病变是骨质破坏和异常蛋白的过度产生，占所有癌症的 1%，约占所有血液系统恶性肿瘤的 10%。临床上以溶骨性骨病、贫血、肾功能损害、血钙增高和感染为特征。

MM 的病因和发病机制迄今尚未完全阐明。遗传因素、电离辐射、化学物质、病毒感染、抗原刺激等可能与其发病有关。近年研究显示 MM 是由一系列复杂的基因组改变及表观遗传学异常所驱动，使前 B 细胞恶性增殖而发生的恶性肿瘤。大部分学者认为 MM 呈"阶梯式"发展：意义未明的单克隆免疫球蛋白血症（MGUS）是 MM 的癌前病变，"不灭"的浆细胞克隆在骨髓环境中逐渐堆积演变为髓内 MM，平台期 MM 是髓内 MM 的一个稳定阶段，肿瘤细胞占比大于 10%，处于静息阶段；最后进入髓外 MM，肿瘤细胞独立于生长因子和骨髓微环境而生长，引起组织、器官损害。

MM 早期可无明显症状，骨髓瘤细胞的逐渐浸润和破坏可引起肝脾大，肾功能损害，骨痛、骨质疏松和病理性骨折等；溶骨性高钙血症患者可有呕吐、乏力、意识模糊、多尿或便秘等症状。免疫力下降常导致各种感染性发热；血清中 M 成分增高性高黏滞综合征患者可有头晕、眼花、耳鸣、手指麻木、充血性心力衰竭、意识障碍甚至昏迷等症状。血小板减少和 M 蛋白增多影响凝血功能，导致出血。MM 临床表现复杂多样，易误诊、漏诊。MM 可治疗，但很难治愈。中位数化疗前的生存期约为 7 个月。化疗后，预后显著改善，中位生存期为 24～30 个月，10 年生存率为 3%。由于引入了更新的生物疗法和更好的挽救选择，预后得到了进一步的改善，现在的中位生存期已超过 10 年。浆细胞白血病或软组织浆细胞瘤（通常伴有浆母细胞形态）伴多发性骨髓瘤的患者预后较差。社会经济因素、遗传、风险因素暴露差异和种族差异导致的发病率、治疗可及性及预后等差异正在评估中。感染和肾功能不全是患者死亡的主要原因。

1. **临床症状**

（1）骨痛：患者常会经历严重骨痛，尤其是在脊椎、髋部和胸骨附近，因为肿瘤细胞导致骨骼损伤。

（2）骨折：由于骨骼受损，患者容易出现骨折，甚至是轻微外伤也可能引发骨折。

（3）贫血：骨髓内恶性浆细胞的过度增殖会挤占正常造血细胞，导致贫血。患者可能感到虚弱、疲劳、头晕等。

（4）高钙血症：多发性骨髓瘤可导致血液中钙离子过高，引发恶心、呕吐、便秘等。

（5）肾功能损害：异常的蛋白质或轻链蛋白可能损害肾功能，导致尿液变化、水潴留等。

（6）感染：由于免疫系统受损，患者容易感染，可能出现反复发热等症状。

（7）高黏滞综合征：在某些情况下，多发性骨髓瘤患者的血液中的异常浆细胞和蛋白质可能变得过于黏稠，称为高黏滞综合征。这可能导致头痛、视觉问题和出血倾向。

（8）神经症状：某些患者可能会出现与多发性骨髓瘤相关的神经症状，包括麻木、感觉异常和神经疼痛。这与某些治疗药物的神经毒性也有关。

2. **诊断评估**

（1）临床评估：医生会详细询问患者的症状、病史和家族病史，并进行体格检查。

（2）实验室检查：包括血液检查，如血细胞计数、电解质、肾功能、肝功能等。检查尿液是否存在异常蛋白质或轻链蛋白。

（3）骨髓穿刺和骨髓活检：通过取得骨髓样本来评估骨髓内的浆细胞数量和结构。

（4）影像学检查：包括 X 线、骨密度扫描、磁共振或 PET-CT 扫描来检查骨骼的损伤和蛋白质沉积。

（5）蛋白电泳：用于检测血液或尿液中异常蛋白质。

3. **分类** 多发性骨髓瘤通常根据患者的病情严重程度和疾病特征进行分类。

目前，多发性骨髓瘤的分类主要基于国际骨髓瘤工作组（International Myeloma Working Group，IMWG）的标准（表 2-9）。

表 2-9　IMWG MM 分类

疾病名称	定义
非 IgM 型单克隆免疫球蛋白异常增生（MGUS）	必须满足以下 3 个标准： （1）血清中单克隆蛋白（非 IgM 型）< 3g/dl（< 30g/L）； （2）骨髓浆细胞克隆 < 10%； （3）缺乏可归因于浆细胞增殖性疾病的内脏损伤，如高钙血症、肾功能不全、贫血和骨损伤（CRAB）
冒烟型多发性骨髓瘤（smolde-ring multiple my-eloma，SMM）	必须满足以下两个标准： （1）血清中单克隆蛋白（IgG 或 IgA）≥ 3g/dl（≥ 30g/L），或 24 小时尿单克隆蛋白 ≥ 500mg，和 / 或骨髓浆细胞克隆 10%～60%； （2）缺乏骨髓瘤相关事件或淀粉样变
多发性骨髓瘤	必须满足以下两个标准： （1）骨髓浆细胞克隆 ≥ 10%，或经活检证实的骨骼或骨外浆细胞瘤； （2）以下任何一项或多项定义骨髓瘤的事件 1）可归因于潜在的浆细胞增殖性疾病的内脏损害的证据，具体为：①高钙血症；血清钙 > 0.25mmol/L（> 1mg/dl）高于正常上限或 > 2.75mmol/L（> 11mg/dl）；②肾功能不全，肌酐清除率 < 40ml/min 或血清肌酐 > 177μmol/L（> 2mg/dl）；③贫血，血红蛋白值低于正常下限 2g/dl（2g/L），或血红蛋白值 < 10g/dl（< 10g/L）；④骨损伤，骨骼放射学、计算机断层扫描（CT）或正电子发射断层扫描（PET/CT）上至少有一个溶骨性损害； 2）骨髓浆细胞克隆 ≥ 60%； 3）受累：未受累血清游离轻链（FLC）比率 ≥ 100（受累游离轻链水平必须 ≥ 100mg/L）； 4）MRI 检查 > 1 个局部病变（直径至少 5mm）
浆细胞白血病	必须满足以下两个标准： （1）符合多发性骨髓瘤的诊断标准； （2）常规外周血涂片白细胞计数中 5% 或更多的浆细胞
IgM 型单克隆免疫球蛋白异常增生（IgM MGUS）	必须满足以下 3 个标准： （1）血清 IgM 型单克隆蛋白 < 3g/dl（< 30g/L）； （2）骨髓淋巴浆细胞浸润 < 10%； （3）没有证据表明贫血、全身症状、高黏度、淋巴结肿大或肝脾大可以归因于潜在的淋巴增生性疾病
轻链型 MGUS	必须满足所有标准： （1）异常 FLC 比率（< 0.26 或 > 1.65）； （2）适当受累轻链水平增高（FLC 比率 > 1.65 的患者 κFLC 增高，FLC 比率 < 0.26 的患者 λ FLC 增高）； （3）免疫固定没有重链表达； （4）没有可归因于浆细胞增生性疾病的内脏损伤； （5）骨髓浆细胞克隆 < 10%； （6）24 小时尿单克隆蛋白 < 500mg

续表

疾病名称	定义
孤立性浆细胞瘤	必须满足以下 4 个标准： （1）经活检证实的骨骼或软组织孤立病变，有克隆性浆细胞证据； （2）克隆性骨髓浆细胞 < 10%； （3）骨骼调查和脊柱盆腔的 MRI（或 CT）正常（除了主要的单发病灶外）； （4）没有终末器官损害，如高钙血症、肾功能不全、贫血或可归因于淋巴 - 浆细胞增生性疾病的骨病变（CRAB）

4. **治疗**　MM 的治疗通常根据患者的疾病阶段、年龄、整体健康状况及其他个体化因素来确定。治疗的目标包括减轻症状、控制或减少恶性浆细胞的生长，提高生存质量，以及尽可能长时间地维持疾病的稳定状态。MM 是一种目前难以治愈的恶性浆细胞肿瘤，近年来免疫调节剂（沙利度胺、来那度胺、泊马度胺）、蛋白酶体抑制药（硼替佐米、伊莎佐米、卡菲佐米）的应用显著提高了多发性骨髓瘤的治疗效果，但随着病情的进展，MM 患者最终难以逃脱复发的结局。越来越多的证据表明经体外活化或基因修饰的 T 细胞（CAR-T 细胞）能在体内特异性的杀伤肿瘤细胞，有望治愈多发性骨髓瘤，其能在体内以非 MHC 限制型方式特异杀伤表达特定抗原的肿瘤细胞，为 MM 的治疗提高了新的思路。关于 CAR-T 的详情见第六章第三节"嵌合抗原受体 T 细胞治疗护理"。

对于 SMM 患者，即那些虽然已经被诊断出患有多发性骨髓瘤，但尚未出现明显的症状或 CRAB 标志（贫血、高血钙、肾功能不全、骨破坏）或 SLiM 标志（骨髓恶性浆细胞病、高血清游离轻链、骨骼病变），目前一般不推荐主动治疗，而是通过定期随访监测病情。治疗策略可以根据患者的意愿，或者参与临床试验。

多发性骨髓瘤的治疗可以分为以下几种主要类型。

（1）化疗：化疗是多发性骨髓瘤的标准治疗之一。常用的药物包括美法仑（口服及针剂）、环磷酰胺、苯达莫司汀及蒽环类药物，包括表柔比星、脂质体阿霉素，糖皮质激素等。这些药物可以通过干扰恶性浆细胞的 DNA 复制和细胞分裂来控制疾病。

（2）干细胞移植：干细胞移植是一种治疗方法，通常用于年轻而相对健康的患者。该过程包括采集患者自身或供体的干细胞，然后在高剂量的化疗后将这些干细胞重新植入患者体内，有助于重建骨髓，同时减少骨髓瘤细胞。

（3）靶向治疗：针对特定分子或通路的靶向治疗药物已经成为多发性骨髓瘤的重要治疗方法。这些药物包括免疫调节剂，如沙利度胺、来那度胺、泊马度胺；

蛋白酶抑制剂，如硼替佐米、伊沙佐米和卡非佐米等。它们作用于癌细胞中的特定分子，以减缓其生长。

（4）抗体疗法：一些药物，如达雷妥尤单抗和伊沙妥昔单抗等，是通过识别癌细胞表面的特定蛋白质来加强免疫系统的作用，有助于清除恶性浆细胞。

（5）新型免疫疗法：CAR-T 细胞治疗正在成为治疗多发性骨髓瘤的新方法。这些疗法利用患者自身的免疫系统来攻击癌细胞。

（6）辅助治疗：这包括补充治疗，如提高骨密度药物（用于预防骨折）、抗生素（用于预防感染）和输注红细胞或血小板以处理贫血或减少出血风险。

5. 护理诊断

（1）慢性疼痛

1）目标：缓解患者的慢性疼痛，提高生活质量。

2）特征：骨骼疼痛持续存在，特别是在活动或夜间加重，疼痛评分高，影响睡眠和日常活动。

3）相关因素：骨骼骨折、肿瘤浸润、骨髓浸润、病理性骨折。

（2）液体不足

1）目标：纠正液体体积不足，维持正常的肾功能和体液平衡。

2）特征：皮肤干燥、口渴、尿量减少、血压下降、心率增加。

3）相关因素：高尿酸水平、尿蛋白、肾脏浸润。

（3）感染风险

1）目标：降低感染风险，预防和及时处理感染。

2）特征：免疫功能受损，反复感染史，发热，白细胞计数低。

3）相关因素：白细胞减少、免疫抑制药物治疗。

（4）焦虑

1）目标：缓解患者的焦虑，提高心理健康和生活质量。

2）特征：焦虑情绪明显，失眠，注意力不集中，心悸。

3）相关因素：骨骼疼痛、贫血、疾病相关焦虑。

（5）营养不足

1）目标：提高患者的营养状况，维持或增加体重。

2）特征：食欲缺乏、恶心、呕吐、体重下降、营养摄入不足。

3）相关因素：食欲缺乏、恶心、呕吐、体重下降。

（6）液体过载

1）目标：控制液体过载，预防和管理水肿和心力衰竭。

2）特征：水肿、呼吸困难、体重迅速增加、颈静脉怒张。

3）相关因素：肾功能受损、大剂量药物使用、水肿。

（7）免疫功能受损

1）目标：提高免疫功能，降低感染风险。

2）特征：白细胞减少，反复感染，免疫抑制状态。

3）相关因素：骨髓抑制、免疫抑制药物、感染。

6. 护理评估与护理措施

（1）护理评估：观察骨髓瘤细胞对骨髓和其他组织器官浸润和破坏的表现，以及骨髓瘤细胞生成异常单克隆免疫球蛋白（M蛋白）增多表现。对于有骨痛、骨骼变形和病理性骨折患者评估疼痛的部位、性质、程度，按照医嘱给予镇痛药物并通过语言沟通观察患者面色、体态及生命体征等客观判断疼痛缓解的程度。观察患者有无手足麻木、烧灼感、截瘫、偏瘫、神经根痛等神经压迫或浸润症状，症状严重者24小时专人守护，注意肢端保暖，避免接触过冷、过热物体，防止烫伤等。观察有无高钙血症表现如食欲缺乏、恶心、呕吐、多尿、剧烈咳嗽、脱水乃至意识障碍等。监测脉搏、血压、肌肉强度及神志状态，做好相应对症护理；观察有无头痛、视物模糊、耳鸣、意识障碍或肢体麻木和冠状动脉供血不足等高黏滞血症表现，叮嘱患者改变体位时动作缓慢，预防跌倒。

（2）生活护理：大部分MM患者都具有骨质破坏情况，用药会使得患者出现乏力、恶心、便秘等不良反应，护理人员必须在用药前将可能出现的不良反应提前告知患者，防止患者出现恐惧、紧张情绪。另外还需指导患者不能过度劳累，保证良好休息，不能做扭腰、转体或者剧烈活动，不能长久保持一个姿势。饮食方面保证维生素、热量及钙质的足够摄取，保证低蛋白、低钠饮食，嘱患者不要食用刺激性强的食物，多饮水，保证尿量2000ml/d左右。病房每天通风、定时换气，保持空气清新。

（3）心理护理：由于MM病程较长，疾病对患者身体形成很大危害，患者身体状况较差，情绪上会有不安、低落表现，另外，由于治疗费用昂贵，患者承担较重的精神负担和经济负担，很容易失去持续接受治疗的信心。护理人员要坚持和患者进行良好的沟通，密切观察患者言行状态，提升患者应对疾病的信心，同时医护人员在进行治疗时必须保证操作精准，避免出现浪费药物的情况，赢得患者的信任，促使医护工作更方便开展。

（4）感染、出血预防护理：护理人员密切监测患者血常规变化，监测体温等生命体征、症状及体征有无变化，如面色变得苍白，有鼻出血、疲乏、血尿表现，必须进一步检查，确认是否有出血。如果血小板计数 $< 20 \times 10^9/L$，指导患者绝对卧床，必要情况下给予血小板输注。如白细胞水平降低时，必须每天对病房空气进行消毒，叮嘱患者做好个人卫生，外出检查佩戴口罩，不去人群密集的区域；进食后及时漱口，确保口腔持续清洁，每天清洗会阴及肛周，预防局部感染。

（5）药物治疗不良反应的护理：接受蛋白酶体抑制药治疗时出现多种不良反应，针对不同反应采取不同预防及处理措施。出现便秘或者麻痹性肠梗阻时指导患者多喝白开水，多食用新鲜水果及蔬菜，空腹状态下服用蜂蜜水预防便秘；指导患者合理服用药物如乳果糖等，可以对腹部进行按摩，定时热敷以缓解肠道压力。

（6）肾功能损害：MM 肾衰竭的发病机制是骨髓瘤细胞产生大量异常单克隆免疫球蛋白和破骨细胞活化因子，大量的单克隆免疫球蛋白超过肾小管最大吸收率，导致大量轻链免疫球蛋白在肾小管内形成特殊的管型，引起肾小管阻塞和损害；另外血尿酸产生过多出现继发性高尿酸血症；破骨细胞引起局限性骨质溶解，使钙进入血液增多导致高钙血症、高尿钙，引起肾组织和肾功能损害。通过全身化疗、放疗、骨髓移植等方法减少骨髓瘤细胞数量及其 M 蛋白的产量；通过大量输液、适当利尿及糖皮质激素的应用以降低血钙，碱化尿液及口服别嘌醇降低尿酸，避免应用肾毒性药物，必要时进行血液净化治疗防治肾损害。

（7）活动的方式和方法指导：一般状况良好的患者，可以适当进行活动，多卧床休息，适度活动可促进血液循环和血钙在骨骼沉积，减轻骨骼脱钙，但绝对禁止剧烈活动。注意劳逸结合，避免头晕、乏力引起意外不良事件如跌倒、坠床、受伤等。骨质破坏明显的患者应绝对卧床休息，应用硬板床，忌用弹性床垫以防病理性骨折发生。护士在帮助患者翻身时不能推拉硬拽，保证上下平面一致，防止出现骨折或压疮。指导患者低盐、优质蛋白饮食，加强营养，增强机体抵抗力，并注意饮食卫生；对血钙高、尿酸高的患者，鼓励多饮水，每天 2000～3000ml，密切观察 24 小时出入量，注意尿量变化并准确记录。

（8）用药指导：对于用糖皮质激素的患者，观察药物不良反应，指导患者按医嘱减量及停用药物。严密观察化疗患者化疗后反应如神经毒性，主要表现为周围神经病变，常对称发生，患者感觉疼痛、灼痛、麻木、感觉过敏。采用经外周中心静脉置管（PICC 或输液港）输注药物，保护血管防治发生静脉炎、血栓及堵管等，做好透析导管的固定和护理。

（9）液体管理：观察患者有无体液过多的表现，尿量有无改变，有无少尿或无尿，有无四肢水肿、晨起眼睑肿胀等，肾功能指标有无异常，监测腹围，观察有无腹水。坚持"量出为入"的原则，准确记录 24 小时出入量，发现尿量减少、尿中泡沫增多、尿色改变、颜面或下肢水肿等症状及时告知医护人员。遵医嘱给予水化、碱化尿液、利尿治疗，尽量避免使用静脉对比剂及肾毒性药物，长期接受双膦酸盐治疗的患者定期监测肾功能。

（10）电解质管理：高钾血症患者应限制钾的摄入，少用或禁用富含钾的食物。观察有无低钙血症的征象如手指麻木、易激惹、腱反射亢进、抽搐等，如发生低钙血症，可摄入含钙较高的食物，遵医嘱使用活性维生素 D 及钙剂等。观察有无低钠血症。如患者为肿瘤溶解综合征引起急性肾衰竭，注意观察高磷血症、高尿酸血症的表现。当肾小球滤过率低于正常的 1/6 时，磷酸盐排泄减少，血磷浓度升高，高血磷抑制 1,25-$(OH)_2D_3$ 的产生，导致低钙血症，进一步加重血磷升高，形成恶性循环。严格限制磷的摄入或输入，增加补液量，促进磷的排出，血磷突然升高至 3.23mmol/L（100mg/L）以上会危及生命。应给予葡萄糖盐溶液、胰岛素治疗，促进磷向细胞内转移，也可促进尿磷排出，肾功能不全患者，应给予透析治疗。详情见第七章第三节"连续性血液净化"。

7. MM 治疗中的并发症 多发性骨髓瘤的治疗可能伴随着一些并发症。这些并发症的出现与治疗方法、疾病进展和患者的整体健康状态有关。以下是一些治疗多发性骨髓瘤时可能出现的常见并发症。

（1）感染：多发性骨髓瘤和其治疗都可能影响免疫系统，增加感染的风险。特别是在接受蛋白酶体抑制药等免疫抑制治疗时，感染风险较高。

（2）贫血：多发性骨髓瘤可能导致贫血，而某些治疗，如放疗和化疗，也可能引起贫血。贫血会导致疲劳、虚弱和呼吸困难。

（3）出血倾向：由于多发性骨髓瘤可能干扰正常的血小板功能，因此患者可能更容易出现淤血和出血，如皮下瘀斑、鼻出血和牙龈出血。

（4）神经系统问题：多发性骨髓瘤治疗时可能损害神经系统，导致神经痛或其他神经症状。

（5）肾脏问题：部分治疗可能对肾功能造成不利影响。患者需要密切监测肾功能。

（6）恶心和呕吐：与化疗相关的恶心和呕吐是常见的并发症。

（7）肠胃问题：某些药物可能引起腹泻、便秘和其他肠胃问题。

（8）皮肤问题：光敏感、皮疹、干燥和瘙痒等皮肤问题有时与治疗有关。

（9）肺病：罕见情况下，多发性骨髓瘤治疗可能导致肺病，如肺水肿或肺炎。

（10）心脏问题：某些治疗可能对心脏产生影响，增加了心脏疾病风险。

（11）二次癌：某些治疗可能增加患者患其他癌症的风险。

8. 高黏滞综合征（hyperviscosity syndrome，HVS） HVS 是 MM 患者的一种严重并发症，通常由异常的蛋白质（单克隆免疫球蛋白）在血液中过多积累而引起，导致血液变得过于黏稠。HVS 可以带来多种严重的生命威胁，因此它需要迅速诊断和治疗。

（1）HVS 临床表现

1）视觉问题：HVS 可能导致视网膜出血，这会干扰视觉，患者可能感到视物模糊或出现黑点。

2）头痛：由于黏稠的血液流动受到干扰，这可以引起头痛。这种头痛可能会在晨起时恶化。

3）头晕：患者可能感到头晕或眩晕，这可能与大脑血液供应不足相关。

4）耳鸣：耳鸣（一种持续的嗡嗡声或响声）是 HVS 的常见症状，可能由于听觉神经受影响。

5）出血倾向：黏稠的血液使血管脆弱，容易破裂，这可能导致鼻出血、牙龈出血或其他出血症状。

6）高钙血症：HVS 可能导致高血钙，这会引起恶心、呕吐、便秘、多尿和其他高钙血症相关症状。

7）其他症状：一些患者可能出现脱水、食欲缺乏、体重减轻、关节疼痛和肌肉无力等其他非特异性症状。

（2）HVS 诊断评估

1）症状：HVS 的症状可能包括头痛、视觉问题（视物模糊、视网膜出血等）、耳鸣、头晕、乏力和出血倾向。这些症状通常与血液变得过于黏稠有关。

2）实验室检查：诊断 HVS 通常涉及血液测试，包括测量全血黏度和血浆黏度。正常的全血黏度范围通常在 20～30 厘泊，而 HVS 患者的全血黏度可能显著高于此范围。

3）电解质水平检测：HVS 可能导致高钙血症，因此需要检查患者的血钙水平。高钙血症也可能与 HVS 的症状有关。

（3）HVS 治疗概述：HVS 是多发性骨髓瘤的常见并发症，可导致多种严重的威胁生命的问题。早期诊断和治疗对于减轻 HVS 的危害至关重要。治疗 HVS 的主要目标是降低血液黏度，缓解相关症状，并预防严重的并发症。治疗选项包括以下几点。

1）血浆置换：这是一种通过将患者的血液抽出、去除多余的异常蛋白质和黏稠物质，然后将血液重新注入患者体内的治疗方法。它可以快速降低血液黏度，减轻症状，特别是在 HVS 引起严重症状的情况下。

2）化疗：治疗多发性骨髓瘤的药物，如激素和抗癌药物，可能用于控制蛋白质的过度生成。这些药物通常需要一段时间才能生效，因此可能需要与血浆置换结合使用。

3）维持治疗：治疗多发性骨髓瘤的长期治疗计划可能有助于控制 HVS 的发作。

4）症状管理：对于有视觉问题、神经症状和出血倾向的患者，可能需要额外的治疗，如眼科治疗、神经病症治疗和止血治疗。

（4）HVS 治疗时可能的并发症

1）感染：由于血浆置换和药物治疗可能对免疫系统产生负面影响，因此感染是一个潜在的风险。患者需要密切监测任何感染征象，并遵循医生的建议。

2）出血风险：治疗 HVS 后，由于血液变得较稀，可能存在出血风险。这需要小心处理，特别是如果患者曾经出现过出血症状。

3）电解质紊乱：治疗可能会对电解质平衡产生影响。特别是在接受等渗化疗时，患者的电解质需要监测并维持在适当的水平。

4）肾功能问题：HVS 治疗可能对肾脏造成压力。肾功能可能会受损，需要定期检查。

（二）POEMS 综合征

POEMS（多发性神经病、器官肿大、内分泌病、单克隆丙种球蛋白病和皮肤改变）综合征是一种罕见的副肿瘤性疾病，与早期或晚期浆细胞恶病质有关。首字母缩略词描述了一系列表现，通常以多发性神经病、器官肿大（通常为脾大）、内分泌病、单克隆浆细胞恶病质和皮肤改变为特征。部分患者同时存在具有 Castleman 组织特征的淋巴结肿大。由于其罕见性、多系统受累及临床高度异质性，POEMS 综合征有着较高的漏诊和误诊率，发病至诊断中位时间约为 12 个月。另外，虽然 POEMS 综合征尚无标准治疗方案，但是积极有效的抗浆细胞治疗能够有效缓解症状、提高生活质量并延长生存期。

1. 临床表现

（1）多发性神经病：患者经常出现进行性感觉和运动神经病，可能表现为麻木、刺痛、肌无力等。

（2）器官肿大：肝脾大是常见表现，可能导致腹胀和不适。

（3）内分泌异常：患者可能有多种内分泌问题，如甲状腺功能亢进或减退、肾上腺功能异常等。

（4）单克隆免疫球蛋白异常：患者体内通常会有异常的免疫球蛋白，通常是 IgG 或其他类型。

（5）皮肤改变：皮肤病症状，如色斑、毛细血管扩张、毛细血管瘤、多毛症等。

（6）其他症状，如呼吸困难、心脏问题、水肿等。

2. **诊断评估**　诊断 POEMS 综合征通常需要综合患者的症状、体格检查、实验室检查和影像学检查。下面是一些诊断 POEMS 综合征的常见评估步骤。

（1）详细的病史：包括病症持续时间、症状种类和严重程度。

（2）肌电图：①POEMS 综合征患者的肌电图通常会显示髓鞘合并轴索损害。②运动和感觉神经传导检测可能会显示传导速度减慢、远端潜伏期延长。③传导阻滞和波形离散相对较少见。④复合肌肉动作电位和感觉神经动作电位的波幅可能降低，尤其下肢明显，有时可能无法引出波形。⑤针电极肌电图可能显示周围神经损伤区域的肌肉失去神经支配，表现出神经源性损害。

（3）腰椎穿刺：①大多数 POEMS 综合征患者脑脊液检查可能显示轻度颅内压增高。②脑脊液中的细胞计数通常正常，但蛋白定量可能升高。

（4）血液检查：①血清或尿免疫固定电泳可能会发现寡克隆蛋白，其中 M 蛋白多为 IgG 或 IgA λ 型。②大约一半的 POEMS 综合征患者可能会出现血小板增多。

（5）其他血液检查和生物标志物：①血浆或血清血管内皮生长因子（vascular endothelial growth factor，VEGF）检测通常显示升高，血浆 VEGF > 200pg/ml 或血清 VEGF > 1920pg/ml。②内分泌检查可能提示睾酮水平下降、催乳素水平增高、肾上腺皮质功能异常、甲状腺功能下降、血糖升高等。

（6）其他检查。①骨放射学检查：X 线、CT 和核医学检查可以显示骨骼方面的异常，包括骨硬化性病灶、溶骨性病灶伴有硬化边缘，以及病灶内葡萄糖代谢的增加。②骨髓活检：有 2/3 的 POEMS 综合征患者骨髓活检可能显示浆细胞克隆，以及被浆细胞环绕的淋巴细胞聚集。③脏器超声：腹部超声可以提示肝脾大，腹水，心包积液和胸腔积液。④神经超声：神经超声检查可能显示周围神经及神经根的轻度、相对均匀的增粗。⑤腓肠神经活检：腓肠神经活检可能显示节段性脱髓鞘和 / 或轴索变性，以及神经外膜的新生血管。这项检查有助于诊断，尤其在需要鉴别其他疾病时。

3. **治疗**　POEMS 综合征的治疗涉及多个方面，包括原发病的治疗、神经病的治疗及对症支持治疗。因为缺乏大规模的随机临床试验数据，针对 POEMS 综合征的治疗方案目前仍存在争议。但一般情况下，治疗旨在缓解症状、控制疾病进展并提高患者的生存率。针对 POEMS 综合征的原发病，治疗方案因患者的具体情况而异。对于不伴有弥漫性骨髓受累的患者，常采用放疗，特别是对于局部骨髓病变的情况。而对于伴有弥漫性骨髓受累的患者，则通常需要采用系统性治疗，具体治疗方案可能包括化疗、靶向治疗或造血干细胞移植等。由于 POEMS 综合征患者存在较高的血栓风险，可能需要预防性使用抗血小板药物。

（1）原发病的治疗

1）不伴弥漫骨髓受累的 POEMS 综合征患者的治疗：这些患者可能会接受放疗，尤其是对于单个浆细胞瘤的情况。

2）伴有弥漫性骨髓受累的 POEMS 综合征患者的治疗：一旦出现弥漫性骨髓受累，通常需要采用系统性治疗。具体治疗方案会因患者的具体情况而异。

（2）周围神经病的治疗。

（3）对症支持治疗：所有患者通常需要多学科协作治疗，包括血液科、神经科、康复科、内分泌科、放射治疗科等。对于严重神经肌肉无力的患者，可能需要进行持续正压气道通气。

（4）监测治疗反应：治疗后，神经系统的康复通常需要时间，通常在治疗完成后 6 个月开始，达到最大效果可能需要 2 ~ 3 年。

（5）POEMS 综合征治疗中的并发症：治疗 POEMS 综合征的过程可能会伴随一些并发症，包括感染、出血风险、免疫抑制治疗相关的问题和手术风险。因此，在治疗过程中，密切监测患者的症状和药物副作用是至关重要的，以便及时干预和管理。患者应定期进行随访以确保疾病得到有效管理。治疗应由专科医生根据患者的具体情况和病情定制。

4. **护理诊断**

（1）疼痛管理

1）目标：缓解与 POEMS 综合征相关的神经和骨骼疼痛，提高患者的舒适度。

2）特征：持续性或阵发性的神经性疼痛，影响日常活动和睡眠质量。

3）相关因素：周围神经病变、浆细胞瘤引起的骨骼疼痛。

（2）感染

1）目标：降低感染风险，保护免疫系统功能。

2）特征：免疫系统功能下降，易于发生反复感染。

3）相关因素：免疫系统功能减弱、多发性骨髓瘤、药物治疗引起的免疫抑制。

（3）液体不平衡

1）目标：管理液体平衡，预防和纠正液体过多或不足。

2）特征：水肿、尿量改变、电解质异常。

3）相关因素：肾功能受损、水肿、尿蛋白。

（4）神经功能受损

1）目标：改善神经功能状态，减轻神经系统症状。

2）特征：感觉异常、运动功能障碍、神经病变引起的神经系统表现。

3）相关因素：周围神经病变、感觉异常、运动功能受损。

（5）生活质量下降

1）目标：提高患者的生活质量，减少疾病带来的负面影响。

2）特征：日常生活受限、情绪低落、生活质量下降。

3）相关因素：POEMS 综合征的慢性疼痛、神经功能受损。

5. **护理评估及护理措施**

（1）神经系统观察和护理

1）定期检查神经系统功能，包括感觉、运动和自主神经系统。使用神经学评估工具，如神经电生理检查，以检测神经功能障碍。

2）监测并记录任何感觉异常、运动功能受损或神经症状的变化，包括疼痛、麻木、无力等。

3）提供疼痛管理，包括药物治疗，如抗癫痫药物或镇痛药，以缓解神经痛。

（2）内分泌系统观察和护理

1）监测内分泌系统的功能，特别是甲状腺和肾上腺功能。进行定期的血液检查，以测量激素水平。

2）管理内分泌紊乱，包括调整激素替代治疗，以稳定激素水平和缓解相关症状。

3）液体平衡和水肿管理，监测体重和体液平衡，以检测水肿的存在和程度。管理水肿，包括建议适量的液体摄入和限制高盐食物。对于有心脏问题的患者，特别要谨慎管理水钠摄入。

（3）免疫系统观察和护理

1）监测免疫系统功能，特别是感染风险。注意是否有反复感染的倾向。

2）提供免疫支持，鼓励接种疫苗以防止感染，教育患者及家属感染风险，以及如何预防感染。

（4）疼痛管理

1）监测疼痛程度和性质，使用标准的疼痛评估工具，如视觉模拟评分（VAS）。

2）提供疼痛管理，包括药物治疗，如镇痛药物、抗癫痫药物或物理疗法，以确保患者的疼痛得到有效控制。

（5）精神健康支持

1）提供情感支持和心理健康支持。考虑引荐患者接受心理治疗，以帮助应对疾病相关的焦虑、抑郁或情感困扰。

2）创建支持小组或社交网络，以促进患者与其他POEMS患者的互动和情感支持。

（6）教育和自我管理

1）为患者及家属提供详细的教育，以帮助他们了解POEMS综合征的病情、治疗和自我管理。

2）提供营养和生活方式建议，以维护最佳的身体状态。

第二节　再生障碍性贫血相关的危急重症

再生障碍性贫血（aplastic anemia，AA）是由化学、物理、生物因素或不明原因引起的骨髓造血功能衰竭（bone marrow failure，BMF），以骨髓造血组织明显减少，红骨髓被脂肪替代，造血细胞增生减低和外周血全血细胞减少为特征的一组造血干细胞疾病。其年发病率在我国为0.74/10万，可发生于各年龄组，AA高发年龄分别为15~25岁的青壮年和65~69岁的老年人，男、女发病率无明显差异。临床上主要表现为进行性贫血、出血、反复感染。出血和感染是死亡的重要原因。一般抗贫血治疗无效。通常所指的AA为获得性再生障碍性贫血，主要病因有化学因素、物理因素、生物因素、免疫及其他因素如阵发性睡眠性血红蛋白尿症（paroxysmal nocturnal hemoglobinuria，PNH）、脑垂体功能减退、妊娠等。该病呈明显的异质性，发病机制至今尚不完全清楚，可能的机制如下：造血干细胞缺陷、骨髓造血微环境缺陷、免疫功能紊乱、遗传等。新近研究显示遗传背景在再生障碍性贫血的发病及疾病进展中可能发挥作用，如端粒酶基因突变，也有部分病例发现体细胞突变。

1. 临床表现

（1）严重贫血：再生障碍性贫血患者由于红细胞生成的减少，可能出现进行性贫血导致的乏力、气促、心悸和头晕等症状。严重贫血时，氧供应不足可能导致心肌缺血、心力衰竭和其他器官的低灌注。

（2）出血倾向：由于血小板减少，再生障碍性贫血患者容易出现瘀斑、鼻出血、牙龈出血、皮下淤血和内脏出血等出血倾向。严重的血小板减少可能导致严重的出血，甚至威胁生命。

（3）免疫功能低下：再生障碍性贫血患者由于白细胞减少，免疫功能受损，易于感染。严重感染可能导致败血症、肺炎和其他严重的细菌、病毒或真菌感染。

（4）铁过载：AA 中的铁过载通常是由于长期输血或异常铁代谢引起的。通过检测患者的铁代谢指标来确诊铁过载，包括血清铁蛋白水平、血清铁浓度和转铁蛋白饱和度。这些指标通常会显示异常高的数值。MRI 是诊断铁过载的一种非侵入性方法。特别是对于检测心脏和肝的铁过载情况，MRI 非常有用。MRI 可以帮助医生确定铁负荷的程度和分布。在一些情况下，需要进行组织活检，如肝或心脏活检，以确定铁沉积的情况。铁过载的临床症状如下。

1）肝问题：铁过载可能导致肝受损，引发肝功能异常。症状包括黄疸（黄眼症和黄皮肤）、腹部不适和腹胀。

2）心脏问题：铁过载还可能对心脏产生负面影响。心脏中的铁沉积可能导致心脏肌肉受损，引发心力衰竭的症状，如呼吸急促、胸痛和水肿。

3）关节问题：铁过载也可能引发关节问题，如疼痛和炎症。

4）皮肤变化：一些患者可能会出现皮肤色素沉积，特别是在暴露于太阳后。

5）疲劳：铁过载可能导致贫血，这会导致患者感到疲劳和虚弱。

6）其他：其他可能的症状包括性功能障碍、生长受损、甲状腺问题和糖尿病。

2. 诊断评估

（1）骨髓穿刺及骨髓活检：这是确诊再生障碍性贫血的关键步骤。骨髓穿刺通过分析骨髓中干细胞的数量和比例来确定是否存在问题。

（2）血液检查：包括检测红细胞、白细胞和血小板的数量，以及观察血液中幼稚细胞的比例。

（3）HLA 配型：如果患者需要进行造血干细胞移植，需进行 HLA 配型以找到合适的供体。

（4）其他检查：包括感染和免疫系统检测，以查找潜在的病因和并发症。

3. 严重程度确定（Camitta 标准）

（1）重型 AA（severe aplastic anemia，SAA）诊断标准

1）骨髓细胞增生程度 < 正常的 25%，如 ≥ 正常的 25% 但 < 50%，则残存的造血细胞应 < 30%。

2）血常规需具备下列三项中的两项：ANC < 0.5×10^9/L，网织红细胞绝对值 < 20×10^9/L，PLT < 20×10^9/L。若 ANC < 0.2×10^9/L，则诊断为极重型 AA（VSAA）。

（2）非重型 AA（non-severe aplastic anemia，NSAA）诊断标准

1）未达到 SAA。

2）根据是否依赖血制品输注，将 NSAA 分为输血依赖型（transfusion-dependent non-severe aplastic anemia，TD-NSAA）和非输血依赖型（non-transfusion-dependent non-severe aplastic anemia，NTD-NSAA），TD-NSAA 有向 SAA 转化风险。

3）成分输血指征：Hb ≤ 60g/L；PLT ≤ 10×10^9/L，或 PLT ≤ 20×10^9/L 伴有明显出血倾向。平均每 8 周至少 1 次成分输血且输血依赖持续时间 ≥ 4 个月者称为 TD-NSAA。

4. 治疗　常用疗法包括以下几种。

（1）免疫抑制疗法（IST）

1）抗胸腺细胞球蛋白/抗淋巴细胞球蛋白治疗（antithymocyte/lymphocyte globulin，ATG/ALG）：这是一种主要的 IST 方法。ATG/ALG 通过抑制免疫系统的异常反应来帮助恢复骨髓造血功能。兔源 ATG 和猪源 ALG 是常用的药物，通常每日用药，连续应用 5 天。

2）环孢素 A（CsA）：通常与 ATG/ALG 联合使用，以预防免疫系统的异常活动。CsA 通常作为长期治疗的一部分，以维持病情稳定。

3）促造血因子治疗：在某些情况下，类似于重组人血小板生成素（TPO）和重组人粒细胞巨核细胞集落刺激因子（GM-CSF）的促造血因子可以辅助 IST，帮助刺激骨髓造血。

（2）移植

1）同胞造血干细胞移植（MSD-HSCT）：对于年龄较轻、拥有合适的 HLA 相合同胞供者的患者，MSD-HSCT 是首选的治疗方法。这个过程涉及使用同胞供者的干细胞来替代患者的异常造血骨髓。

2）无关供者造血干细胞移植（MUD-HSCT）：在没有 HLA 相合同胞供者的

情况下，可以寻找匹配的无关供者。这通常是在 IST 无效后考虑的二线治疗。

3）半相合供者造血干细胞移植（Haplo-HSCT）：Haplo-HSCT 可用于那些无法找到完全相合的同胞或无关供者的患者。这是一种相对新的治疗方法。

4）脐血移植（CB-HSCT）：对于那些无法找到相合供者的患者，脐血移植是一种备选治疗。脐血干细胞通常来自新生儿的脐带。

（3）其他探索性治疗

1）间充质干细胞治疗：间充质干细胞具有促进骨髓红系造血、抗炎、修复组织等作用。一些研究正在探讨这种治疗方式是否适用于 AA 患者。

2）其他免疫抑制药：抗 CD52 单抗、他克莫司、雷帕霉素、环磷酰胺等药物也在一些情况下用于难治或复发的 AA 患者。

3）其他促造血治疗：雄激素、G-CSF、EPO 等药物有时也用于帮助刺激骨髓造血。

（4）治疗选择：AA 的治疗应该是高度个体化的，根据每位患者的具体情况和预后因素制订治疗计划，AA 的治疗需要考虑以下多个因素。

1）治疗时机：尽早开始治疗，通常在确诊后的 30 天内开始治疗，因为早期治疗的疗效更好。

2）年龄和供体：对于年龄 ≤ 40 岁且有 HLA 相合同胞供者的 SAA 患者，首选治疗是 HLA 相合同胞供者的造血干细胞移植（matched sibling donor hematopoietic stem cell transplantation，MSD-HSCT）。对于无相合同胞供者和年龄 > 40 岁的患者，通常使用免疫抑制治疗（immunosuppressive therapy，IST），包括抗胸腺 / 淋巴细胞球蛋白（ATG/ALG）与环孢素 A（CsA）的组合，可以加入促血小板生成素受体激动药（thrombopoietin receptor agonist，TPO-RA）和其他促造血治疗。针对没有 HLA 相合同胞供者的年轻 SAA 患者，考虑 HLA 相合无关供者造血干细胞移植（matched unrelated donor hematopoietic stem cell transplantation，MUD-HSCT）或单倍体造血干细胞移植（haplo hematopoietic stem cell transplantation，haplo-HSCT）。

3）一线治疗选择：一线治疗的选择涉及患者的年龄、并发症、疾病严重程度以及造血干细胞移植并发症指数评分（hematopoietic cell transplantation comorbidity index，HCT-CI）。此外，还需要考虑其他影响预后的因素。IST 联合 TPO-RA 治疗适用于多个预后良好因素的患者。然而，当存在多个预后不良因素时，如端粒显著缩短、不良基因突变、合并难以控制的感染、从非重度再生障碍性贫血逐渐发展到 SAA 等，考虑 HSCT 治疗。

4）支持治疗：支持治疗包括输血以提高红细胞、血小板或粒细胞计数，这取决于患者的具体症状和实验室检查结果。

5）感染的预防和治疗：患者需要采取预防感染的措施，包括口腔护理、高压无菌饮食及在需要时使用抗感染药物。对于接受治疗的患者，需要预防性使用抗细菌、抗病毒和抗真菌药物。

6）祛铁治疗：长期反复输血的患者可能会积累过多铁，需要祛铁治疗，通常使用铁螯合剂，如去铁胺和地拉罗司。

接受治疗的患者需要定期随访，以监测疗效和不良反应，同时评估造血功能、免疫指标、克隆演变等。

5. 护理诊断

（1）感染风险增加

1）目标：监测患者的体温、白细胞计数和感染症状，采取感染控制措施，如洗手和限制访客，以降低感染发生的风险。

2）特征：免疫系统受损导致易感染状态。

3）相关因素：免疫系统功能受损、治疗引起的免疫抑制。

（2）出血风险增加

1）目标：监测出血症状，如瘀斑、鼻出血、牙龈出血等，采取措施减少出血风险。

2）特征：血小板减少导致出血倾向。

3）相关因素：血小板减少、易受损的血管壁。

（3）贫血症状

1）目标：管理贫血，缓解不适感，提高生活质量。

2）特征：贫血导致的疲劳、气促等症状。

3）相关因素：骨髓功能受损、红细胞生成受抑制。

（4）心理社交隔离

1）目标：提供社交支持，减轻患者的情感隔离感，鼓励与亲友互动。

2）特征：患者由于感染风险或症状而感到隔离和孤立。

3）相关因素：感染风险、治疗导致的社交隔离。

（5）治疗依从性不足

1）目标：提供治疗方案的明确说明，与患者建立合作关系，以提高治疗依从性。

2）特征：患者由于治疗的复杂性而未能遵循医嘱。

3）相关因素：治疗复杂性、治疗期间的不良反应。

（6）自我护理不足

1）目标：提供关于免疫系统支持、药物管理、感染控制和出血风险管理的教育，以增强患者及家属的自我护理能力。

2）特征：患者及家属可能需要关于疾病管理和护理的指导。

3）相关因素：疾病复杂性、治疗期间需要的自我护理技能

6. 护理评估和护理措施

（1）观察贫血的表现及程度，如疲乏、头晕、体力活动时气促、心悸等，应注意卧床休息以减少氧耗，并加用床档保护，预防跌倒，协助生活护理，密切观察患者的生命体征并详细记录。观察患者有无贫血进行性加重、急性发作表现。

（2）观察患者有无牙龈、鼻腔黏膜、皮肤及消化系统出血表现，尤其观察有无重要脏器出血如颅内出血等症状。叮嘱患者勿抓挠皮肤，卧床休息，避免磕碰。如出现鼻出血、牙龈出血及眼底出血，及时给予对症处理，少量鼻出血可给予1：1000盐酸肾上腺素棉球填塞压迫止血，大量鼻出血需请耳鼻喉科医生会诊行鼻腔填塞术；牙龈出血可用冰盐水漱口，并用1：1000盐酸肾上腺素棉球贴敷出血处；眼底出血叮嘱患者不可揉眼球，避免出血加重。

（3）观察有无感染表现，如发热，遵医嘱留取标本进行细菌培养及药敏试验，观察常见感染灶（呼吸道、口腔、肛周等）相关症状和体征。查找感染部位，及时给予有效的治疗和护理。

（4）用药护理

1）抗胸腺细胞球蛋白（ATG）/抗淋巴细胞球蛋白（ALG）：对于应用ATG/ALG治疗的患者，用药前需做过敏试验；用药过程中应用糖皮质激素防止变态反应，密切观察有无寒战、胸闷、喉头痉挛等情况。监测生命体征，必要时给予心电监护，监测心率、血压、血氧饱和度；静脉滴注ATG不宜过快，每日剂量应维持滴注 12 ~ 16 小时。用药期间维持 PLT > 10×10^9/L，因ATG/ALG具有抗血小板活性的作用，血小板悬液输注需要量可能会增加，防止加重出血风险，给予保护性隔离，加强基础护理，严格执行消毒隔离制度，预防出血和感染。

2）环孢素（CsA）：用药期间需定期测定环孢素血药浓度，根据血药浓度调整用药剂量，使环孢素谷值（C0）维持在成人 200 ~ 400ng/ml、儿童 150 ~ 250ng/ml，监测肾功能，必要时同时服用保肝药物，预防肝细胞损伤。定期监测骨髓象、血常规、T细胞免疫学改变及药物不良反应等，以利于用药剂量及疗程的调整。严格遵医嘱服药，不可擅自停药或改变服药剂量。指导患者口服环孢素时应避开就

餐时间，一般推荐餐前 1 小时以上或餐后 2 小时以上服用，注意不要与高钾食物、药品及保钾利尿药同用，并注意避免与有肾毒性的药物（如氨基糖苷类、两性霉素 B 等）一起使用，以免加重肾脏损害。注意伏立康唑会使环孢素浓度升高，应用时需加强监测环孢素血药浓度。

3）雄性激素：应用时需观察有无水肿、痤疮、毛发增多、停经等症状，安慰患者并做好解释工作，告知在停药后上述症状可逐渐消退。同时注意个人卫生，避免局部感染。

4）艾曲波帕：为血小板受体激动药，服药期间观察有无胃肠道的不适、尿路感染、皮肤瘙痒及周围性水肿等不良反应，定期监测肝功能，以免发生肝损伤，必要时给予保肝治疗，加强监测血小板计数，评估深静脉血栓风险，预防静脉血栓栓塞症。

（5）危及生命的 AA 并发症的护理措施

1）颅内出血。①休息和冷敷：怀疑有颅内出血的患者应绝对卧床休息，头部可冷敷以减轻炎症和疼痛。②管理颅内压力：如果患者出现颅内压力升高的症状，如剧烈头痛、恶心、呕吐等，可以考虑使用脱水剂、甘露醇或高渗糖来减轻颅内压。这需要在医生的监督下进行。③止血药物：如果颅内出血的原因是出血性再生障碍性贫血，医生可能会使用适当的止血药物来控制出血。④输血小板悬液：对于患者出血风险较高或血小板计数明显下降的情况，可以考虑输注血小板悬液以纠正凝血功能。⑤严密观察患者病情变化，包括脉搏、呼吸、血压、神志及瞳孔的变化，以及头部的冷敷是否有效。⑥预防压疮：确保患者的床铺平整、干燥，采取措施预防压疮的发生。

2）消化道大出血。①禁食：如果患者有呕血或便血症状，可以暂时禁食，以减少胃肠道的刺激和出血。②口服药物治疗：医生可能会开具口服药物，如冰盐水（含正肾素）和氢氧化铝凝胶，以减轻消化道出血症状。③静脉治疗：如果情况需要，医生可能会静脉滴注抑制出血的药物，如甲氰咪胍。④饮食管理：对于血小板计数显著减少的患者，可以给予高营养、易消化的流质或半流质饮食，以避免进一步损伤消化道黏膜引起出血。⑤口腔护理：提供口腔护理，预防口腔感染。

3）心力衰竭。①保证足够的有效血红蛋白（Hb）浓度：贫血患者由于长期缺氧所致心肌变性、松弛、心腔扩大，当缺乏造血因子如叶酸、维生素 B_{12}、铁剂等，常影响肌红蛋白和 DNA、RNA 合成。防治贫血性心力衰竭的关键在于纠正贫血，治疗引起贫血的原发性因素，如矫治失血或溶血，补充所缺乏的造血物质，提高有效 Hb 浓度。②严格控制输液、输血量：贫血时，血液黏稠度降低，血容量相对增多，心输出量大，心脏负荷加大，加之心肌变性损害，不能耐受过多过快的输液与输血。严重贫血输血宜少量多次，每次不超过 200 ~ 400ml；输浓缩红细胞优于全血；掌握输血速度比输血量更为重要；输血时最好半卧位，严密观察心率、呼吸与肺部啰音变化，必要时复查静脉压；输血前或输血中给予小剂量速尿静注，可预防肺水肿。③控制感染：再生障碍性贫血患者因防御能力削弱，易继发感染。而感染是心力衰竭发生和发展的主要诱因。血液病患者自始至终应积极预防和控制感染。④慎用影响心脏功能的药物：某些血液病常用药物可致心脏损害，例如，普萘洛尔可抑制心肌收缩力，诱发心力衰竭。对重型再生障碍性贫血患者选用治疗方案时，应避免使用普萘洛尔。另外利血平、保泰松、甲苯磺丁脲（D860）、苯妥英钠、去氧皮质酮等可引起心力衰竭或加重心力衰竭；氯霉素、奎宁、可的松类、去甲肾上腺素等可致心肌损害与心肌炎；阿霉素、环磷酰胺、高三尖杉酯碱对心肌损害已引起广泛注意，除了可以导致心律失常外，还可致充血性心力衰竭与严重的心肌病变。⑤消除患者心身障碍：改善心理社会环境对预防贫血性心力衰竭也至关重要。

7. AA 治疗中可能出现的特殊情况和并发症 治疗 AA 时，医生需要仔细考虑患者的个体情况，特别是在特殊情况下，制订合适的治疗计划，以提高治疗效果并降低风险。AA 治疗中可能出现的特殊情况和并发症具体如下。

（1）伴有 PNH 克隆的 AA 患者：一些 AA 患者可能同时存在 PNH 克隆，通常表现为少量 PNH 克隆且不出现明显溶血。对于这些患者，IST 治疗仍然是首选。然而，当 PNH 克隆较为明显（> 50%）且出现溶血症状时，要慎用 ATG/ALG 治疗，而应以针对 PNH 的治疗为主。

（2）妊娠 AA 患者：妊娠期间 AA 的处理需要特殊注意。主要通过支持性治疗维持患者的血小板计数（PLT）在安全水平，不推荐使用 ATG/ALG、HSCT 或雄激素。CsA 可能是一种治疗选择。妊娠期间需要密切监测孕妇的情况，包括血常规和重要器官功能。

（3）肝炎相关性 AA：肝炎相关性 AA 通常发生在肝炎发病后的 2 ~ 3 个月。患者通常会出现黄疸，表现为黄疸前 2 ~ 3 个月的肝功能异常。对于这些患者，肝功能检查和肝炎病原学检查都是必要的。治疗反应可能较差，预后不佳。在治疗中，阿伐曲泊帕可能是一个选择。

（4）老年 AA 的治疗：老年 AA 患者通常采用 IST 与 TPO-RA 的联合治疗。对于那些年龄较大但有合适的同胞供者的患者，也可以考虑 HSCT。老年患者可能较难耐受 ATG 治疗的毒副作用，因此使用 ATG 时需要谨慎。一些研究表明，CsA 与 TPO-RA 的联合治疗对于无法接受 ATG 治疗的 AA 患者是有益的。其他治疗选择包括单药 CsA、雄激素和阿仑单抗。不耐受或拒绝 IST 治疗的患者也可以考虑中医中药治疗及对症支持治疗。

第三节　凝血功能障碍相关的危急重症

凝血功能障碍引发的危急重症包括弥散性血管内凝血（DIC）、遗传性凝血因子缺乏、获得性凝血因子缺乏和血小板功能障碍等。这些疾病导致凝血功能紊乱，可能出现出血或血栓并发症。

一、弥散性血管内凝血

弥散性血管内凝血（DIC）是一种在某些严重疾病基础上，由一定诱因所引起的复杂病理过程，致病因素引起机体凝血系统过度激活，血小板活化，导致机体凝血酶大量生成，使纤维蛋白原转化为纤维蛋白，广泛沉积于微血管内形成弥散性微血栓，继之消耗性降低多种凝血因子及血小板，同时，致病因素和 / 或凝血系统过度激活致纤溶系统活化，最终导致纤溶亢进，从而在临床上表现为"互为矛盾"的获得性全身性血栓 – 出血综合征，最终导致出血、栓塞、微循环障碍、微血管病性溶血及多器官功能衰竭等多种临床表现。多器官功能障碍综合征常成为死亡的主要原因。DIC 本身不是一种独立的疾病，而是众多疾病复杂病理过程的中间环节，DIC 广泛的微血栓形成早期往往难以察觉。微血栓的形成及纤维蛋白的沉积使红细胞变形和破碎，导致血管内溶血的发生大多起病急骤，发展迅速，大量溶血时可导致发热、黄疸、腰痛、酱油色尿等，如不积极治疗，预后不良。导致 DIC 发生的疾病很多，如感染、癌症、严重创伤、妊娠并发症或严重的器官功能障碍，其中以感染性疾病最多见。常见的细菌感染包括脑膜炎双球菌、铜绿假单胞菌、大肠埃希菌等革兰氏阴性菌和金黄色葡萄球菌、肺炎双球菌、溶血性链球菌等革兰氏阳性菌。白血病合并 DIC 以急性早幼粒细胞（APL）白血病为多见。肿瘤细胞可表达不同类型的促凝物质，如组织因子、肿瘤促凝物（CP）

等。其中 CP 为一种半胱氨酸蛋白酶，可直接活化因子 X，APL 同时有纤溶系统的激活。

1. **临床表现**　DIC 的临床表现因个体差异和病因不同而异，但通常包括以下特征。

（1）出血：这是 DIC 最典型的表现之一。患者可能出现皮肤淤血、瘀斑、鼻出血、口腔出血、胃肠道出血等。

（2）血栓：虽然 DIC 通常与出血相关，但在某些情况下，患者也可能出现血栓，如深静脉血栓或肺栓塞。

（3）全身症状：包括高热、头痛、寒战、全身不适和体重下降。

（4）器官功能损伤：DIC 可导致多器官功能障碍，如肝功能损害、肾功能损害和呼吸困难。

2. **诊断评估**　诊断 DIC 通常需要综合考虑患者的临床表现、实验室检查和基础疾病情况。以下是一些常用于 DIC 诊断的检查。

（1）凝血功能检查：包括凝血酶原时间（PT）和部分凝血活酶时间（PTT）。延长的凝血酶原时间也是 DIC 的特征。

（2）血小板计数：DIC 患者通常有血小板减少。

（3）纤维蛋白原：DIC 时，纤维蛋白原水平通常下降。

（4）D- 二聚体：增高的 D- 二聚体水平是 DIC 的标志。

3. **分类**　DIC 可以分为急性和慢性两种类型。急性 DIC 通常与急性疾病或创伤有关，发展迅速。慢性 DIC 通常与慢性疾病或恶性肿瘤有关，发展较缓慢。

4. **治疗**　治疗 DIC 通常需要处理潜在的病因，同时控制出血和凝血问题。治疗原则包括：①控制出血。通过输注凝血因子等来减轻出血，如新鲜冷冻血浆、纤维蛋白原浓缩物和血小板。②治疗潜在疾病。治疗导致 DIC 的基础疾病，如感染或恶性肿瘤。③抗凝治疗。抗凝剂如肝素可用于预防和减轻 DIC 的血栓形成。治疗措施主要包括以下几种。

（1）基础治疗措施：DIC 治疗的基础措施是恢复正常的凝血功能。这包括输注血小板、凝血因子、新鲜冰冻血浆或纤维蛋白原，以纠正凝血紊乱。

（2）血小板输注：对于没有中枢神经系统症状或未接受抗凝治疗的患者，或者存在活动性黏膜或内脏出血的患者，当血小板计数低于 20×10^9/L 时，应进行血小板输注。对于那些正在接受肝素抗凝治疗的患者，血小板计数应保持在 50×10^9/L 以上。

（3）红细胞输注：在严重贫血和可能出现急性心力衰竭的患者，输血可能是必要的。然而，不建议将血红蛋白水平提高到100g/L以上，以避免增加血液黏稠度。

（4）特定药物治疗：对于合并高白细胞白血病的急性早幼粒细胞白血病患者，使用全反式维A酸（ATRA）诱导分化是治疗DIC的重要措施。

（5）治疗中的注意事项和并发症

1）治疗DIC是复杂的，通常需要多学科协作，包括血液学家、重症医学专家、外科医生和感染病学专家。

2）针对DIC的治疗可能需要根据患者的病情变化进行调整。

3）DIC的严重并发症包括多器官功能障碍综合征（multiple organ dysfunction syndrome，MODS），可能需要重症监护和机械通气支持。

4）治疗结束后，对DIC患者进行长期随访以监测并发症和疾病复发至关重要的。

5. 护理诊断

（1）出血高风险

1）目标：评估患者的出血风险，包括皮肤、牙龈、鼻、消化道等出血症状。

2）特征：出血倾向，如皮肤瘀斑、鼻出血、消化道出血。

3）相关因素：凝血功能紊乱、血小板减少、血管壁损伤。

（2）电解质紊乱

1）目标：监测患者的电解质水平，特别关注高钾、高磷和高尿酸情况。

2）特征：高钾、高磷、高尿酸的实验室检测结果。

3）相关因素：组织损伤、肾功能损害、代谢性酸中毒。

（3）组织灌注障碍

1）目标：观察患者各器官的栓塞症状和体征，监测尿量和皮肤状态。

2）特征：24小时尿量记录、皮肤颜色变化、末梢感觉异常。

3）相关因素：微血管栓塞、血流动力学不稳定。

（4）低氧血症

1）目标：评估患者是否存在低氧血症，观察呼吸困难等症状。

2）特征：呼吸困难、氧饱和度下降。

3）相关因素：微血管栓塞导致的组织缺氧、呼吸系统受损。

6. 护理评估和护理措施

（1）定期监测：密切观察患者的症状、体征和实验室结果，特别是血小板计数、出凝血时间和电解质水平。

（2）出血风险管理：密切观察患者纤溶亢进及应用肝素抗凝治疗期间有无出血及出血风险，注意出血部位和出血量，观察有无生命体征及神志变化；观察患者皮肤、黏膜有无瘀斑或血肿及内脏出血，创伤部位渗血不止；避免一切可能造成身体伤害的因素，减少活动，血小板低于 $20 \times 10^9/L$ 时绝对卧床休息；依据病情选用流食、半流食少渣饮食，剧烈咳嗽、便秘时要及时处理，预防出血加重。采取措施以减少出血风险，如避免创伤、轻柔处理患者，维护口腔和皮肤的健康。

（3）液体管理：维持适度的液体平衡，观察皮肤颜色、温度和末梢感觉，根据患者需求确保足够的水分摄入，以预防脱水。

（4）呼吸支持：提供氧气治疗，确保呼吸道通畅，以改善组织氧供，避免脑出血发生。

（5）意识状态观察：密切观察患者的神志、意识状态和任何神经系统症状的变化。

二、遗传性凝血因子缺乏症

（一）概述

遗传性凝血因子缺乏症是一类由凝血因子基因突变引起的遗传性出血性疾病。根据国际命名法，已经按照发现顺序编号了 12 种凝血因子（原本有 13 种，因子Ⅵ被确认为活化的第五因子后被取消编号），它们分别是凝血因子 I 至凝血因子Ⅻ（FI ~ FⅫ）。此外，还有前激肽释放酶和激肽释放酶，以及来自血小板的磷脂等物质也参与了凝血过程。每一种凝血因子缺乏症都对应着特定的凝血因子缺乏。患者的临床表现取决于缺乏的凝血因子的类型和严重程度（表 2-10）。主要的遗传性凝血因子缺乏症包括血友病 A（FⅧ缺乏症）、血友病 B（FⅨ缺乏症）、FⅪ缺乏症、FⅦ缺乏症、FⅩ缺乏症、FⅫ缺乏症、FⅤ缺乏症、FⅩⅢ缺乏症、高分子量激肽原缺乏症、前激肽释放酶缺乏症。

1. **临床表现** 遗传性凝血因子缺乏症的临床表现因缺乏的凝血因子类型和严重程度而异。常见的症状和体征包括皮肤淤血、鼻出血、牙龈出血、消化道出血、月经过多、关节出血和关节功能障碍、肌肉出血。

表 2-10　遗传性凝血因子缺乏症临床表现

症状	相关疾病	描述
皮肤瘀斑	血友病 A、其他凝血因子缺乏症	表现为片状瘀斑
皮下血肿	血友病 A	在关节周围常见
关节出血	血友病 A、血友病 B	可能导致关节畸形和功能障碍
鼻出血	血友病 A、血友病 B	尤其是 F Ⅶ缺乏症和 F X 缺乏症患者常见
月经过多	血友病 A、血友病 B	女性患者在月经期间可能经历过多的出血
颅内出血	血友病 A、血友病 B	尤其在头部创伤时
泌尿道或消化道出血	多种凝血因子缺乏症	可能是患者的表现之一
脐带残端出血	F ⅩⅢ缺乏症	常见症状

2. **诊断评估**　诊断遗传性凝血因子缺乏通常需要以下一些步骤。

（1）完整的病史：包括个体或家族中出血倾向的记录。

（2）体格检查：寻找出血征象，如皮肤淤血、瘀斑、关节积液等。

（3）凝血功能检查：包括凝血因子水平的测定，凝血酶原时间（prothrombin time，PT）和活化部分凝血活酶时间（activated partial thromboplastin time，APTT）等。

（4）分子遗传学检查：通过分子遗传学技术确定具体的基因突变。

3. **分类**　遗传性凝血因子缺乏可以分为多种类型，具体类型取决于缺乏的凝血因子。

（1）F Ⅷ缺乏：这是血友病 A 的主要类型。血友病 A 是最常见的遗传性出血性疾病之一，大约每 5000 ~ 10 000 个新生儿中有一个患者。这一疾病主要影响男性，因为基因突变位于 X 染色体上，但女性可以是携带者。血友病 A 患者容易出现关节出血、皮肤淤血和瘀斑。出血倾向通常与 F Ⅷ水平的降低程度有关，严重不足可导致严重出血。

（2）F Ⅸ缺乏：这是血友病 B 的主要类型。血友病 B 较血友病 A 更为罕见，患病率大约为 1/25 000。与血友病 A 一样，血友病 B 也主要影响男性。血友病 B 患者也容易出现出血症状，包括关节出血、皮肤淤血和瘀斑。出血的严重程度与 F Ⅸ水平相关。

（3）F Ⅶ缺乏：F Ⅶ缺乏是所有遗传性凝血因子缺乏中较罕见的一种。世界各地的发病率可能有所不同，但总体来说，这是一种非常罕见的疾病。症状的严重程度因个体而异。出血可能表现为鼻出血、牙龈出血、皮肤淤血等。严重缺乏可能导致更严重的出血。

（4）F ⅩⅢ缺乏：F ⅩⅢ缺乏是遗传性凝血因子缺乏中最罕见的一种。血浆中缺乏F ⅩⅢ可能导致出血倾向，但症状的严重程度因个体而异。

4. 治疗原则

（1）替代治疗：是通过注射缺乏的凝血因子来纠正凝血障碍的主要治疗方法。

（2）预防性治疗：某些患者需要定期注射凝血因子以预防出血。

（3）伴随治疗：在出血事件发生时，需要根据具体情况使用止血药物或输注凝血因子。

5. 治疗中的注意事项和并发症

（1）患者和家庭需要接受培训，以学会如何管理出血事件。

（2）替代治疗需要在医疗专业人员的监督下进行。

（3）遗传性凝血因子缺乏患者需要定期随访，以监测凝血因子水平和评估治疗效果。

（4）长期未经治疗或治疗不当可能导致关节病变和其他并发症。

（5）患者和家庭需要采取预防性措施，以避免意外创伤和出血。

总体而言，遗传性凝血因子缺乏症的患者症状各异，严重程度取决于缺乏的凝血因子类型和程度。治疗主要通过替代治疗，即补充缺乏的凝血因子，以预防或控制出血，改善患者的生活质量。

（二）血友病

血友病是一种遗传性出血性疾病，主要由于凝血因子缺乏或功能异常而导致凝血功能障碍。这一疾病通常在出生时即由患者携带的遗传突变引起，因此是一种终身性疾病。

1. 分类 血友病主要分为两类：血友病 A 和血友病 B。这两种类型分别由 F Ⅷ 和 F Ⅸ 的缺乏引起。凝血因子是在血液凝固过程中发挥关键作用的蛋白质，缺乏这些因子会导致患者易于发生内外伤后的持续性或反复性出血，尤其是关节和肌肉出血，甚至可能引发严重的内脏出血。

2. 临床表现 血友病患者的症状和临床表现可以因个体差异而有所不同，但常见的症状包括关节肿胀、疼痛、肌肉出血、深部组织出血，以及在外伤或手术后较难止血。

3. **治疗**　由于血友病是一种慢性遗传性疾病，患者需要终身接受治疗和管理。综合关怀团队的协助、患者及家属的教育，以及及时的医疗干预都是维持患者健康和生活质量的关键因素。随着医学研究的进展，对血友病的认识和治疗方法也在不断发展，为患者提供更好的生活前景。

血友病的治疗方法主要包括按需替代治疗、围手术期替代治疗和预防治疗。替代治疗通常采用基因重组凝血因子，根据患者的具体情况制定个性化的治疗方案。随着新型治疗药物的不断研发，血友病的治疗模式正逐渐改变，为患者提供更为便利和有效的治疗选择。

在血友病中心接受综合关怀团队的诊疗与随访是一种常见的综合治疗方式。此外，早期治疗对于急性出血至关重要，患者应尽早到专业医疗机构接受治疗，或在家进行自我注射。在家庭治疗过程中，专业人员的监管至关重要，患者及家属也需要接受充分的教育和培训，以确保治疗的有效性和安全性。

（1）替代治疗药物

1）血友病 A：具体如下。①首选药物：基因重组 F Ⅷ制剂或病毒灭活的血源性 F Ⅷ制剂。②给药方法：每输注 1IU/kg 体重的 F Ⅷ可提高体内 F Ⅷ活性 2%，每 8～12 小时输注 1 次。

2）血友病 B：具体如下。①首选药物：基因重组 F Ⅸ制剂或病毒灭活的血源性凝血酶原复合物（PCC）。②给药方法：每输注 1IU/kg 体重的 F Ⅸ可提高体内 F Ⅸ活性 1%，每天输注 1 次。

（2）替代治疗的实施。①按需治疗：用于明显出血时，旨在及时止血。②围手术期替代治疗：用于手术前、手术中和手术后，以保证手术的顺利实施和康复。

（3）新型治疗药物。艾美赛珠单抗是双特异性单克隆抗体，用于血友病 A 患者，可改变替代治疗模式。

（4）预防治疗

1）初级预防治疗：早期规律性替代治疗，开始于第 2 次关节出血前或年龄小于 3 岁。

2）次级和三级预防治疗：针对已有关节出血或关节病变的患者进行规律性替代治疗。

3）推荐方案：根据年龄、静脉通路、出血表现等因素制定个体化方案。

（5）抑制物的处理

1）控制出血：①对于低效价抑制物和非高反应型抑制物患者，可以使用大剂量 F Ⅷ /F Ⅸ进行控制。②高效价抑制物患者或诱导免疫耐受治疗（Immune

Tolerance Induction，ITI）失败者可考虑旁路制剂，如基因重组活化凝血因子Ⅶ（rFⅦa）和 PCC。③艾美赛珠单抗可用于预防治疗，改善出血控制和生活质量。

2）清除抑制物：① ITI 是主要的治疗方案，但成功率因个体差异而异，需要综合考虑患者的抑制物效价历史、患病时间等因素。② ITI 疗程包括 Bonn 方案、Van Creveld 方案、Malmö 方案等，需密切监测抑制物效价，疗效标准包括完全耐受、部分耐受和无效。

（6）血友病性关节病的处理

1）关节功能受损：①物理治疗和康复是关键，可通过超声、MRI 等影像学评估监测关节病变。②考虑关节置换手术，需要综合关怀团队，对患者进行全面评估和治疗。

2）血友病性假肿瘤的处理：①清除假肿瘤的目标是彻底清除，尽可能重建正常解剖结构。②在手术前进行全面评估，确保手术团队包括血液科医生、骨科医生、康复科医生等。

3）康复治疗和关节功能评估：①康复治疗可预防、减轻关节功能障碍，提升患者生活质量。②采用超声、MRI 等方法进行关节功能评估，使用经过验证的评估量表。

4. 护理诊断

（1）受伤高风险

1）目标：评估和减少患者在日常生活中受伤的风险。

2）特征：易于出血的生理特点，包括皮肤和关节出血的历史。

3）相关因素：凝血因子缺乏导致的出血倾向、日常生活中的意外伤害风险。

（2）疼痛

1）目标：管理由出血和关节损伤引起的疼痛。

2）特征：疼痛的程度、部位和持续时间。

3）相关因素：凝血因子缺乏引起的关节出血和疼痛、疾病活动期间的急性疼痛。

（3）出血倾向

1）目标：监测和管理由凝血因子缺乏引起的出血倾向。

2）特征：血小板计数、凝血因子水平的检测结果。

3）相关因素：F Ⅷ或 F Ⅸ缺乏、外伤或手术后的出血风险增加。

（4）关节功能受损

1）目标：预防和管理由频繁关节出血引起的关节功能受损。

2）特征：关节肿胀、活动受限制。

3）相关因素：长期关节出血导致的关节炎和退行性关节病变。

（5）自我效能降低

1）目标：提高患者对血友病管理的自信和能力。

2）特征：对慢性病管理的信心和行为。

3）相关因素：对替代治疗和日常生活中应对血友病的能力不足。

（6）社交孤立

1）目标：减少由于血友病复杂性而引起的社交孤立感。

2）特征：社交互动的减少或困难。

3）相关因素：对血友病的误解、疾病特性导致的社会隔离感。

（7）家庭应激

1）目标：支持患者及其家庭应对血友病带来的压力和应激。

2）特征：家庭中的紧张和应对策略。

3）相关因素：血友病对家庭日常生活、经济和情感的影响。

（8）药物治疗不足

1）目标：确保患者遵循和理解复杂的替代治疗计划。

2）特征：对替代治疗计划的依从性和理解程度。

3）相关因素：治疗计划的复杂性、药物管理的困难和挑战。

5. **护理评估**

（1）出血史

1）描述：例如，患者经常出现关节和肌肉出血，最近一次出血在右膝关节，程度为中度，伴有疼痛。

2）评估：需要详细记录出血的频率、部位和程度，以便采取相应的护理措施。

（2）疼痛症状

1）描述：例如，患者右膝关节疼痛为7/10，影响活动，冰敷效果一般。

2）评估：利用视觉模拟评分法动态评估疼痛程度，了解疼痛对日常生活的影响，以制订有效的疼痛管理计划。

（3）心理健康

1）描述：例如，患者表现焦虑，担心疾病影响工作和生活。

2）评估：进行心理健康评估，了解焦虑的程度和影响，提供心理支持和必要的心理健康干预。

（4）营养状况

1）描述：例如，患者饮食不均衡，感到乏力，可能存在营养不良。

2）评估：进行营养评估，包括体重、饮食记录等，制订个性化的饮食计划，确保患者获得足够的营养。

（5）生活质量

1）描述：例如，血友病影响社交和运动活动，对生活产生较大影响。

2）评估：了解患者对生活质量的感受，帮助制订适应病情的生活方式，提高生活满意度。

（6）治疗依从性

1）描述：例如，患者有时未按时接受凝血因子替代治疗，担心输血反应。

2）评估：评估患者对治疗的理解和态度，提供详细的治疗信息，解答疑虑，提高治疗依从性。

6. 护理措施

（1）定期检测凝血因子水平：制订每 3 个月 1 次的凝血因子水平检测计划。与患者沟通检测结果，调整治疗计划，确保准确性。

（2）预防出血，避免损伤和手术：提供个性化的安全建议，避免剧烈运动和使用锐利工具。与外科医生合作，制订详细的手术计划，采取预防措施。特别注意避免创伤，适度活动，减少各种注射或穿刺，就医时应讲明病情，血友病患者在家庭内做好各种安全防范，尽量避免使用锐器，如针、剪、刀等，避免使用阿司匹林等降低凝血功能的药物，以免增加出血的频率和严重度。

（3）及时处理出血情况：提供急救培训，确保患者了解急救措施。

1）皮肤出血的护理措施：局部可采用压迫止血和冰敷辅助止血。

2）鼻黏膜出血的护理措施：出血时头部前倾，轻轻呼出脱落的血块，局部冷敷；出血加重或出血不止时，可使用凝血因子替代治疗，注意生命体征和贫血体征；非必须时应避免鼻部填塞，因取出填塞物时可能会损伤黏膜引起鼻黏膜出血。

3）关节或肌肉出血的护理措施：早期足量足疗程使用凝血因子替代治疗，并采取辅助止血措施 PRICE。P（protection，保护），可使用石膏托或夹板使关节固定，保持静止；R（rest，休息），肢体休息 > 24 小时，疼痛剧烈时可使肢体处于无痛体位，待疼痛减轻时可缓慢恢复到功能位；I（ice，冰敷），家中常备冰袋，关节或肌肉出血伴疼痛时，可用毛巾包裹放置于出血部位，最好在 24 小时内进行冰敷，每次不超过 15 分钟，间隔 4~6 小时为宜，冰敷时注意冰袋不可直接接触皮肤，避免冻伤；C（compression，加压），使用弹力绷带加压固定出血关节或肌肉，松紧度以能伸进一指为宜，过紧会导致循环不畅，过松达不到止血效果；E（elevation，抬高），抬高患肢超过心脏水平。

4）关节腔积血导致关节不能正常活动时护理措施：协助患者采取舒适体位，局部制动并保持肢体功能位；肿胀未完全消退，肌肉力量未恢复之前切勿使患肢负重，关节腔出血控制后，帮助患者进行主动或被动关节活动，向患者及家属说明功能锻炼目的是防止关节挛缩、强直、肌肉萎缩和功能丧失，与患者一起制订活动计划，使其主动配合。

5）消化道及泌尿道出血的护理措施：卧床休息，立即建立静脉通路输注凝血因子，严重者备好抢救物品及药物做好抢救准备；定期监测血红蛋白水平以防贫血或休克。消化道出血时禁食或遵医嘱给予温凉流食；泌尿道出血时注意观察尿色、尿量及有无疼痛症状，注意防止血栓和尿路梗阻。

6）中枢神经系统出血的护理措施：绝对卧床休息，立即建立静脉通路输注凝血因子；遵医嘱给予脱水剂；备好抢救物品及药品配合医生进行抢救；实施心电监护密切观察患者生命体征变化和意识情况；高流量吸氧；做好基础护理、皮肤护理、管路护理；避免一切可能诱发患者血压和颅内压增高的行为；保持病房安静，安慰患者，缓解其紧张恐惧心理。

（4）疼痛护理措施：可使用视觉模拟评分法动态评估疼痛程度；关节或肌肉出血疼痛时，可采用冰敷、固定减缓疼痛，也可使用镇痛药物控制疼痛，注意应用阿片类镇痛药控制疼痛时一定要在医生指导下应用，以减少药物依赖的产生；指导患者通过音乐疗法、转移注意力等方法减轻对疼痛的感知。

（5）饮食调理，增加营养：制订个性化的饮食计划，推荐高蛋白、富含维生素的食物。与营养师合作，确保患者获得充足的营养。告知患者饮食以富含蛋白质、维生素 C 和少渣、易消化的食物为主，有助于增强体质，抑制出血，提高凝血因子数量。如菜花、蛋黄、菠菜、肝等。嘱咐患者避免暴饮暴食，由于胃肠道易发生出血，少吃刺激性食物和坚硬食物，如带皮玉米、竹笋、鱼刺、肉骨头等慎吃。告知患者饮食不宜偏热、辛辣、厚味之类的食物，如羊肉、狗肉、辣椒、肥肉及烟酒之类，容易出血而损伤脾胃。

（6）适当锻炼，增强体质：制订个性化的锻炼计划，包括低强度运动，如游泳和瑜伽。定期评估运动计划，确保不引起过度出血。急性出血期应休息，避免活动；出血停止后血友病患者可进行非对抗性运动，如游泳、散步、骑自行车等，未采取良好的预防措施时，注意避免进行强烈对抗和碰撞的运动，如足球、篮球、拳击等。有血友病性关节病的患者运动前应咨询骨骼肌肉专业人员。

（7）心理支持，保持良好心态：安排心理健康专业人员提供支持。提供信息和资源，帮助患者更好地应对病情。

（8）规律作息，保证充足睡眠：建立规律的作息时间表，确保充足的睡眠时间。提供睡眠指导，创造良好的睡眠环境。

（9）教育及家庭治疗：与患者及家属分享自我注射的培训资源。鼓励家庭成员参与治疗，确保在家庭环境中的支持和配合。血友病患者及亲属要对血友病有充分的思想认识，亲属要给予血友病患者足够的关心和爱护，最重要的还是血友病患者自己要树立自信、自立、自强的生活观念，做好自我护理，最大限度地减少疾病发作和提高生活质量，以尽快恢复健康。鼓励血友病患者进行家庭治疗，即在家中进行凝血因子的注射及出血后常规的护理。血友病中心向患者及家庭成员提供自我注射的培训，包括无菌观念、药物配制、静脉的查找、静脉穿刺、静脉保护、医疗废弃物的正确处置等。

（三）血管性血友病

血管性血友病（von Willebrand disease，vWD）是一种常见的遗传性出血性疾病，其主要致病机制是血管性血友病因子（von Willebrand Factor，vWF）基因突变导致血浆中 vWF 数量减少或质量异常。vWF 是由血管内皮细胞和巨核细胞合成的蛋白质。它在血液凝结过程中起着关键作用，具有以下主要功能：①与血小板膜糖蛋白 Ⅰb（GPIb）及内皮下胶原结合，促使血小板黏附至血管损伤部位。②作为 FⅧ的携带者，稳定 FⅧ的活性。

1. **分型及发病机制**　部分患者具有出血的家族史，其遗传方式涉及常染色体显性（或不全显性）或隐性规律（表 2-11）。

表 2-11　vWD 分型

类型	发病机制	主要特征
1 型	vWF 数量和功能降低	轻度出血，多为黏膜、皮肤出血
2 型	vWF 功能异常	出血较 Ⅰ 型更为显著，常伴有黏膜出血
3 型	vWF 极度减少或缺乏	严重、持续性出血，关节、肌肉等深部组织出血

如果以血浆 vWF 水平降低为诊断 vWD 的标准，预计发病率为 1%。但若同时考虑到有明显出血症状并伴随 vWF 水平降低，vWD 的发病率约为 1/1000。vWD 患者的遗传方式呈现显著的异质性，不同类型的 vWD 存在不同的遗传规律。该疾病的遗传特点涉及多基因和环境因素相互作用，使得患者的家族遗传历史具有复杂性。

2. **临床表现**　vWD 患者通常从幼年时期就发病，主要表现为皮肤和黏膜出血，包括皮肤瘀点瘀斑、鼻出血、牙龈出血，以及女性月经过多。在严重病例中，可能出现内脏出血，而关节和肌肉血肿较为少见。出血常以自发性为主，也可由于外伤或围手术期引起出血过多。出血程度存在较大个体差异，一些 1 型 vWD 患者可能没有自发性出血症状。

3. **治疗**　在 vWD 患者中，治疗的目标是预防或减轻出血症状，并维持合适的凝血功能。治疗方法包括药物治疗、替代治疗、手术管理以及特定情况下的预防性治疗。

（1）1- 去氨基 -8-D- 精氨酸加压素（Desmopressin，DDAVP）治疗：DDAVP 是一种合成的抗利尿激素，其化学名称为 1-（3-mercaptopropionic acid）-8-D-arginine vasopressin。这种药物作用于抗利尿激素受体，通常用于治疗尿崩症和一些出血性疾病，包括 vWD。在 vWD 患者中，DDAVP 通过刺激血管内皮细胞释放储备的 vWF 来提升血浆中的 vWF 水平。从而减轻或预防由于 vWF 缺乏引起的出血症状。适用于轻中度出血患者，对于 1 型 vWD 和部分 2 型 vWD（如 2A、2M、2N 型）有效，推荐 DDAVP 试验有效者使用。推荐剂量为 0.3μg/kg，最大剂量不超过 20μg。给药途径可以是静脉注射（缓慢）、皮下注射或鼻腔给药（DDAVP 鼻喷剂）。

（2）替代治疗

1）适用于中重度出血或围手术期的各型 vWD 患者及 DDAVP 治疗无效患者。

2）替代治疗可采用血源性含 vWF 的 F Ⅷ浓缩制剂、血源性 / 重组 vWF 制剂、冷沉淀或新鲜血浆。剂量根据 vWD 类型和出血发作特征确定。

（3）其他治疗方法

1）抗纤溶药物：氨甲环酸和 6- 氨基己酸等抗纤溶药物可以用于辅助治疗，尤其在牙龈出血时可局部使用。

2）局部治疗：凝血酶或纤维蛋白凝胶的局部使用对于皮肤和黏膜出血的治疗有一定辅助作用。

（4）女性患者的特殊治疗

1）伴月经增多的患者：利用性激素治疗（如复合激素避孕药或左炔诺孕酮宫内缓释节育系统）或氨甲环酸来控制月经过多。对于有生育需求的患者，氨甲环酸是首选。

2）妊娠及分娩：在妊娠期间，患者可能需要密切监测，特别是前三个月，因为此时流产的风险增加。分娩时，可采用神经阻滞麻醉，同时维持 vWF 水平至少在 50%。

（5）预防性治疗：对于频繁出血或有严重出血病史的患者，预防性治疗是一种有效的手段。推荐每周至少 1 次及以上的 vWF 替代治疗，每次剂量为 40 ~ 80U/kg，持续至少 6 个月。

（6）围手术期治疗

1）大手术时，根据 vWD 类型和手术的性质，可能需要使用 DDAVP、替代治疗及氨甲环酸的联合治疗。

2）对于小手术，可考虑使用 DDAVP 或因子浓缩物，同时联合氨甲环酸治疗。

（7）抗血小板或抗凝治疗：当 vWD 患者合并心血管或血栓性疾病需要抗血小板或抗凝治疗时，可以谨慎施用，注意观察患者是否出现严重出血倾向。

4. 护理诊断

（1）出血风险

1）目标：评估和管理患者的出血风险，确保及时干预。

2）特征：皮肤和黏膜出血、鼻出血、月经过多等出血症状。

3）相关因素：vWF 水平的监测、血液凝固功能的异常。

（2）疼痛

1）目标：提供有效的疼痛管理，改善患者的舒适度。

2）特征：关节或肌肉出血引起的疼痛。

3）相关因素：出血导致的疼痛、疾病活动时的不适感。

（3）药物依赖

1）目标：提高患者对治疗计划的遵从性。

2）特征：对 vWD 治疗药物的依赖。

3）相关因素：DDAVP 或替代治疗的正确使用、剂量调整和不良反应的可能性。

（4）围手术期护理

1）目标：确保患者在手术前后的安全和稳定。

2）特征：需要手术或其他侵入性操作的情况。

3）相关因素：预防性的 vWF 替代治疗、术后出血风险的监测和管理。

（5）情绪低落

1）目标：提供心理社会支持，减轻患者的焦虑和抑郁。

2）特征：对疾病影响下的情绪变化。

3）相关因素：疾病对生活质量的负面影响、治疗计划的复杂性。

（6）家庭支持不足

1）目标：提供关于 vWD 的全面教育，增强患者及其家人的管理能力。

2）特征：家庭对疾病的理解和应对策略。

3）相关因素：疾病管理的重要性、日常生活中的注意事项、紧急情况的处理方法。

（7）月经管理困境

1）目标：提供有效的月经管理建议，减少月经过多的影响。

2）特征：女性患者的月经周期管理需求。

3）相关因素：血友病对月经过程的影响、适当的药物治疗选择。

5. 护理评估

（1）出血史评估：描述患者的出血历史，包括自发性出血和与外伤、手术相关的出血。记录出血的部位、频率、持续时间和出血程度，尤其关注皮肤、黏膜、关节和内脏出血。

（2）疼痛评估：动态评估患者的疼痛水平，使用合适的疼痛评分工具。关注关节和肌肉出血导致的疼痛，了解其对患者活动和生活质量的影响。

（3）国际血栓与止血学会出血评分工具（ISTH-BAT）应用：使用 ISTH-BAT 对患者的出血风险进行客观评估。根据评分结果确定是否需要进一步的实验室检查，以明确 vWD 的诊断和分型。

（4）遗传和家族病史评估：收集患者的遗传史和家族病史，了解家族中是否存在 vWD 或其他出血性疾病。进行遗传咨询，帮助患者理解遗传风险，为未来的治疗和计划提供基础。

6. 护理措施

（1）出血事件的监测和记录：实施定期的出血事件监测，详细记录每次出血的情况，包括部位、症状和疼痛程度。建立详尽的出血日志，以便评估疾病进展和制订个性化的治疗计划。

（2）疼痛管理：针对关节和肌肉出血导致的疼痛，采用合适的疼痛管理策略，包括冰敷、疼痛药物等。与患者合作，制订个性化的疼痛管理计划，确保患者在日常生活中能够有效应对疼痛。

（3）ISTH-BAT 出血风险的管理：根据 ISTH-BAT 评分结果，制订相应的管理计划，可能包括定期的实验室检查以监测出血风险的变化。定期评估患者的全身状况，及时调整治疗计划，以确保出血风险的有效管理。

（4）家族病史的遗传咨询：提供遗传咨询服务，向患者解释 vWD 的遗传特点，帮助患者理解家族病史的意义。支持患者进行遗传测试，为患者和家庭提供更准确的遗传信息，有助于未来的治疗决策。

（四）罕见遗传性出血性疾病

罕见遗传性出血性疾病（rare inherited bleeding disorders，RBD）是一组包括遗传性纤维蛋白原缺乏症、凝血酶原缺乏症、F V 缺乏症、F V 和Ⅷ联合缺乏症、F Ⅶ缺乏症、F X 缺乏症、F Ⅺ缺乏症、F Ⅻ缺乏症及维生素 K 依赖性凝血因子缺乏症等多种疾病的总称。这些疾病通常由相关基因突变引起，导致血液凝血功能异常，表现为不同程度的出血倾向。RBD 通常是由基因突变引起的，一般为常染色体隐性遗传，近亲结婚群体的发病率较高。一些异常纤维蛋白原血症和部分 F Ⅺ缺乏症由于突变蛋白的多聚体结构受到影响，呈现为常染色体显性遗传。

1. **临床表现**　主要特征是出血，可以发生在任何部位，包括皮肤、黏膜、关节等。不同的疾病类型表现出的出血症状差异较大，临床表现呈现出异质性。一些 RBD 患者可能出现特殊的临床表现，如 F Ⅰ缺乏症和 F Ⅻ缺乏症患者可发生自发性流产，F Ⅰ缺乏症可伴随自发性脾破裂及痛性骨囊肿，F Ⅻ D 患者可能出现伤口愈合障碍。

2. **诊断评估**　RBD 由于发病率低、临床异质性大，对于这类疾病的诊断需要综合考虑多种因素，包括临床表现、实验室检查及必要时的基因检测。筛选试验、混合血浆纠正试验、凝血因子活性及抗原测定等是常用的诊断手段。基因诊断可以通过 Sanger 测序或高通量测序等方法进行。

3. **治疗**　RBD 的治疗主要分为非替代治疗和替代治疗两大方面。以下是对 RBD 治疗的简要概述。

（1）非替代治疗

1）抗纤溶药物：氨基己酸（EACA）和氨甲环酸（TA），通过阻断纤溶酶原上的赖氨酸结合位点，竞争性抑制纤溶酶原与纤维蛋白结合，发挥抗纤溶作用。氨甲环酸的抗纤溶作用较氨基己酸强，常用于鼻出血、月经过多、牙龈出血等。

2）1-去氨基-8-D-精氨酸加压素（DDAVP）：类似抗利尿激素，可介导 FⅧ、vWF 等从内皮细胞释放到循环中，提高 FⅧ：C。常用于 FV + ⅧD，可通过静脉滴注、皮下注射或鼻腔喷剂给予。

3）性激素：口服避孕药、孕激素及左炔诺孕酮释放宫内节育器（LNG-IUS）主要用于月经量过多的女性患者。

4）维生素 K：用于治疗维生素 K 依赖性凝血因子缺乏症（VKDFD）。维生素 K_1 可通过静脉或皮下注射，维生素 K_4 可口服。

（2）替代治疗：替代治疗通过补充缺乏的凝血因子来恢复患者凝血功能，具体的替代治疗方案需要根据疾病的严重性、出血部位和类型及残余因子活性来确定，主要产品包括新鲜冰冻血浆（FFP）、冷沉淀、凝血酶原复合物（PCC）、重组或血源性 FⅧ制剂、rFⅦa、纤维蛋白原、血小板悬液。

（3）RBD 的妇产科问题：①月经问题。处理月经增多，可能使用抗纤溶药物或者口服避孕药。②妊娠期间。预防自发性流产，可能需要替代治疗，合理使用抗纤溶药物。③围产期及产后。采取合适的治疗措施，降低产后出血风险。

4. 护理诊断

（1）出血

1）目标：评估患者因凝血因子缺乏而面临的出血风险。

2）特征：出血史、手术史、当前的凝血因子水平。

3）相关因素：凝血因子缺乏导致的出血倾向、凝血功能异常。

（2）疼痛

1）目标：评估患者是否存在由于出血引起的疼痛。

2）特征：患者主观报告的疼痛、出血部位的触痛。

3）相关因素：出血导致的局部疼痛、炎症反应引起的不适感。

（3）精神压力

1）目标：评估患者对 RBD 慢性性质的应对和应对方式。

2）特征：焦虑、抑郁、对慢性病情的担忧。

3）相关因素：慢性病管理带来的心理负担、未来健康状况的不确定性。

（4）知识不足

1）目标：评估患者及家属对 RBD 的理解和治疗计划的知识水平。

2）特征：对疾病和治疗计划的提问、信息不全面。

3）相关因素：缺乏关于 RBD 的详细理解、治疗计划的不完全理解。

（5）自我照顾不足

1）目标：评估患者是否能够有效地进行疾病自我管理。

2）特征：凝血因子替代治疗的不规律、护理操作不当。

3）相关因素：自我管理技能的缺乏、治疗方案的复杂性。

（6）社会孤立

1）目标：评估患者是否由于疾病而面临社会孤立的风险。

2）特征：缺乏社会支持、交流困难。

3）相关因素：疾病对社交生活的影响、外界对疾病的误解或歧视。

（7）围手术期出血风险

1）目标：评估患者在手术期间面临的出血风险。

2）特征：手术前凝血因子水平、手术类型和风险。

3）相关因素：手术及麻醉过程中的血液管理、预防性的凝血因子替代治疗措施。

5. **护理措施**

（1）出血风险评估：①定期评估患者的凝血因子水平，了解其出血风险。②记录患者的出血史、手术史及当前出血症状。

（2）疼痛评估：①询问患者关于疼痛的主观感觉，注意可能的出血引起的疼痛。②观察和记录出血部位的触痛和肿胀情况。

（3）心理社会评估：①评估患者对慢性病的应对方式，关注其心理状态、焦虑和抑郁症状。②提供心理支持，鼓励患者参与支持小组或咨询服务。

（4）教育水平评估：①了解患者及家属对 RBD 的了解程度，识别知识缺口。②提供定期的教育，解释疾病的自然进程、治疗选项和预防措施。

（5）替代治疗反应评估：①监测患者对凝血因子替代治疗的反应，包括治疗前和治疗后的凝血因子水平。②注意可能的治疗不良反应，如变态反应或血栓形成。

（6）自我管理能力评估：①评估患者对凝血因子替代治疗的自我管理能力，包括用药计划和剂量调整。②提供指导，确保患者能够正确、安全地进行治疗。

6. **护理措施**

（1）出血风险管理：①定期监测凝血因子水平，确保维持在安全水平以上。②在患者面临手术或其他创伤时采取预防性的替代治疗。

（2）疼痛管理：①采用合适的疼痛评估工具，制订个体化的疼痛管理计划。②使用非药物性疼痛缓解方法，如冷敷或温热敷，以减轻出血引起的疼痛。

（3）心理社会支持：①提供情绪支持，建立良好的护患关系，鼓励患者表达情感。②推荐患者参与支持小组或咨询服务，以促进心理康复。

（4）教育与健康促进：①定期为患者及家属提供关于 RBD 的教育，强调治疗计划的重要性。②鼓励患者采取健康生活方式，减少出血风险。

（5）替代治疗的安全管理：①严格按照医嘱执行凝血因子替代治疗，确保治疗的安全性和有效性。②监测患者用药后的反应，及时处理可能的不良反应。

（6）自我管理培训：①为患者提供详细的凝血因子替代治疗自我管理培训，包括药物的正确使用和剂量的调整。②建立有效的患者与医护人员的沟通渠道，解决患者在自我管理中的问题。

三、获得性凝血因子缺乏

（一）概述

获得性凝血因子缺乏症也被称为获得性出血性疾病，是指由于各种原因导致的凝血因子不足，从而影响血液凝固过程的疾病。获得性凝血因子缺乏可以出现在任何年龄，与遗传性出血性疾病不同，获得性凝血因子缺乏通常是后天性的。它可能是由其他疾病、药物、感染或自身免疫疾病引起的。影响凝血功能的因素包括凝血蛋白、血小板和维生素 K 等物质，它们协同工作来维持正常的凝血功能。获得性凝血因子缺乏可能涉及其中一个或多个因子。

1. **临床症状**　获得性凝血因子缺乏临床表现因病因、缺乏的凝血因子类型和缺陷程度而异。常见症状包括以下几点。

（1）过多或持续皮肤黏膜出血，如鼻出血、口腔出血和皮下淤血。

（2）关节出血，导致关节肿胀和疼痛。

（3）外伤后出血不止，甚至是较小的创伤也可能引发严重出血。

（4）在女性中，月经期间可能出现出血过多。

（5）重度出血可能导致贫血，出现乏力、疲劳等症状。

（6）如果获得性凝血因子缺乏是由其他疾病引起的，患者还可能表现出与原发病相关的症状（表 2-12）。

表 2-12　影响凝血因子的疾病和因素

疾病 / 因素	影响
肝病	影响凝血因子的正常合成
维生素 K 缺乏	可导致凝血因子合成不足
抗凝药物使用	抑制凝血因子的活性
DIC	凝血因子被过度激活，导致血栓形成和凝血因子消耗
获得性凝血因子抑制物 　获得性血友病（AHA）	由免疫系统异常产生的抗凝血因子抗体，影响凝血因子的功能 　与先天性血友病不同，是由免疫系统异常导致的抗体生成，引 　起 FⅧ活性降低，破坏凝血因子功能；
获得性 FⅨ缺乏 　获得性 FⅪ抑制物 　获得性 FⅫ抑制物	类似于获得性血友病，但抗体主要针对 FⅨ； 少见，抗体主要针对 FⅪ； 非常罕见，抗体影响 FⅫ的功能

2. 诊断评估

（1）诊断通常基于病史、临床症状和实验室检查，包括凝血时间、凝血因子水平和其他血液参数的评估。

（2）进一步检查包括凝血因子功能测定和特殊凝血因子的定量检测。

3. 分类

（1）抗凝血因子抗体：其发病机制涉及免疫系统错误地生成抗体攻击正常的凝血因子，主要是 FⅡ（促凝血酶）、FⅩ（STUART-PROWER 因子）、FⅨ（Christmas 因子）及其他凝血因子。抗凝血酶抗体可以通过一系列实验室检查来检测和诊断，包括抗凝血酶抗体定量检测，用于确定抗体的存在和浓度。

（2）凝血因子不足

1）合成不足：几乎所有凝血因子都是在肝中合成的。如果患者患有肝脏疾病，如肝硬化、肝炎或肝癌，肝的合成功能可能受损，导致凝血因子的不足。

2）维生素 K 缺乏：维生素 K 在凝血因子合成中起着至关重要的作用。维生素 K 缺乏可能由饮食不足、肠道吸收问题或某些药物（如抗生素）引起。维生素 K 缺乏会导致凝血因子的合成减少，从而增加出血风险。

3）药物因素：具体如下。①抗凝血药物：抗凝血药物如华法令和肝素可以导致出血问题。它们的作用机制是干扰凝血因子的功能，以预防血栓形成，但如果用量不当或者在治疗监测不当的情况下使用，可能会导致凝血因子减少。②抗癫痫药物：某些抗癫痫药物如菲尼托因（phenytoin）和巴比妥类药物可以降低维生素 K 的水平，从而干扰凝血因子的合成。③抗凝血因子药物：在特定情况下，医生可能会给予抗凝血因子药物，如抗凝血酶抗体，以治疗或预防血栓。然而，过量使用这些药物可能导致凝血因子的过度抑制。

4. **治疗原则**　治疗获得性凝血因子缺乏需要综合的医疗管理，通常由多学科团队（multidisciplinary team，MDT）协同合作，包括血液专家、外科医生、内科医生和护理人员。患者和医疗团队之间的有效沟通和密切监测对于获得性凝血因子缺乏的治疗成功至关重要。

（1）凝血因子替代疗法：根据缺乏的凝血因子类型，医生可能会使用血浆或特定凝血因子的替代治疗。

（2）维生素 K 补充：对于维生素 K 缺乏的患者，维生素 K 的口服或注射补充可能会纠正凝血问题。

（3）针对基础病因的治疗：如果凝血因子不足与肝脏疾病或其他基础原因有关，通常会针对这些原因治疗。

（4）预防性措施：对于遗传性凝血因子不足，患者可能需要采取预防措施，如避免外伤或减少外科手术的风险。治疗目标是减轻症状，预防和控制出血。

（5）避免可能导致出血的活动和药物，如避免使用非甾体抗炎药。对于某些疾病类型，如自身免疫性疾病患者，严格遵循医嘱用药。

（6）未经治疗或不当治疗的获得性凝血因子缺乏可能导致严重并发症，包括贫血、关节损伤和出血导致器官损害。因此，早期诊断和治疗至关重要。

5. **治疗注意事项**

（1）确诊和原因识别：在治疗之前，必须确保准确诊断和识别导致凝血因子缺乏的原因。获得性凝血因子缺乏可以由多种疾病或情况引起，如肝病、营养不良、药物使用等。

（2）病因治疗：如果获得性凝血因子缺乏是由潜在疾病引起的（如肝病），则首要治疗目标是治疗基本病因。这可能需要药物治疗或其他干预措施。

（3）补充凝血因子：一旦凝血因子缺乏被确认，通常需要补充相应的凝血因子。可以通过输注新鲜冷冻血浆、特定凝血因子的浓缩物或其他血液制品来实现。

（4）个体化治疗：治疗计划应根据患者的具体情况和凝血因子水平进行个体化设计。剂量和治疗频率会因患者的需求而异。

（5）监测和调整：治疗期间需要密切监测患者的凝血因子水平和出血症状。治疗计划可能需要随时进行调整，以确保凝血功能得到控制。

（6）预防措施：在高风险的情况下，如手术或分娩，可能需要预防性地提高凝血因子的水平，以减少出血风险。

6. **治疗并发症**

（1）血栓形成：在治疗获得性凝血因子缺乏时，补充凝血因子可能会增加患者发生血栓的风险。因此，需要在维持足够的凝血因子水平的同时，密切监测和预防血栓形成。

（2）抗体产生：长期或频繁使用外源性凝血因子可能导致患者产生抗体，降低治疗效力。这被称为抗体介导的凝血因子缺乏。

（3）感染：输注血液制品时，存在传染性疾病的风险，尽管这个风险在现代医疗环境下已经大大减小。医务人员会采取预防措施以确保输注的血液制品是安全的。

（4）出血和伤口愈合问题：某些患者在接受凝血因子治疗后仍可能出现出血问题或伤口愈合困难。这可能需要额外的控制措施或手术管理。

（二）获得性血友病 A

获得性血友病 A（acquired hemophilia，AHA）是一种罕见的出血性疾病，该病的特点是患者通常既往无出血史，也无阳性家族史，却出现自发性出血或手术、外伤等侵入性操作时表现出异常出血的症状。出凝血筛查中，以孤立性活化部分凝血活酶时间（APTT）延长为其特征。AHA 的年发病率约为 1.5/100 万，男女各年龄段均可发病，其中育龄女性围产期及 60 岁以上人群存在两个发病高峰，而儿童罕见。大约有 50% 的 AHA 患者能够找到病因或基础疾病，如自身免疫性疾病、恶性肿瘤、药物引起的反应、感染等，而 1%～5% 的患者发病于妊娠期或产后 1 年内。

1. **临床表现**　疾病的出血表现呈现出异质性，既可表现为严重的出血，也可仅有轻微或无出血症状。最常见的出血部位是皮下出血（约 80%），其次是肌肉出血（约 40%）。其他出血部位包括泌尿生殖系、胃肠道、腹膜后和颅内等。出血的危害取决于出血部位和出血量，可能危及生命，如颅内出血、咽喉部出血及胃肠道出血。而前臂或下肢出血可能导致骨筋膜室综合征，或者髂腰肌出血引起的高度致残。在某些情况下，深部出血可能不呈现皮肤表面的瘀斑，增加了判断出血的难度。有时即使在没有出血表现的情况下，由于其他原因进行凝血功能检查，发现孤立性 APTT 延长而导致就诊。患者就诊时的临床特征无法预测病程中是否会发生严重的出血事件。早期报道中，该病的死亡率可高达 42%，但近年来的研究表明死亡率不超过 12%。CARE 研究显示，死亡主要原因包括出血、基础疾病及免疫抑制治疗（IST）引起的严重感染等。

2. **诊断**　关键在于及时诊断和给予适当的治疗。由于 AHA 具有突发、罕见和出血异质性大的特点，且患者初诊通常不在血液科，容易导致诊断延迟。CARE 研究显示，患者首次出血至确诊的中位时间为 30 天，60.9% 的患者就诊时已经出现了严重出血。因此，早期诊断有助于及时选择合适的止血方案、预防严重出血，并及时清除抗体以恢复 FⅧ：C。在以下情况下应该考虑 AHA 的诊断：①既往无出血史的非血友病患者（尤其是老年人或产后女性）出现自发性出血或在手术、外伤后发生异常出血，伴有不能解释的孤立性 APTT 延长。②术前发现不能解释的孤立性 APTT 延长。

3. **治疗**

（1）去除诱因及治疗基础疾病

1）积极处理原发病，如伴有肿瘤、皮肤病、感染等的患者应治疗原发病。

2）对于自身免疫系统疾病（如结缔组织病、免疫性血小板减少症等）的患者，在选择免疫抑制治疗前需要充分了解并考虑既往治疗史。

3）药物相关的 AHA 患者应脱离与药物的接触。

4）一些患者可能无须特殊处理，但对于无明显基础疾病的患者，需要在病程中继续查找潜在病因并进行相应处理。

（2）止血治疗

1）确诊后应立即采取措施预防发生严重出血。

2）避免手术和有创操作，如无法避免，应在有经验的中心或专家指导下进行。

3）对于肌肉血肿等情况，避免手术切开，尽量避免难以控制的出血。

4）止血药物治疗应根据患者出血的严重程度进行，而不是仅仅根据抑制物效价或残留 FⅧ：C。

5）旁路途径药物止血治疗：旁路途径药物包括重组活化人凝血因子Ⅶ（rFⅦa）和凝血酶原复合物（PCC）。①rFⅦa 在多数研究中的止血有效率较高，可在临床判断出血需要止血治疗时迅速给予。②PCC 是另一种选择，特别是在无法使用 rFⅦa 时，可考虑使用 PCC 进行止血治疗。

6）FⅧ浓缩剂和其他止血药物：①FⅧ浓缩剂的使用需谨慎，在无法获得旁路途径药物或其疗效不佳时才考虑使用大剂量 FⅧ进行止血。② DDAVP 可能对部分患者有效，但需注意不良反应。③抗纤溶药物等可作为除泌尿系统出血外其他部位出血的辅助治疗。

（3）抑制物清除

1）所有患者在确诊后应立即采取免疫抑制治疗以清除FⅧ抑制物，恢复FⅧ：C。

2）一线治疗主要包括糖皮质激素单药、糖皮质激素联合环磷酰胺及糖皮质激素联合利妥昔单抗。

3）根据患者的FⅧ：C水平和抑制物效价进行分层，个体化制订IST方案。对于部分患者，可考虑延长当前治疗方案的时间，根据疗效和患者体能状况进行调整。

4）根据抑制物效价和FⅧ：C水平，判断治疗效果，分为完全缓解、部分缓解、无效和复发等情况。

（4）妊娠相关AHA的IST治疗：避免使用环磷酰胺，首选糖皮质激素单药治疗，也可考虑利妥昔单抗。

4. 护理诊断

（1）出血风险

1）目标：评估患者因抑制物影响FⅧ而面临的持续性、不可控制的出血风险。

2）特征：监测抑制物效价、FⅧ：C水平和患者的出血症状。

3）相关因素：抑制物对FⅧ的影响、凝血功能异常导致的出血倾向。

（2）焦虑

1）目标：评估患者由于AHA的突发性质和潜在的严重出血而可能经历的焦虑程度。

2）特征：患者及家属表现出的焦虑情绪。

3）相关因素：疾病的不可预测性、可能导致生命威胁的出血风险。

（3）抗凝血治疗管理知识不足

1）目标：评估患者及家属对AHA抗凝血治疗管理的理解和知识水平。

2）特征：对药物管理、出血预防和早期出血征象辨识的知识缺乏。

3）相关因素：治疗复杂性、药物副作用的可能性、治疗效果的监测要求。

（4）出血引起的疼痛

1）目标：评估患者在AHA发作期间可能出现的由肌肉、关节或组织内出血引起的疼痛。

2）特征：患者报告的疼痛程度和部位。

3）相关因素：出血导致的组织损伤和炎症反应。

（5）跌倒风险

1）目标：评估患者因出血风险和抗凝血治疗而面临的跌倒风险。

2）特征：实施措施来减少跌倒风险，如辅助行走设备、床边护理。

3）相关因素：出血导致的活动受限、药物治疗的影响。

（6）感染风险

1）目标：评估患者在接受免疫抑制治疗时面临的感染风险。

2）特征：实施感染控制策略，如良好的手卫生和预防性抗生素使用。

3）相关因素：免疫抑制治疗导致的免疫功能下降、接触感染源的可能性增加。

5. 护理评估

（1）出血风险评估：①评估患者的抑制物效价和 $FⅧ：C$ 水平，以确定出血的严重程度。②观察患者的出血症状，包括皮肤瘀斑、淤血、关节肿胀和内脏出血等。

（2）心理社会评估：①评估患者及家属的心理状态，包括焦虑、抑郁和适应能力。②了解患者对 AHA 的理解程度，提供相应的心理支持和教育。

（3）抗凝血治疗管理知识评估：①了解患者对抗凝血治疗的理解和接受程度。②评估患者是否能正确管理药物、识别早期出血征象和采取适当的预防措施。

（4）疼痛评估：①评估患者的疼痛程度和位置，了解疼痛对日常活动和生活质量的影响。②定期监测疼痛症状的变化，以调整疼痛管理计划。

（5）安全评估：①评估患者的稳定性和行走能力，制定相应的防跌措施。②检查患者的家庭环境，确保其安全，减少跌倒和意外伤害的风险。

（6）感染风险评估：①了解患者的免疫状态，评估感染的风险。②监测患者的体温、白细胞计数和其他感染征象，及时发现和处理感染。

6. 护理措施

（1）出血风险管理：①采取积极的止血治疗策略，根据出血部位和严重程度选择合适的药物，如旁路途径药物（rFⅦa、PCC）或其他止血药物。②定期监测抑制物效价和 $FⅧ：C$ 水平，调整治疗方案。③ AHA 可能是由多种疾病引起的，如肝脏疾病、自身免疫性疾病等。患者应及时治疗这些原发病，以减轻凝血因子缺乏症的症状并预防并发症。

（2）心理社会支持：①提供心理支持和教育，解释 AHA 的病因、症状和治疗计划，减轻患者及家属的焦虑。②鼓励患者参与支持小组或寻求心理医生的帮助。

（3）抗凝血治疗教育：①向患者及家属提供详细的抗凝血治疗教育，包括药物的正确使用、可能的副作用和早期出血的识别。抗凝药物会抑制血液凝固，加重凝血因子缺乏症的症状。因此，除了医生建议使用的抗凝药物外，患者应避免自行使用其他抗凝药物。②制订个性化的用药计划，确保患者能够遵循医嘱。

（4）疼痛管理：①采用多模式的疼痛管理策略，包括药物治疗、物理疗法和心理支持。②定期评估疼痛症状，调整疼痛管理计划以提高患者的舒适度。

（5）安全措施：①评估患者的跌倒风险，提供辅助设备和安全培训，确保安全行走。②教育患者及家属采取预防措施，减少家庭和日常生活中的意外伤害。

（6）感染风险管理：①鼓励患者接受疫苗接种，提高免疫水平。②定期检查感染征象，及时治疗感染，同时注意感染预防的基本卫生措施。保持皮肤清洁是预防感染的关键。建议使用温和的清洁产品，避免使用刺激性强的产品。同时，避免过度暴露皮肤，防止皮肤受到外界损伤或感染。过度劳累和感染会加重获得性凝血因子缺乏症的症状。患者应保持良好的作息时间，避免过度劳累，同时注意保暖，预防感冒和其他感染。

（三）抗血栓药物相关出血

随着抗血栓药物的广泛应用，尤其是在急性和慢性血栓性疾病的应急处置及长期治疗中，出血事件的发生成为一个备受关注的问题。这些药物主要包括抗凝药物、抗血小板聚集药物及纤溶药物。出血事件的发生率逐年上升，成为患者面临的重要治疗挑战之一。

1. 分类

（1）抗凝药物导致出血：抗凝药物，如维生素 K 拮抗药，被广泛用于血栓性疾病的长期治疗。然而，统计数据显示，接受维生素 K 拮抗药治疗的患者大出血发生率介于 1%~3%。这类药物的抗凝作用增加了患者的出血风险，特别是在治疗剂量不当或患者合并其他出血风险因素的情况下。

（2）抗血小板聚集药物引发的出血：抗血小板药物，特别是阿司匹林等，被用于预防血栓形成。然而，接受双联抗血小板聚集治疗的患者发生颅内出血的风险增加了 42%。对于那些接受介入手术的 ST 段抬高型心肌梗死患者，尤其是围手术期的患者，消化道出血的发生率甚至高达 16.6%。这表明抗血小板药物在一些特定情况下可能导致较高的出血风险。

（3）纤溶药物引起的出血：在急性脑梗死患者中，溶栓治疗是常见的治疗手段。然而，溶栓后的出血率较高，可达10%~48%，其中症状性出血的发生率为2%~7%。颅内出血（ICH）作为抗血栓治疗预后最差的不良事件之一，对患者的生存和生活质量有严重影响。约25%的颅内出血与口服抗凝药物治疗有关。因此，对于使用抗血栓药物的患者，特别是有其他出血风险因素的患者，应当谨慎权衡治疗效果和出血风险，实施有效的监测和管理措施。

　　不同抗血栓药物对凝血功能的调节存在差异（表2-13），医务人员在使用这些药物时需仔细监测患者的凝血指标，确保在治疗过程中维持适当的凝血状态。

表 2-13　不同抗血栓药物对凝血功能的调节差异

	华法林	利伐沙班	达比加群	比伐卢定/阿加曲班	低分子量肝素/磺达肝癸钠	溶栓药物
PT/INR	升高	明显升高	无影响或升高	无影响或升高	无影响或升高	无影响
APTT	无影响或延长	无影响或延长	明显延长	明显延长	延长	无影响
纤维蛋白原	无影响	无影响	可能假性降低	可能假性降低	无影响	降低或无影响
TT（凝血酶时间）	无影响	无影响	明显延长	明显延长	延长	延长或无影响
D-二聚体	无影响	无影响	无影响	无影响	无影响	升高或明显升高
抗凝血酶	无影响	Xa底物试剂：升高 IIa底物试剂：无影响	Xa底物试剂：无影响 IIa底物试剂：升高	Xa底物试剂：无影响 IIa底物试剂：升高	无影响或降低	无影响
抗Xa	无影响	升高	无影响	无影响	升高	无影响

资料来源：中国抗血栓药物相关出血诊疗规范专家共识。

　　2. 逆转治疗　逆转治疗是指针对某种药物或治疗的效果进行干预，以减轻、中和或撤销原治疗的影响。在使用抗凝血药物（如华法林、肝素、利伐沙班等）的患者中，如果出现严重的出血或需要紧急手术，可能需要进行逆转治疗，以快速恢复正常的凝血功能。在控制出血后，医生应全面评估患者形成血栓和/或再次出血的风险，以确定最佳时机重启抗血栓治疗。由于出血和缺血事件的风险因素可能重叠，对于大多数情况，出血事件得到纠正后重新开始抗血栓治疗可能会带来临床获益。在重启抗血栓药物治疗之前，医生应全面评估患者的临床净获益，并与患者积极沟通，共同决定最佳的重启抗血栓治疗时机。对于消化道大出血已被控制且无抗凝禁忌证的患者，通常在7~14天内重新开始抗凝治疗，而对于颅内出血已被控制且无抗凝禁忌证的患者，通常在4~8周内重新开始抗凝治疗，启动抗凝治疗前应再次进行CT/MRI检查。机械性心脏瓣膜患者由于心源性栓塞风险高，建议尽早重新开始抗凝治疗。常用抗血栓药物的逆转剂如表2-14所示。

表 2-14　常用抗栓药物逆转剂

抗血栓药物	逆转药物	剂量	作用机制	药代动力学
华法林	维生素K	5~10mg静脉注射	促进凝血因子合成	作用迅速，数小时内见效
肝素	那曲肝素	1mg对应100反向凝血酶单位	结合肝素并使其失去抗凝血活性	作用迅速，数分钟内见效
氟比洛芬	无特异性逆转剂，可考虑血浆置换	—	—	半衰期较长，需较长时间逆转
利伐沙班	无特异性逆转剂，可考虑血浆置换	—	—	半衰期较长，需较长时间逆转
阿哌沙班	无特异性逆转剂，可考虑血浆置换	—	—	半衰期较长，需较长时间逆转

3. 护理诊断

（1）出血高风险

1）目标：监测患者是否处于高出血风险状态，及时评估和管理患者的出血风险。

2）特征：患者的病史包括出血史、实验室检查结果（如凝血功能）、当前用药情况。

3）相关因素：抗血栓药物使用、凝血功能异常、其他基础疾病导致的出血倾向。

（2）自我管理不足

1）目标：向患者提供关于出血风险的教育，以增强其对出血症状早期识别和应对措施的理解。

2）特征：教育内容包括注意事项、早期出血症状的识别（如鼻出血、黑便等）、在出现问题时应采取的紧急行动。

3）相关因素：患者的认知水平、治疗依从性、家庭支持系统的存在与否。

4. 护理评估

（1）密切监测患者症状：定期观察患者是否出现不明原因的出血，包括口腔、鼻腔、泌尿道、胃肠道等部位的出血。

（2）监测生命体征：定期监测患者的生命体征，特别是血压、脉搏、呼吸等，以及观察患者的精神状态，确保及时发现异常。

（3）定期实验室检查：定期检测患者的血常规，包括血小板计数、凝血功能等指标，以便及时发现和处理潜在的出血问题。

（4）评估工具：抗血栓药物相关出血评估记录表（表2-15）和出血学术研究会（BARC）出血分型（表2-16）。

表 2-15　抗血栓药物相关出血评估记录表

序号	评估项	评估内容
1	病历号	
2	姓名	
3	性别	
4	年龄	
5	住院号	
6	入院日期	
7	出血发生日期	
8	现病史	
9	出血部位	
10	既往史	
11	抗血栓药物使用史	
12	药物过敏史	
13	药物相互作用	
14	监测结果	

表 2-16　出血学术研究会（BARC）出血分型

出血分型	临床指征
0 型	无出血
1 型	无须立即干预的出血，患者无须就医或住院，包括出血后未经咨询医生而自行停药等情况
2 型	任何明显的、需要立即干预的出血，包括：①需要内科、非手术干预；②需住院或提升治疗级别；③需要进行持续评估的出血
3 型	（1）明显出血且血红蛋白下降 30～50g/L，需输血治疗； （2）明显出血且血红蛋白下降 ≥ 50g/L，心脏压塞；需外科手术干预或控制的出血（除外牙龈、鼻部、皮肤及痔疮），需静脉应用血管活性药物的出血； （3）颅内出血（除外微量脑出血、脑梗死后出血转化、椎管内出血），经影像学检查、腰椎穿刺证实的出血，损害视力的出血
4 型	冠状动脉旁路移植术（CABG）相关的出血 （1）围手术期 48 小时内颅内出血； （2）胸骨切开术后持续出血需再次手术止血； （3）48 小时内输入 1000ml 以上全血或浓缩红细胞； （4）24 小时内胸管引流 ≥ 2L
5 型	致死性出血 （1）未经尸检或影像学检查证实的临床可疑的致死性出血； （2）经尸检或影像学检查证实的确切的致死性出血

5. 护理措施

（1）注意用药剂量：确保患者按照医嘱正确使用抗血栓药物，不超过或低于推荐的剂量，避免过度抗凝或抗凝不足。

（2）用药指导：对患者进行详细的用药指导，包括药物的名称、剂量、用法、注意事项等，以增强患者对药物治疗的理解和合作。

（3）教育患者：向患者提供关于出血风险的教育，让他们了解可能的症状，如持续出血、血尿等，并告知在发生问题时应该及时就医。

（4）出血部位的护理：对于已发生出血的部位，采取适当的护理措施，如清洁、消毒、包扎等，确保伤口不受感染。

（5）适当控制活动：对于可能增加出血风险的活动，如剧烈运动、重体力劳动等，建议患者适当控制，以减少出血的可能性。

（6）与医疗团队协调：与医疗团队密切协调，及时报告患者的症状和体征，以便进行进一步的评估和调整治疗方案。

四、血小板功能障碍

（一）概述

血小板功能障碍（dysfunction of platelet）是一组疾病，特点是血小板的数量正常，但它们的功能受损，无法正常发挥止血作用，导致出血时间延长和易淤血。这些障碍可能由多种原因引起，包括遗传因素、药物、系统性疾病等。以下是关于血小板功能障碍的临床表现、诊疗评估、分类、治疗、注意事项及可能的并发症。

1. 临床表现　患者可能在轻微外伤或手术后出现出血，如牙龈出血、皮下淤血或瘀斑。在严重的情况下，可能会出现内脏出血。

2. 诊疗评估

（1）出血时间：通过出血时间测试来评估出血的倾向。正常出血时间通常在3~8分钟，而在血小板功能障碍的患者中，它会明显延长。

（2）血小板功能检查：血小板功能检查可包括血小板聚集、血小板分泌和血小板黏附等测试，以评估血小板功能。

3. 分类

（1）血小板功能缺陷：血小板功能缺陷是一组疾病，这些功能缺陷可能是由不同的遗传因素引起的，导致血小板无法正常发挥止血作用。以下是一些主要的血小板功能缺陷亚型。

1）巨大血小板综合征：巨大血小板综合征是一种常染色体显性遗传疾病，通常由 *GP1BA* 基因中的突变引起。这些突变会导致血小板过大，而且这些大血小板在止血过程中不正常地黏附到受伤的血管壁上。这可能导致出血倾向。

2）Bolzano 型血小板功能障碍：这是一种罕见的遗传性血小板功能缺陷，由于 *GP1BA* 基因的突变而导致。患者的血小板显示出异常的黏附性，这可能会引起出血。

3）血管性血友病（von Willebrand disease）：虽然血管性血友病通常被认为是与血浆凝血因子血管性血友病因子（von Willebrand factor，vWF）有关的疾病，但它也涉及血小板功能。该疾病通常由 vWF 蛋白质异常引起，导致血小板无法充分与受伤的血管壁黏附，从而导致出血倾向。

4）贝尔纳-苏利耶综合征（Bernard-Soulier syndrome）：这是一种罕见的遗传性血小板功能障碍，通常由 *GP1BA*、*GP1BB* 或 *GP9* 基因突变引起。患者的血小板通常较大，且无法正常黏附到受伤的血管壁上，这可能会导致出血。

（2）血小板激活缺陷：血小板激活缺陷是一组疾病，这些疾病导致血小板在止血过程中无法正常激活，从而影响止血。两个主要的血小板激活缺陷疾病亚型是血小板无力症（Glanzmann thrombasthenia）和川崎病。

1）血小板无力症：血小板无力症是一种遗传性出血性疾病，通常由 *ITGA2B*（Ⅱb）和 *ITGB3*（Ⅲa）基因突变引起。这些基因编码了血小板膜上的ⅡbⅢa复合物（又称 GPⅡb-Ⅲa），这是一个重要的受体，用于将血小板黏附在受伤的血管壁上，形成止血栓块。患有血小板无力症的患者的血小板正常，但它们无法聚集，也就是说，它们不能粘在一起形成止血块，因此容易出血。这可能表现为鼻出血、口腔出血、皮肤淤血、瘀斑等。

2）川崎病：川崎病是一种儿童疾病，虽然与血小板激活缺陷有关，但其发病机制不同于稀血症。这个疾病的确切原因尚不清楚，但它通常与免疫系统的异常激活有关。川崎病会引起全身性炎症，包括高热、皮疹、红喉、结膜炎等。川崎病还可能导致冠状动脉炎，这可能会对心脏造成严重损害。

（3）系统性疾病相关的血小板功能障碍：一些系统性疾病可以对血小板功能产生多种影响，包括血小板数量、活化状态和功能。治疗通常会针对基础疾病本身，以减轻对血小板的不利影响。以下是一些与系统性疾病相关的血小板功能障碍的示例。

1）尿毒症：尿毒症是一种肾功能严重受损的系统性疾病，导致体内的废物和毒素无法有效排出。肾功能不全可能影响到血小板的正常功能，导致出血倾向。

2）肝病：肝病，特别是肝硬化，可以影响到凝血过程，包括影响到血小板的正常功能。肝是产生凝血因子的重要器官，肝病可能导致凝血因子不足，从而影响止血过程。

3）白血病和骨髓疾病：血液和骨髓疾病，如白血病、骨髓纤维化等，可能会导致血小板数量和功能异常。这些疾病会影响骨髓的正常功能，从而影响血小板的生成和功能。

4）系统性红斑狼疮（systemic lupus erythematosus，SLE）：系统性红斑狼疮是一种自身免疫性疾病，可以导致多个器官系统的炎症和损害。在 SLE 中，抗体和免疫复合物的异常产生可能会损害到血小板的功能，导致出血倾向。

5）类风湿关节炎（rheumatoid arthritis，RA）：是一种自身免疫性疾病，也可能伴随其他系统性炎症。在 RA 中，关节炎和全身炎症可能会导致血小板异常活化，增加了形成血栓的风险。

6）全身性硬皮病（系统性硬化病）：全身性硬皮病是一种结缔组织疾病，它可以对多个器官系统产生广泛的影响，包括血管系统。在全身性硬皮病中，微血管的受损可能会影响到血小板的正常功能，从而增加出血和血栓的风险。

7）艾滋病：人类免疫缺陷病毒（human immunodeficiency virus，HIV）感染可能会导致血小板功能障碍，尤其是在感染晚期。HIV 可以直接影响骨髓的功能和免疫系统，从而影响到血小板的生成和功能。

4. **治疗概述**　治疗血小板功能障碍的方法因病因而异。

（1）治疗选择：可能的治疗选择包括以下几点。

1）停用药物：如果药物引起了血小板功能障碍，可能需要停止使用相关的药物。

2）输注血小板浓缩物：在一些情况下，可以输注血小板浓缩物以纠正功能障碍。

3）抗纤溶药物：一些患者可能会受益于使用抗纤溶药物，如氨甲环酸，以减轻出血症状。

4）疾病治疗：如果血小板功能障碍是由系统性疾病引起的，那么治疗应着重于基础疾病的治疗。

（2）治疗中的注意事项

1）确保准确的诊断：首要任务是确保准确的诊断。不同类型的血小板功能障碍需要不同的治疗方法，因此确保对患者病情进行全面评估是至关重要的。

2）遵循医嘱：严格遵守医生的建议和开出的药物处方。这可能包括药物治疗、饮食控制、生活方式改变等。

3）药物治疗：如果医生开具药物处方，确保按照医嘱的剂量和时间表服药。一些药物需要定期监测，以确保它们不引起不良反应。

4）避免自行药物治疗：不要自行购买非处方药或中药来治疗血小板功能障碍。这可能会引起不良反应或与其他药物相互作用。

5）避免外伤：对于那些易于出血的患者，应避免剧烈运动或活动，尤其是激烈的体育活动，以减少创伤。

6）预防感染：感染可能会影响血小板功能，所以要采取措施预防感染，包括保持个人卫生和接种疫苗。

7）咨询避孕方法：对于女性患者，血小板功能障碍可能影响妊娠和分娩。如果患者计划怀孕或已怀孕，应咨询医生以了解最安全的方式。

（3）治疗中并发症：血小板功能障碍会导致凝血功能异常，增加出血风险，表现为以下几点。

1）鼻出血、口腔黏膜出血、皮肤淤血、瘀点等。

2）消化道出血：血小板功能障碍可能引起消化道出血，表现为黑便、呕血等症状。

3）颅内出血：严重的血小板功能障碍可导致颅内出血，表现为头痛、意识障碍等症状。

4）月经异常：在女性患者中，血小板功能障碍可能导致月经过多或月经不调。

5）手术并发症：血小板功能障碍的患者易出现术后出血，增加手术并发症的风险。

6）贫血：长期慢性失血可能导致贫血，进一步影响机体的氧运输能力和代谢功能。

这些并发症可能会给患者的生活和健康造成严重影响，因此血小板功能障碍的患者需要及时诊断和治疗，并且在日常生活中要注意预防出血风险。

（二）血小板无力症

血小板无力症（Glanzmann thrombasthenia，GT）是一种罕见的遗传性出血性疾病，由于血小板膜上 αⅡbβ3 糖蛋白的遗传缺陷引起。这一糖蛋白对于血小板聚集至关重要，而 GT 患者由于缺乏这一糖蛋白，导致在损伤处无法形成血小板"栓塞"，从而引起过度出血。

1. **分型**　常分为三个亚型：Ⅰ型（αⅡbβ3 表达 < 5%）、Ⅱ型（αⅡbβ3 表达 5% ~ 20%）和变异型（质量缺陷，但至少残余表达 20%）。少数患者可能有获得性 GT，即自发抑制正常表达的 αⅡbβ3。

2. **临床表现**　患者可能在出生后表现为紫癜、脐带残端出血，或在儿童时期出现自发或刺激性的出血症状。

3. **诊断评估**　诊断的实验室标准基于血小板聚集的缺乏或显著减少，伴随着通过流式细胞术检测到的 αⅡbβ3 在血小板表面的表达减少。然而，临床观察表明残余 αⅡbβ3 表达量与疾病的严重程度之间关系甚微或没有关系。

4. **治疗**　主要依赖于局部止血和抗纤溶药物，而在无法控制出血时或进行侵入性手术时，血小板输注是标准疗法。然而，血小板输注可能引发对缺陷 αⅡbβ3 复合物和 / 或 HLA Ⅰ类系统的免疫反应。这些抗血小板抗体在 20% ~ 30% 的患者中发现，可能使血小板输注无效。

（1）术前筛查和血液产品的应用

1）在进行任何手术或侵入性程序之前，应进行血液检测。

2）与血库合作，预定血小板，包括在患者临床稳定的情况下进行预定。

3）建议监测出血的演变作为住院的指征，而出院指征应与血液科医生协商后确认。

（2）用药和疫苗的注意事项

1）应避免使用增加出血风险的药物，如非甾体抗炎药、阿司匹林和抗凝药物。在疼痛情况下，应首选对乙酰氨基酚和主要镇痛药。

2）应尽量避免肌内注射。紧急疫苗接种（如破伤风免疫接种）应通过皮下注射到三角肌区域，使用细针，然后用弹力绷带进行局部和长时间的压迫。

（3）特定紧急情况下的治疗：针对患者可能面临的具体紧急情况（如威胁生命的失血、影响功能预后的出血、轻度出血等），制订了相应的治疗方案，包括局部止血手段、冷冻疗法、镇痛药物等。

1）紧急手术：术前应评估手术的出血风险，术前 1 小时和术后每 12～24 小时给予血小板浓缩物或 rF Ⅶ a（重组活化因子 Ⅶ a）。

2）紧急分娩：①建议在具备适当支持水平的产科诊所进行分娩。分娩方式应首先根据产科情况确定。②针对疗效差或无法迅速获得血小板的情况，可使用 rF Ⅶ a 和 / 或氨甲环酸。③需要密切监测手术出血情况，对于剖宫产，应注意防止术后出血。④产程第二阶段给予子宫收缩药物，避免用器械助产。在剖宫产时慎用局部麻醉。产后应密切观察出血情况并及时输注血小板。

3）麻醉相关的风险和特定预防措施：①在任何侵入性程序之前，应仔细评估出血风险，由合格的从业人员执行。②应避免硬膜外或脊髓麻醉、局部麻醉和通过肌内注射给予镇痛药物。③对于气管插管或导尿，需要使用镇静剂以限制创伤性损伤。

5. **护理诊断**

（1）出血高风险

1）目标：评估患者是否存在出血风险，及时采取预防和干预措施。

2）特征：易于出现自发性出血、受伤后难以控制的出血、黏膜和皮肤的瘀斑。

3）相关因素：血小板功能障碍、血小板数量不足、可能存在的其他凝血异常。

（2）高度依赖外源性血小板

1）目标：了解患者对外源性血小板的依赖程度，确保及时的血小板输注。

2）特征：常规凝血功能正常，但血小板聚集功能受损，需要定期或根据情况接受血小板输注。

3）相关因素：血小板生成障碍、自身免疫性血小板减少症等原因导致的血小板功能障碍。

（3）外科手术出血风险评估

1）目标：在外科手术前评估患者的出血风险，制订个性化的手术计划。

2）特征：针对患者的血小板功能和数量进行详细评估，确保在手术中最小化出血风险。

3）相关因素：手术类型、手术操作的复杂性、预期的血小板反应。

（4）患者自我管理能力不足

1）目标：提供关于血小板无力症的信息，增进患者对疾病的理解并提供心理支持。

2）特征：与患者及家属分享关于血小板无力症的详细信息，解释治疗计划和管理策略，提供情感和心理压力的支持。

3）相关因素：患者及家属的教育水平、情绪和心理健康状态。

6. **护理评估**

（1）出血症状评估：①定期评估患者出血症状，包括自发性淤血、皮肤瘀斑、黏膜出血等。②记录出血的频率、持续时间和严重程度。

（2）外伤史和手术风险评估：①收集患者的外伤史，了解过往手术经历。②评估患者在外科手术中的出血风险，以便制订个性化的手术计划。

（3）药物治疗反应监测：①监测患者对药物治疗的反应，包括抗纤溶药物或rFⅦa。②调整药物治疗计划以达到最佳效果。

（4）生理和心理影响评估：①评估患者的生理健康状况，包括全血细胞计数和凝血功能。②了解患者的心理和情感状态，提供相应的心理支持。

（5）患者及家属教育需求评估：①确定患者及家属对血小板无力症的理解水平。②识别患者对治疗计划和预防措施的教育需求。

7. **护理措施**

（1）出血风险管理：①制订并实施个性化的出血风险管理计划，包括避免潜在的外伤和创伤。②提供患者及家属出血预防的教育，包括注意避免使用可能增加出血风险的药物。

（2）外科手术前准备：①在外科手术前详细评估患者的出血风险。②与外科团队协作，制订外科手术前的血小板支持计划。

（3）药物治疗管理：①监测患者对药物治疗的反应，调整剂量或更换药物以确保最佳效果。②提供患者有关药物治疗的教育，包括药物的作用和可能的副作用。

（4）紧急状况的应对：①制订应对紧急状况的计划，包括与血库的紧密合作，确保及时获取血液产品。②为患者提供紧急情况的培训，包括制作紧急卡和紧急医疗信息。

（5）患者及家属教育：①向患者及家属提供关于血小板无力症的详细信息，包括病因、症状、治疗和生活方式建议。②鼓励患者参与治疗计划，促进患者自我管理。

（6）心理支持：①向患者及家属提供心理支持，理解他们可能面临的心理和情感挑战。②如有需要引导患者寻求专业心理健康支持。

第四节　自身免疫性疾病相关的血液系统危急重症

自身免疫性疾病（autoimmune disease，AID）可能引发与血液系统相关的危急重症，因为血液系统中的免疫活性成分起着重要作用。

AID 的主要病理机制是机体免疫系统攻击自身组织，包括血液系统中的各种成分。这可能导致多种问题，如细胞破坏、炎症反应和异常的免疫细胞活性。

在 AID 引发的血液系统危急重症中，有一些主要的疾病，包括自身免疫性溶血性贫血、原发性血小板减少症、抗磷脂抗体综合征等，这些疾病的临床表现因具体的疾病而异。

对这些疾病的治疗通常需要综合的方法：①免疫抑制治疗。治疗的核心是抑制异常的免疫反应，以减轻组织损伤。这涉及使用药物如糖皮质激素、免疫抑制药或生物制剂。这些药物有助于减少免疫系统攻击自身组织的强度，帮助控制疾病的进展。②支持性治疗。由于这些疾病可能引发贫血、出血或凝血问题，支持性治疗至关重要。这包括输血，如红细胞输注来处理贫血，以及血小板输注用于处理出血倾向。其他支持性措施可能包括保持适当的饮食和液体摄入，以应对因疾病引发的身体负担。③管理并发症。AID 患者因为免疫系统受到抑制，可能更容易感染。因此，治疗中需要重点处理感染风险。此外，炎症也是一个常见问题，因此可能需要药物来减轻炎症症状，同时管理免疫系统抑制引起的其他问题。

总之，这些疾病的治疗需要一个综合的方法，旨在平衡控制免疫系统的异常活动、处理与血液系统相关的并发症，以及维护患者的整体健康。这需要专业医疗监督和个体化治疗计划，以确保患者获得最佳的护理和改善生活质量。

一、原发性免疫性血小板减少症

原发性免疫性血小板减少症（primary immune thrombocytopenia，ITP）是一种获得性自身免疫性出血性疾病，以无明确诱因的孤立性外周血血小板计数减少为主要特点。ITP主要发病机制是血小板自身抗原免疫耐受性丢失，导致体液和细胞免疫异常活化，共同介导血小板破坏加速及巨核细胞产生血小板不足。目前国内尚无基于人口基数的ITP流行病学数据，国外报道的成人ITP年发病率为（2～10）/10万。

ITP根据临床及病程可分为急性及慢性ITP，如果ITP发生在某些疾病的基础上，则称为继发性或症状性自身免疫性血小板减少，最常见于系统性红斑狼疮及恶性淋巴瘤，特别是预后较好的低度恶性型非霍奇金淋巴瘤。

（一）发病机制

原发性免疫性血小板减少症发病机制包括以下几点。

（1）抗血小板抗原的自身抗体：在原发性免疫性血小板减少症，血小板由于免疫球蛋白的附着而被过早地从血液中清除，大多数检查结果提示这一过程与针对血小板表面抗原的IgG型自身抗体有关。某些患者的血小板上是否有可溶性免疫复合物附着则尚未查明。

（2）带有免疫球蛋白的血小板在脾及肝中被巨噬细胞提前破坏：通过核素标记的自体血小板测定血小板寿命，表明血管内的血小板寿命由正常的8天减少到数天甚至仅数小时。血小板被破坏的地点，约2/3的患者在脾，其他患者同时还在肝，可能也在骨髓及肺，如果血小板也在脾以外被破坏，则一般来说血小板减少程度很严重。血小板生成增加与周围破坏增高相适应，最高可达正常的8倍。

（3）由于代偿性血小板生成增加，原发性免疫性血小板减少时循环中的血小板几乎都是年幼、大而功效高的血小板，因此与血小板生成障碍型相比，原发性免疫性血小板减少患者一般更能耐受较低的血小板数。出血倾向的首现征象为皮肤或黏膜出血、鼻出血或牙龈出血，妇女可有月经过多。严重者可有消化道或泌尿道出血，颅内出血主要见于老年患者。原发性免疫性血小板减少症时脾不能触及，脾大或淋巴结肿大提示恶性淋巴瘤是原发性免疫性血小板减少症的原发病。当有皮疹及关节疼痛时要考虑原发病为系统性红斑狼疮的可能性。血细胞计数除血小板减少外无特殊变化。严重出血后可出现继发性贫血。

（二）临床表现

1. **出血**　包括皮肤瘀斑和紫癜、鼻出血、口腔出血、月经异常、牙龈出血和消化道出血等。严重病例可能出现颅内出血，这是危及生命的并发症。

2. **血小板计数减低**　ITP 的特点是血小板计数显著降低，通常低于正常范围（一般 $< 100 \times 10^9/L$）。

（三）诊断评估

1. **病史和临床表现**　医生将详细询问患者的病史，包括症状出现的时间、症状的性质和严重程度等。典型的症状包括皮肤瘀斑、鼻出血、牙龈出血、月经异常等。病史有助于医生了解疾病的发展过程。

2. **体格检查**　医生会进行体格检查，包括检查皮肤、淋巴结、脾大小和腹部。在 ITP 患者中，脾通常不会增大。

3. **血小板计数**　连续两次血小板计数减少是 ITP 的一个主要特征。通常，ITP 患者的血小板计数明显低于正常范围。

4. **外周血涂片检查**　外周血涂片镜检有助于排除其他原因导致的血小板减少。ITP 患者的外周血涂片通常没有明显的异常。

5. **骨髓检查**　骨髓检查可以帮助医生排除其他血液疾病，并确认 ITP 的诊断。在 ITP 患者中，骨髓通常显示巨核细胞增多或正常，但可能伴有成熟障碍。

6. **特殊实验室检查**　特殊实验室检查包括检测血小板糖蛋白特异性自身抗体，这些抗体可能存在于免疫性血小板减少症患者中。此外，测定血清中的血小板生成素（thrombopoietin，TPO）水平也有助于区分 ITP 和骨髓衰竭性疾病。

7. **排除其他原因**　ITP 的诊断还要排除其他引起血小板减少的原因。医生需要确保患者的症状和检查结果不能归因于其他疾病，如其他自身免疫性疾病、感染、药物引起的血小板减少等。

（四）ITP 分类

根据病程、严重程度和治疗反应，ITP 可以进一步分类。以下是 ITP 的不同分类。

1. **新诊断的 ITP**　这是指确诊后不到 3 个月的患者。这是最早期的 ITP，通常需要密切监测和治疗。

2. **持续性ITP**　这种ITP发病后3~12个月，患者的血小板持续减少。这包括那些未能自发缓解和那些停止治疗后不能维持完全缓解的患者。持续性ITP需要长期治疗和管理。

3. **慢性ITP**　慢性ITP是指血小板持续减少超过12个月的患者。这是ITP的最长期的形式，需要长期的治疗和监测。

4. **重症ITP**　这是指血小板计数少于$10 \times 10^9/L$并伴有活动性出血，或者出血评分达到5分或更高。重症ITP需要紧急治疗以控制出血。

5. **难治性ITP**　难治性ITP指对一线治疗、促血小板生成药物及利妥昔单抗治疗均无效，或者对脾切除无效，或术后出现复发，进行再次诊断评估后仍然确诊为ITP的患者。这种情况下，治疗选择更加复杂，可能需要更多的干预措施。

（五）治疗

ITP的治疗原则基于个体化，根据患者的症状、血小板计数、出血风险及治疗反应来确定最佳治疗策略，强调患者参与治疗决策。治疗的目标是提高血小板计数，减少出血事件，提高患者的生活质量。

1. **治疗方式的选择**　需要考虑如下几点。

（1）观察和随访：对于血小板计数 $\geq 30 \times 10^9/L$、无出血表现且不从事高出血风险工作，也没有出血风险因素的ITP患者，可以采取观察随访的策略。如果患者出现活动性出血症状（出血症状评分 ≥ 2 分），不论血小板计数如何，都应开始治疗。

（2）出血风险因素：某些情况下，即使血小板计数在安全范围内，ITP患者也可能存在出血风险。这些风险因素包括高龄、长期患有ITP、血小板功能障碍、凝血问题、高血压、外伤或手术、感染，以及使用抗血小板、抗凝或非甾体类药物治疗。

（3）手术和操作时的血小板计数参考值：在进行一些手术或操作时，ITP患者的血小板计数需达到一定水平以确保安全。这些参考值可能会根据操作类型和患者的具体情况而有所不同。例如，在拔牙或补牙时，推荐血小板计数在$(30 \sim 50) \times 10^9/L$范围；而在神经外科大手术时，应将血小板计数提高至 $\geq 100 \times 10^9/L$。这些数值会根据临床情况而变化。

（4）对于紧急情况，如生命受到威胁的出血或需要紧急手术的ITP患者，需要迅速提高血小板计数至安全水平。可能采用静脉注射免疫球蛋白（intravenous immunoglobulin，IVIg）、静脉甲泼尼龙、重组人血小板生成素（rhTPO）、血小板输注等方法。

2. 主要治疗措施

（1）一线治疗

1）糖皮质激素。①大剂量地塞米松：通常 40mg/d × 4d，可口服或静脉给药。对于无效或复发的患者，可以重复一个疗程。②泼尼松：初始剂量通常为 1mg/（kg·d）（最大剂量 80mg/d），在有效后应尽快减量，6 ~ 8 周内逐渐停用。如果在 2 周内泼尼松治疗无效，应及时减药或停药。③糖皮质激素依赖：指需要 5mg/d 以上泼尼松或频繁间断使用糖皮质激素来维持血小板计数。长春碱类药物、急症脾切除、抗纤溶药物等也可用于一线治疗。

2）IVIg：用于急症情况、糖皮质激素不耐受或存在禁忌证的患者。推荐剂量为 400mg/（kg·d）× 5d 或 1g/（kg·d）× 1 ~ 2d。

（2）二线治疗

1）促血小板生成药物：包括 rhTPO（重组人血小板生成素）和艾曲泊帕等。① rhTPO：推荐剂量为 300U/（kg·d）× 14d，皮下注射，然后根据个体情况决定维持治疗。②艾曲泊帕：初始剂量通常为 25mg/d，可逐渐加至 50mg/d（最大剂量 75mg/d），然后进行个体化维持治疗。如果在 2 周内治疗无效，应停用。

2）利妥昔单抗：可用于激素治疗无效或不耐受的患者，通常以标准剂量或小剂量方案给药。

3）rhTPO 联合利妥昔单抗：这一联合疗法已被证明在一些患者中有效。

4）脾切除术：适用于激素治疗无效、激素不能维持疗效或存在禁忌证的患者。脾切除术通常在 ITP 确诊 12 ~ 24 个月后进行。

（3）三线治疗：一些新的药物和治疗方案，如全反式维 A 酸（all-trans-retinoicacid，ATRA）联合达那唑或地西他滨，也可以作为三线治疗的选择。

3. 治疗注意事项

（1）监测血小板计数：患者在治疗过程中需要经常监测血小板计数，以确保治疗是否有效，血小板计数是否在安全水平。这有助于调整治疗方案。

（2）避免潜在的出血风险：在治疗期间，患者需要避免受伤或进行高出血风险的活动。此外，应该谨慎使用药物，特别是那些可能引起出血的药物。

（3）定期随访：定期复诊非常重要。医生需要评估治疗的疗效，检查是否有副作用或并发症，并根据需要做出治疗调整。

（4）个体化治疗：治疗方案应该根据患者的具体情况制定，包括年龄、症状、出血风险、疗效和不良反应等。

4. 治疗并发症

（1）出血：ITP 患者最常见的并发症是出血，包括皮肤淤血、鼻出血、口腔出血、消化道出血等。重度 ITP 患者可能会出现内脏出血，如颅内出血，这是一种严重的并发症。

（2）治疗相关不良反应：治疗 ITP 的药物可能导致不良反应，如感染、药物变态反应、胃肠道不适等。

（3）药物治疗依赖性：长期使用药物治疗 ITP 的患者可能会出现依赖性，而无法在停药后维持正常血小板计数。

（4）妊娠并发症：对于女性患者，ITP 可能对妊娠和分娩产生影响，增加出血风险。

（5）情绪和生活质量问题：ITP 可能对患者的生活产生负面影响，包括焦虑、抑郁等心理问题，以及生活质量下降。

（6）其他自身免疫疾病：ITP 患者有时可能伴发其他自身免疫疾病，如类风湿关节炎或系统性红斑狼疮。

（六）护理诊断

1. 出血风险

（1）目标：定期检查患者的血小板计数以评估出血风险。

（2）特征：血小板计数低于正常范围、易出现皮肤瘀斑、鼻出血、口腔黏膜出血等症状。

（3）相关因素：ITP 的持续性、患者的年龄、病史、用药历史及任何外伤史。

2. 出血并发症

（1）目标：监测并预防可能的出血并发症，如贫血、感染或其他出血事件。

（2）特征：贫血表现、感染征象、出血事件的频率和严重程度。

（3）相关因素：血小板计数的动态变化、患者的免疫状态和治疗反应。

3. 自我管理不足

（1）目标：向患者传授如何避免受伤和减少出血风险的方法。

（2）特征：教育患者及家属关于如何避免外伤、口腔卫生的重要性及避免非处方药物的使用。

（3）相关因素：患者的认知水平、家庭支持和生活方式的影响。

（七）护理评估

（1）密切观察出血部位、出血量、出血程度，动态观察皮肤瘀点、瘀斑的进展与消退，观察有无鼻出血、牙龈出血、颅内出血及消化道等内脏出血的症状。

（2）密切监测生命体征及血小板、出凝血时间等变化，指导患者卧床休息，床上活动要小心谨慎，防止碰伤、撞伤，当血小板低于 $20 \times 10^9/L$ 时，叮嘱患者必须绝对卧床休息。

（八）护理措施

1. 出血护理

（1）鼻腔少量出血用 1：1000 肾上腺素棉球填塞，于前额部给予冰袋冷敷，促使血管收缩止血。严重出血不止时，可用油纱条行鼻腔填塞，术后 3 天可取出油纱条，仍有出血更换油纱布后再填塞，平时可用液状石蜡滴注，以防鼻腔干裂出血。多饮水以防因用口腔呼吸而引起的口干不适。鼻腔内的血痂不能自行剥去，宜用生理盐水棉球湿润后让血痂自行脱落，指导患者平时勿用力挖鼻腔。

（2）牙龈出血者可用肾上腺素棉球或凝血酶棉球按压出血部位，用生理盐水漱口，嘱患者牙龈出血期间不用牙刷刷牙，出血停止后可用软毛牙刷刷牙。

（3）密切观察患者有无颅内出血的先兆，如患者突然出现头痛、喷射性呕吐、呼吸快、视物模糊、瞳孔不等大、意识模糊甚至昏迷，立即将患者取平卧位，头偏向一侧，保持气道通畅，给予高流量氧气吸入，迅速建立静脉通路，使用甘露醇快速脱水，遵医嘱应用止血、镇痛药物等。头部置冰枕以减少出血，降低颅内压。加强巡视，严密观察病情及生命体征变化，注意意识状态、面色、呕吐物的性质、量、颜色等，积极配合抢救治疗，并做好床头交接班，完善护理记录。

2. 用药护理

对于长期服用糖皮质激素类药物患者，向其及家属解释糖皮质激素类药物具有显著的抗炎、抗过敏和抗内毒素、抗休克等多种药理作用，常被应用于各种炎症、严重感染、休克、变态反应、严重的皮肤病、血液系统疾病及动物代谢疾病等的治疗，是临床上不可替代的一类药物。糖皮质激素类药物也是一把"双刃剑"，在疗效确切的同时，也可导致多种不良反应，如库欣综合征（向心性肥胖、毛发增多等）、类固醇性溃疡、股骨头坏死、变态反应、胆道出血、急性胰腺炎、畸胎、诱发感染或使原有感染加重等。嘱患者勿自行停药或减药，穿宽松棉质衣服，出汗多时予温水擦浴，及时更换衣被，及时适量补充水分及电解质，向患者宣教。余见淋巴瘤的疾病监测和护理措施章节。

3. 心理护理 ITP 患者均存在不同程度的出血、血小板低下，病情较重，变化较快，往往存在恐惧、焦虑等不良情绪，重者表现为哭泣、情绪不能自控。护理人员应及时发现其情绪变化，并安抚患者，鼓励患者说出心理感受，并耐心倾听患者说出恐惧的原因，向患者解释疾病的发展过程、治疗及预后；鼓励患者树立战胜疾病的信心。

4. 饮食护理 嘱进食高蛋白、高维生素、少渣软食，避免辛辣硬粗等刺激性的食物，以免损伤口腔黏膜。进餐前后要用漱口液漱口，保持大便通畅，勿用力排便，协助患者床边的生活起居。

二、自身免疫性溶血性贫血

自身免疫性溶血性贫血（autoimmune hemolytic anemia，AIHA）是一种罕见的血液疾病，它的发生是由于机体免疫功能紊乱，导致自身免疫抗体攻击患者自身的红细胞，进而引发溶血现象，导致贫血。AIHA 的发病机制尚未完全明确，但与机体免疫系统的异常有关。可能的机制包括自身抗体的产生，这些抗体可以识别患者自身红细胞，导致它们被破坏。机体的 B 细胞和 T 细胞功能也可能存在异常，影响了免疫应答。目前国内尚无 AIHA 的确切流行病学数据，国外资料显示 AIHA 的年发病率为（0.8～3.0）/10 万。

（一）临床表现

1. 溶血症状 AIHA 患者可能出现贫血症状，如乏力、虚弱、皮肤苍白，甚至黄疸，这是由于溶血产生的胆红素引起。

2. 脾大 由于过度破坏红细胞，AIHA 患者的脾通常会增大。

3. 寒冷型 AIHA 特有症状 在寒冷型 AIHA 患者中，暴露于寒冷环境时，可能会出现手指或脚趾发绀，与寒冷相关的疼痛，甚至皮肤坏死。

（二）诊疗评估

1. 实验室检查 AIHA 的诊断通常需要通过血液检查，包括全血细胞计数、血涂片检查、血清胆红素水平、免疫球蛋白和补体检测等。

2. 抗人球蛋白试验 这一试验可检测在 AIHA 患者的血液中是否存在针对自身红细胞的免疫球蛋白，这是 AIHA 的诊断标志之一。

3. 骨髓检查 骨髓检查有助于确定溶血的原因，如是否存在其他潜在的疾病。

4. **病因学** 医生还会寻找导致 AIHA 的潜在原因，如感染、药物或其他疾病。

（三）分类

AIHA 是一个异质性疾病，可根据病因、抗体特性及疾病的表现进行分类。主要分类包括原发性和继发性，以及根据自身抗体与红细胞的反应温度可分为温抗体型、冷抗体型和温冷抗体混合型。

1. 根据病因分类

（1）原发性 AIHA：没有已知的潜在原因，是机体免疫系统自身异常导致的。

（2）继发性 AIHA：可能是由于其他疾病或条件引发的，如自身免疫性疾病（如 SLE、干燥综合征）、淋巴系统增生性疾病（如慢性淋巴细胞白血病）、感染、肿瘤、药物或慢性炎症。

2. 根据自身抗体类型和活性温度分类

（1）温抗体型 AIHA（warm autoimmune hemolytic anemia，wAIHA）：自身抗体与红细胞的最适反应温度在 37℃ 或以上。wAIHA 通常呈慢性病程，可伴有脾大、黄疸等症状。在 wAIHA 中，自身抗体通常为 IgG 型，也可以是 C3d 型。通常，冷凝集素测试呈阴性或弱阳性（< 1：32）。这是 AIHA 中最常见的亚型。

（2）冷抗体型 AIHA（cold autoimmune hemolytic anemia，cAIHA）：自身抗体与红细胞的最适反应温度在 37℃ 以下，通常在寒冷环境中发作。患者可能在冷冻天气中出现发绀、贫血等症状。包括冷凝集素病（cold agglutinin disease，CAD）、冷凝集素综合征（cold agglutinin syndrome，CAS）和阵发性冷性血红蛋白尿症（paro-xysmal cold hemoglobinuria，PCH）。

1）CAD：自身抗体为 C3d 型，IgG 型通常呈阴性或弱阳性，并且冷凝集素（CA）≥ 64。患者可能会有外周血或骨髓中的克隆性 B 淋巴细胞增殖，但通常没有相关的恶性肿瘤症状或影像学证据。

2）CAS：自身抗体为 C3d 型，IgG 型通常呈阴性或弱阳性，并且冷凝集素（CA）≥ 64。患者通常同时患有其他疾病，如感染、自身免疫病、B 细胞淋巴瘤或其他肿瘤。

3）PCH：自身抗体为多 - 兰抗体（Donath-Landsteiner antibody）。

（3）温冷抗体混合型 AIHA（mixed autoimmune hemolytic anemia，mAIHA）：温抗体和冷抗体均阳性。

3. 根据红细胞自身抗体检测结果分类

（1）自身抗体阳性型：这是 AIHA 的常见类型，患者血液检测结果显示明确的自身抗体。

（2）自身抗体阴性型：在此类型的 AIHA 中，患者的实验室检测结果可能不显示明确的自身抗体，但临床症状与溶血性贫血一致。这些患者需要排除其他溶血性贫血的可能性，而免疫抑制治疗通常是有效的。

（四）AIHA 的治疗

1. 治疗概述

（1）对症支持治疗：这部分治疗主要侧重于缓解症状、降低溶血的临床后果和改善患者的生活质量。关键措施包括以下几点。

1）红细胞成分输血。

2）清除溶血产物和保护重要脏器：这包括碱化尿液、利胆去黄，维持电解质平衡，血浆置换术等，特别是在急性重度溶血发作时。

3）支持造血：促红细胞生成素（erythropoietin，EPO）和雄激素可用于促进红细胞的生成，提高 Hb 水平，改善贫血。

4）感染的预防和治疗：由于 AIHA 患者的免疫系统受损，感染风险升高。预防措施包括接种相关疫苗，而在感染发生时需要积极寻找感染灶并采取针对性的治疗。

5）血栓的预防：高危患者通常需要抗凝治疗以降低血栓风险。

（2）控制溶血治疗：这部分治疗主要是通过干预自身免疫系统的异常反应来减轻溶血，包括糖皮质激素、免疫抑制药、化疗、脾切除等。

2. 治疗中注意事项

（1）监测：患者需要定期监测血细胞计数、免疫球蛋白水平和溶血指标，以确保疾病稳定。

（2）免疫系统抑制药的副作用：使用免疫抑制药可能导致免疫系统过度抑制，增加感染风险，因此需要密切监测。

（3）脾切除风险：脾切除手术可能导致感染风险增加，患者需要接受疫苗接种以预防感染。

3. 治疗中并发症

（1）感染：由于 AIHA 患者的免疫系统受损，抵抗感染的能力降低，因此容易发生感染。治疗过程中使用的免疫抑制药和糖皮质激素类药也可能增加感染的风险。

（2）血栓：AIHA 患者患血栓的风险较高。血栓事件可能包括深静脉血栓、肺栓塞、脑卒中和心肌梗死等。特别是对于那些卧床不动或有其他血栓危险因素的患者，需要特别警惕。

（3）免疫抑制药的副作用：使用免疫抑制药治疗 AIHA 时，可能会出现免疫抑制药的常见副作用，如免疫系统过度抑制、感染、恶心、呕吐、腹泻等。

（4）骨质疏松：长期使用糖皮质激素可能导致骨质疏松，增加骨折的风险。

（5）糖尿病：长期使用糖皮质激素可能导致糖尿病的发生发展。

（6）胃溃疡：糖皮质激素可能刺激胃黏膜，导致胃溃疡或消化道出血。

（7）白内障：在长期大剂量使用糖皮质激素的情况下，可能会导致白内障的发生。

（8）心血管问题：由于 AIHA 引起的慢性贫血，心血管系统可能会受到影响，包括心脏扩大和心脏负担增加。

4. wAIHA 的治疗

（1）一线治疗

1）糖皮质激素：一线治疗的首选药物是糖皮质激素，通常使用泼尼松等药物。初始剂量通常为 0.5 ~ 1.5mg/（kg·d），根据患者的具体情况可能会使用不同的糖皮质激素，如地塞米松、甲泼尼龙等。

2）糖皮质激素联合利妥昔单抗：最近的研究表明，糖皮质激素联合利妥昔单抗（一种生物制剂）在治疗 wAIHA 中表现出很高的疗效。联合疗法已被证明比仅使用糖皮质激素更有效，而不良反应并未显著增加。利妥昔单抗的标准剂量通常是 375mg/m²，每周 1 次，共连续 4 周。

3）剂量逐渐减少：当患者的血细胞比容超过 30% 或血红蛋白达到 100g/L 后，可以考虑逐渐减少糖皮质激素的剂量。如果在推荐的治疗剂量下治疗 3 ~ 4 周仍未能达到这些目标，可以考虑二线治疗。

（2）急性重型 wAIHA 的治疗：在急性重型 wAIHA 的情况下，可能需要更大剂量的糖皮质激素，如甲泼尼龙（100 ~ 200mg/d），以控制疾病。

（3）二线治疗

1）利妥昔单抗：利妥昔单抗被广泛用于 wAIHA 的治疗，具有相对较高的有效率（约 79%）。利妥昔单抗的应用剂量有不同方案，包括标准剂量、固定大剂量和小剂量。标准剂量是 375mg/m²，每周 1 次，共 4 次。

2）其他免疫抑制药：如果糖皮质激素和利妥昔单抗仍无法有效控制 wAIHA，

可考虑使用其他免疫抑制药，如环孢素 A、西罗莫司、硫唑嘌呤、霉酚酸酯等，常需要与糖皮质激素联合使用。

（4）三线治疗

1）脾切除：对于难治性 wAIHA，脾切除是一个治疗选择。脾切除的有效率约为 70%，但可能会增加患者感染风险，特别是严重感染的风险。

2）其他药物：环磷酰胺、达那唑、硼替佐米等也可以在三线治疗中考虑，通常需要根据患者的具体情况和临床判断来确定使用哪种药物。

5. wAIHA 危急重症处理

（1）输血：输血通常根据患者的具体情况来决定。原则上，如果没有输血禁忌，应根据患者的贫血程度来考虑输血。对于急性且重症的患者，应采用交叉配型排除同种异体抗体，然后慢速输注红细胞。同时，需注意进行碱化、水化和利尿，以降低潜在的血液黏稠度。

（2）危急重症药物治疗：针对血红蛋白低于 60g/L 和 / 或血流动力学不稳定的患者，需要积极干预。

1）糖皮质激素（甲泼尼龙）：大剂量的静脉输注甲泼尼龙可用于迅速提高血红蛋白水平。推荐的剂量为 100 ~ 200mg/d，通常连续使用 7 ~ 10 天，或者更大剂量（250 ~ 1000mg/d）连续使用 1 ~ 3 天。这有助于迅速抑制自身免疫反应。

2）静脉注射免疫球蛋白（IVIg）：在存在感染的情况下，可以考虑使用 IVIg，推荐剂量为 0.4g/（kg·d），连续使用 5 天。IVIg 对于纠正免疫系统异常有一定的作用。

3）利妥昔单抗：如果上述治疗措施一周内无效，可以考虑使用利妥昔单抗。剂量通常为 375mg/m²，每周 1 次，连续治疗 4 周。利妥昔单抗是一种生物制剂，用于抑制 B 细胞，以减少自身抗体的产生。

（3）血浆置换（PEX）：血浆置换是通过清除异常抗体和其他炎症介质来改善患者的血液状况。它可以迅速控制自身免疫性溶血，但通常被用作其他治疗措施无效或不可行时的选择。

（4）抗凝治疗：如果患者有血栓高危因素，且没有禁忌证，可考虑使用低分子量肝素预防血栓形成。

6. 冷抗体 AIHA（cAIHA）的治疗　cAIHA 是一种罕见的自身免疫性溶血性贫血，通常由 IgM 类型的自身抗体引起，这些抗体在低温下（通常在 4 ~ 30℃）会激活免疫反应。治疗 cAIHA 的目标是减轻贫血症状和改善患者的生活质量。

（1）避免寒冷：患者应避免低温环境，穿足够的保暖衣物，特别是在寒冷天气中。这是最基本的治疗措施，可减轻 cAIHA 的症状。

（2）输血：对于贫血症状严重的患者，可能需要输血来提高血红蛋白水平。在输血过程中，要注意保持血液制品的温度以防止进一步的冷凝集素激活。

（3）药物治疗：对于症状明显且需要进一步干预的患者，可以尝试以下药物治疗。

1）糖皮质激素（泼尼松）：在一些轻度症状的 cAIHA 患者中，口服糖皮质激素可能有帮助。

2）免疫抑制药：对于需要更强效治疗的患者，免疫抑制药如环孢素 A 或氮芥可能被使用，尤其是当糖皮质激素治疗不奏效时。

3）利妥昔单抗：对于顽固性 cAIHA，利妥昔单抗可能是一个有效的治疗选择。它可用于抑制 B 细胞，减少自身抗体产生。

7. **混合型 AIHA 的治疗**　混合型 AIHA 通常表现为同时存在温抗体型和冷抗体型。治疗策略将取决于主要病情的特点，即是温抗体还是冷抗体导致的贫血。

（1）对于温抗体型 AIHA 的治疗，通常遵循原发性 AIHA 的治疗原则，包括高剂量的糖皮质激素和可能的免疫抑制药。

（2）对于冷抗体型 AIHA 的治疗，参考上述 cAIHA 的治疗方法，避免寒冷和保持患者温暖是关键，输血可能是必要的。

8. **冷凝集素病（CAD）的治疗**　CAD 是一种罕见的溶血性贫血，通常由冷凝集素引起，这种凝集素在低温下引起溶血。治疗 CAD 的措施如下。

（1）避免寒冷：像 cAIHA 一样，避免低温环境对 CAD 患者非常重要。

（2）输血：如果贫血严重，患者可能需要输血。

（3）免疫抑制药：对于严重病例，免疫抑制药如环孢素 A 或其他治疗可能有助于控制溶血。

（4）补体抑制药：最近的药物如雷夫利珠单抗、Pegcetacoplan 和依库丽单抗已经被证明对部分 PCH 患者有效。这些药物可以帮助控制溶血事件。

（五）护理诊断

1. **氧合不足**

（1）目标：确保 AIHA 患者的足够氧合和呼吸管理。

（2）特征：监测患者的呼吸频率和质量，特别关注贫血加重时的氧合情况。提供必要的辅助通气设备，如氧气或呼吸机，以维持良好的氧合水平。

（3）相关因素：贫血的严重程度、患者的基础健康状况和呼吸系统的功能。

2. 贫血

（1）目标：监测和管理 AIHA 患者的贫血状态。

（2）特征：定期检查血红蛋白水平和血细胞比容（HCT），根据贫血的程度和症状采取相应的治疗措施，如输血或药物治疗。

（3）相关因素：AIHA 的活动性、贫血对患者日常生活的影响和治疗反应的评估。

3. 药物治疗管理知识不足

（1）目标：确保 AIHA 患者按照医嘱规定正确使用药物治疗。

（2）特征：监测药物治疗的效果和潜在的不良反应，特别是对于使用糖皮质激素、免疫抑制药或单克隆抗体的患者。

（3）相关因素：患者对药物治疗的依从性、可能的药物相互作用和个体化的治疗需求。

4. 感染

（1）目标：减少 AIHA 患者因免疫抑制治疗而面临的感染风险。

（2）特征：实施预防感染的策略，如维持良好的卫生习惯、及时接种疫苗和早期识别感染症状。

（3）相关因素：免疫抑制治疗的类型和强度、患者的免疫状态和生活环境的影响。

5. 情感和心理支持不足

（1）目标：提供 AIHA 患者情感和心理上的支持。

（2）特征：提供心理辅导、支持小组等服务，帮助患者及家属应对疾病和治疗带来的情感压力。

（3）相关因素：疾病诊断对患者情绪的影响、治疗的长期性和复杂性。

（六）护理评估和护理措施

1. 定期检查　对于患有 AIHA 的患者，定期的医学检查和监测是至关重要的。这包括定期抽血检查、血常规、免疫学检查、骨髓检查等，以评估贫血程度和疾病活动水平。

2. 监测贫血程度　贫血的程度通常通过血红蛋白（Hb）和血细胞比容（HCT）来衡量。监测这些指标的变化可以帮助医生了解病情的发展和治疗的效果。

3. 溶血标志物　监测患者的溶血标志物，如胆红素水平和血清 LDH（乳酸脱氢酶）水平，以确定溶血的程度和疾病活动水平。

4. **免疫学检查**　对于某些 AIHA 的亚型，特别是冷凝集素型 AIHA（cAIHA）、原发性冷凝集素病（CAD）和继发性冷凝集素综合征（CAS），三者临床表现均为冷凝集素（CA）介导的溶血性贫血及周围循环症状，免疫学检查可能有助于确定不同种类的冷凝集素疾病免疫特征，指导治疗。

5. **监测药物治疗**　如果患者正在接受药物治疗，如糖皮质激素、免疫抑制药或单克隆抗体，医生需要监测治疗的效果和不良反应。这可能包括定期检查肝功能、肾功能和其他相关生化指标。

6. **监测感染风险**　由于 AIHA 的患者可能会接受免疫抑制治疗，因此需要密切监测感染的风险。患者应定期检查发热、咳嗽、喉咙痛和其他感染症状，以便及早干预。患者应避免接触已知感染源，并严格遵循卫生措施。

7. **保持温暖**　对于 cAIHA 的患者，避免低温环境非常重要。穿足够的保暖衣物，特别是在寒冷天气中。

8. **情感支持**　AIHA 可能对患者的生活产生重大影响，因此情感支持和心理辅导也非常重要。

三、抗磷脂综合征

抗磷脂综合征（antiphospholipid syndrome，APS）是一种独特的自身免疫性疾病。在这种疾病中，患者体内产生一组名为抗磷脂抗体的自身免疫物质，其中包括抗心磷脂抗体（aCL）、β2 糖蛋白 Ⅰ 抗体（anti-β2 glycoprotein Ⅰ antibodies，anti-β2GPI）和磷脂脂质抗体等。这些抗体的存在使得患者血液易于凝结，从而增加血栓形成的风险，可导致血管中的异常凝血。这种综合征可以发生独立或与其他自身免疫性疾病，如红斑狼疮、关节炎共存。

（一）临床表现

抗磷脂综合征的临床表现多样，其中最显著的包括血栓形成，不仅可能发生在静脉系统，还涉及动脉系统，如卒中、心脏病和深静脉血栓形成等。此外，抗磷脂综合征还表现为多个器官系统的受损，包括皮肤、神经系统、心血管系统等，为患者带来广泛的不适。

1. **血栓事件**　患者可能容易出现深静脉血栓、肺栓塞、卒中和心脏瓣膜炎。这些血栓事件可能严重威胁生命。

2. **子痫前期和妊娠相关并发症**　抗磷脂综合征在孕妇中可能导致习惯性流

产、子痫前期、胎儿死亡、早产和胎儿生长受限。

3. **血小板减少和出血倾向** 抗磷脂抗体可能影响血小板的功能，导致出血倾向。

4. **皮肤损伤** 患者可能出现皮肤溃疡、深部静脉血栓形成和皮肤坏死。

5. **神经系统症状** 卒中、脑血栓形成和癫痫发作是可能的神经系统并发症。

（二）诊疗评估

APS 的诊断通常需要满足标准抗磷脂抗体的阳性结果，并结合相关临床表现。这包括至少两次检测抗磷脂抗体阳性结果，间隔 12 周，并且出现相关的临床表现，如血栓事件或反复的胎儿死亡。

（三）分类

根据临床特征，抗磷脂综合征可分为原发性（孤立性）和继发性（与其他自身免疫疾病共存）两种类型。

（四）治疗

抗磷脂综合征的治疗旨在预防血栓事件和减轻症状。治疗方面主要以抗凝为主，包括使用抗凝药物，如华法林，以预防血栓形成。综合治疗策略也需关注患者的全面健康，并定期进行随访和监测。治疗方案具体如下。

1. **初级预防**

（1）无症状 aPL 携带者：对于高风险抗磷脂抗体（antiphospholipid antibody，aPL）携带者，推荐使用小剂量阿司匹林（LDA）（75～100mg/d）进行初级预防。

（2）SLE 患者：①高风险 aPL 配型，推荐使用 LDA。②低风险 aPL 配型，可以考虑使用 LDA。

2. **二级预防（抗凝治疗）**

（1）静脉血栓首次发生：①推荐使用维生素 K 拮抗药（VKA）［目标国际标准化比率（INR）2～3］治疗。②三联阳性患者避免使用利伐沙班。③对于 INR目标无法达到的患者或对 VKA 不耐受的患者，可以考虑使用直接口服抗凝剂（DOACs）。

（2）首次动脉血栓：①推荐使用 VKA，目标 INR 2～3 或 INR 3～4。②对于高出血风险的患者，可以考虑在 VKA 治疗中添加 LDA。

3. 静脉血栓的复发

（1）INR 2～3 达标的患者：对于有复发静脉血栓的患者，应考虑评估和教育患者对 VKA 治疗的依从性，并进行频繁的 INR 检测。

（2）INR 达标的患者：如果已达标，可以考虑添加 LDA、增加 INR 目标至 3～4 或切换至低分子量肝素（LMWH）。

4. 动脉血栓的复发

（1）INR 2～3 或 3～4：推荐使用 VKA，根据患者出血和复发风险考虑 INR 目标。

（2）INR 2～3＋LDA：对于个别患者，可以考虑使用 VKA＋LDA。

（3）不推荐利伐沙班：不建议在具有三联阳性的患者中使用利伐沙班。

5. 灾难性抗磷脂综合征（catastraphic antiphospholipid syndrome，CAPS）的治疗

（1）早期诊断和治疗感染：早期诊断和治疗感染，减少或避免抗凝治疗的中断，特别是在围手术期。

（2）一线治疗：对于 CAPS 患者，推荐使用糖皮质激素、肝素和血浆置换或 IVIg 的联合治疗。

（3）难治性 CAPS：对于难治性 CAPS，可能考虑 B 细胞耗竭（如利妥昔单抗）或补体抑制（如依库珠单抗）治疗。

6. 产科 APS 的治疗

（1）高风险 aPL 配型孕妇：孕期考虑使用 LDA（75～100mg/d）。

（2）仅有产科 APS 史的女性：①重复自然流产史，推荐 LDA 和低剂量肝素的联合治疗。②早产史，考虑使用 LDA 或 LDA 和低剂量肝素。

（3）"标准"产科 APS 患者：推荐在妊娠期间使用 LDA 和治疗剂量肝素的联合治疗。

（五）护理诊断

1. 血栓形成

（1）目标：早期发现和干预可能导致血栓形成的因素，降低血栓风险。

（2）特征：①血栓性疾病的既往病史。②下肢肿胀或疼痛。③静脉压痕迹或深静脉血栓症状。

（3）相关因素：长期卧床或手术后康复，年龄因素，患者体重指数（BMI）高。

2. 出血风险

（1）目标：评估患者的出血风险，采取措施预防潜在的出血并保护患者安全。

（2）特征：①出血史或出血风险因素，如溃疡、血小板减少等。②易淤血的皮肤瘀斑或瘀点。③不明原因的贫血或血红蛋白下降。

（3）相关因素：抗凝药物使用，消化系统疾病，过度活动或外伤。

3. 药物治疗依从性差

（1）目标：确保患者遵循药物治疗计划，提高治疗效果。

（2）特征：①患者提出对药物治疗的疑虑或困惑。②漏服药物或不规律用药。③患者对药物治疗计划的理解水平。

（3）相关因素：药物副作用，复杂的治疗方案，经济或社会因素影响。

4. 心理支持不足

（1）目标：为患者提供情绪上的支持，减轻焦虑和紧张。

（2）特征：①患者表达对疾病的情绪反应，如抑郁或沮丧。②社交隔离或情感孤立的征象。③患者对治疗方案或疾病进程的恐惧。

（3）相关因素：家庭支持系统，患者个人健康信念，心理疾病历史。

5. 患者教育不足

（1）目标：向患者及家属提供关于疾病、治疗和自我管理的全面教育。

（2）特征：①对疾病和治疗计划的了解水平。②患者对药物副作用、饮食、运动等方面的认识程度。③是否参与自我管理和预防措施。

（3）相关因素：文化背景，语言沟通能力，健康素养水平。

（六）护理评估和护理措施

1. 血栓形成风险

（1）定期监测患者的静脉压痕迹和深静脉血栓症状。

（2）促进患者进行适度的运动，预防下肢静脉血栓形成。

（3）根据医嘱提供抗凝治疗，以降低血栓形成的风险。

2. 出血风险评估和预防

（1）定期评估患者的出血风险因素，包括实验室指标和临床表现。

（2）向患者提供关于避免出血风险的教育，包括注意饮食、避免损伤等。

（3）与医疗团队合作，调整抗凝治疗方案，以平衡抗凝和出血风险。

3. 药物治疗遵从性

（1）与患者进行药物治疗计划的沟通，解答疑虑和困惑。

（2）提供用药提醒服务，帮助患者保持规律用药。

（3）定期复查患者对药物治疗计划的理解，调整教育策略。

4. 心理支持

（1）与患者建立良好的沟通关系，倾听其情绪和顾虑。

（2）鼓励患者参与支持小组或心理咨询服务。

（3）提供心理治疗和支持，以促进情绪调适。

5. 患者教育

（1）提供关于疾病与治疗的书面资料和多媒体资源。

（2）解释药物的作用、副作用和正确用药方法。

（3）指导患者制订健康生活计划，包括饮食、运动和压力管理。

四、血栓性血小板减少性紫癜

血栓性血小板减少性紫癜（thrombotic thrombocytopenic purpura，TTP）是一种罕见而严重的血管微血管疾病，其主要特征包括微血管病性溶血性贫血（microangiopathic hemolytic anemia，MAHA）、血小板减少、神经精神症状、发热和肾脏受累。TTP 的发病机制涉及血管性血友病因子（vWF）裂解酶（ADAMTS13）活性缺乏，导致内皮细胞异常释放的超大分子 vWF（UL-vWF）不能及时降解，进而引起微血管内血栓形成、微血管病性溶血，导致器官缺血、缺氧及功能障碍。

TTP 可分为遗传性 TTP（cTTP）和免疫性 TTP（iTTP）。cTTP 由 *ADAMTS13* 基因突变引起，常在感染、炎症或妊娠等促发因素下发病。而 iTTP 则由患者产生抗 ADAMTS13 自身抗体引起，多为原发性，也可继发于感染、药物、肿瘤等。

（一）临床表现

1. **出血**　以皮肤和黏膜出血为主，严重者可有内脏出血。

2. **微血管病性溶血性贫血（MAHA）**　患者通常会出现轻至中度的贫血，伴随黄疸。

3. **神经系统症状**　表现为神志不清、头痛、失语、抽搐、视力障碍和神经系统损害，表现出多变性和发作性特点。

4. **肾脏损害**　可能出现蛋白尿、血尿、管型尿，以及轻度的血尿素氮和肌酐升高。

5. **发热**　体温 > 37.5°C。

6. 其他 胸痛、腹痛、乏力、关节痛、肌肉痛等其他器官损伤的临床表现。

（二）诊疗评估

确诊 TTP 通常需要综合临床表现、血液检查（血小板计数、贫血指标等）、测定 ADAMTS13 活性、抗 ADAMTS13 抗体等多项实验室检查。实验室检查对 TTP 的诊断至关重要。血常规和血涂片检查显示贫血和血小板减少，血浆中 ADAMTS13 活性显著降低。其他检查包括血生化、凝血、溶血相关检查和 *ADAMTS13* 基因检测。

（三）分类

TTP 根据病因和 ADAMTS13 活性不同分为 cTTP 和 iTTP。cTTP 通常与基因突变相关，而 iTTP 多为自身免疫性疾病。

（四）治疗

对于 TTP 患者，早期干预和综合治疗是提高存活率和改善预后的关键。在高度怀疑 TTP 的情况下，立即采取治疗措施以避免病情进展。治疗 TTP 的主要目标是纠正血小板减少和微血管内血栓形成，以保护重要器官。

1. 治疗方法 包括如下几种。

（1）治疗性血浆置换：是急性 TTP 的首要治疗方法，通过清除异常蛋白质和提供缺失的 ADAMTS13 来恢复血液正常。

1）适应证：适用于 iTTP 治疗和高度怀疑 TTP 的急性阶段。

2）置换液：使用新鲜（冰冻）血浆，每次 2000~3000ml 或 40~60ml/kg，每日 1~2 次。

3）持续时间：直至症状缓解、血小板计数连续 2 天恢复正常后逐渐延长置换间隔。

4）血浆置换停止时间：若患者对连续血浆置换治疗 5 次未见明显反应，不建议过早停止血浆置换。

（2）糖皮质激素：可减轻炎症反应和抑制自身免疫反应。

1）适应证：主要用于 iTTP 的治疗。

2）药物选择：可选用甲泼尼龙（80~120）mg/d 或地塞米松（15~20）mg/d 静脉输注。

3）逐渐减量：病情缓解后可过渡至泼尼松 1~2mg/（kg·d）并逐渐减量至停用。

4）注意事项：使用糖皮质激素需考虑患者伴有的其他疾病和不良反应。

（3）利妥昔单抗：用于降低 ADAMTS13 抑制物或 IgG 抗体效价。

1）适应证：用于 iTTP 急性发作期，可提升治疗有效率、降低早期死亡率、减少复发率。

2）推荐剂量：375mg/m² 每周 1 次，连续应用 4 周。

3）使用时机：推荐在血浆置换后开始使用，与下次血浆置换间隔 20~24 小时。

（4）卡普赛珠单抗：用于预防微血管内微血栓形成。

1）机制：阻断 vWF A1 区与血小板糖蛋白 GP Ⅰ b 结合，预防小动脉和毛细血管内微血栓形成。

2）使用时机：iTTP 发病早期使用，可最大限度获益。

3）剂量和使用：首次 10mg 静脉输注，次日起每日 10mg 皮下注射，停止血浆置换后继续使用 30 天。

（5）大剂量静脉注射免疫球蛋白：用于难治性 TTP 患者或多次复发的病例，效果不如血浆置换。

（6）其他免疫抑制药：可用于难治性 TTP 患者。

1）选择：对于利妥昔单抗无效或复发的 iTTP 患者，可选择硼替佐米、环孢素 A 等。

2）硼替佐米剂量：1.3mg/m² 皮下注射，每疗程 4 次。

3）环孢素 A 剂量：3~5mg/（kg·d），根据血浆浓度调整剂量。

（7）乙酰半胱氨酸：在血浆置换后使用，具有一定辅助治疗作用。

1）作用：为还原型谷胱甘肽的前体，可辅助治疗。

2）剂量：常用 8g/d，缓慢静脉输注。

（8）其他治疗措施

1）血小板输注：不建议高度疑似 TTP 患者进行血小板输注，但在出现危及生命的重要器官出血时可考虑。

2）预防性血浆输注：适用于 cTTP 患者的预防性治疗，输注间隔根据患者血小板计数变化而定。

3）重组人 ADAMTS13：目前已进入Ⅲ期临床研究，适合 cTTP 患者的预防性治疗。

4）抗血小板药物：iTTP 患者病情稳定后可选用潘生丁或阿司匹林，对减少复发有一定作用。

5）支持治疗：多器官损害时，需要及时支持各器官功能。

2. 治疗注意事项

（1）TTP 需根据患者的临床情况和实验室检查结果进行个性化治疗。

（2）血浆置换是治疗的核心方法，但患者的反应可能不同。

（3）复发的 iTTP 可能需要长期的维持治疗。

（4）妊娠期间的 iTTP 可能需要特殊的预防性治疗。

3. 治疗中的并发症 TTP 可以导致多器官受损，并发症包括内脏出血、肾功能不全、神经系统损害以及其他器官损害。重要的是及早确诊和治疗 TTP，因为这种疾病进展迅猛，及时干预可以显著提高生存率和预防长期并发症。患者应根据医护人员的建议，接受治疗和监测。

（五）护理诊断

1. 出血高风险

（1）目标：预防和监测出血并发症，维持适当的血小板计数。

（2）特征：出血瘀斑、紫癜、鼻出血等。血小板计数下降，凝血功能异常。

（3）相关因素：血小板消耗，全身炎症反应。

2. 液体缺失

（1）目标：维持足够的液体体积，防止低血容量状态。

（2）特征：低血压、心率增加，尿量减少。血浆置换后液体平衡紊乱。

（3）相关因素：微血管血栓形成导致的组织灌注不足，血浆置换治疗引起的电解质和液体改变。

3．感染高风险

（1）目标：预防和监测感染，提高免疫力。

（2）特征：发热、感染征象。白细胞计数下降，免疫抑制治疗后感染风险增加。

（3）相关因素：免疫抑制治疗，局部和全身免疫失调，长期静脉导管使用导致的感染易发性。

（六）护理评估和护理措施

1. 一般护理

（1）病情观察

1）评估内容：观察皮肤、黏膜出血部位及范围，记录出血量，监测化验结果。

2）护理措施：及时处理出血症状，与医疗团队分享关键信息。

（2）休息与活动

1）评估内容：根据血小板计数，调整活动水平，血小板计数低于 $50 \times 10^9/L$ 时减少活动，增加卧床休息时间，出血严重者应绝对卧床休息，防止身体受外伤。

2）护理措施：提供必要的卧床护理，预防外伤，确保患者安全。

（3）营养

1）评估内容：了解患者的饮食偏好和进食状况。

2）护理措施：提供易消化、半流质饮食，避免硬、粗糙食物，维持排便通畅。

（4）心理和社会支持

1）评估内容：了解患者的心理状况和社会支持系统。

2）护理措施：提供心理支持，建立信任关系，协助患者及家属应对疾病的心理冲击。

（5）糖皮质激素应用

1）评估内容：监测患者对糖皮质激素的反应。

2）护理措施：按医嘱准确给予糖皮质激素，监测不良反应，提供患者教育。

2. 用药护理

（1）评估内容：定期监测患者的血常规和生化指标。

（2）护理措施：遵循医嘱，密切观察药物不良反应，提供药物管理和患者教育。用药过程中要正确执行医嘱，密切观察药物不良反应。长期使用糖皮质激素可引起医源性皮质醇增多症，出现身体外形的变化、胃肠道反应或出血、诱发或加重感染、骨质疏松等。应向患者进行必要的解释，并指导患者餐后服药、自我监测粪便颜色，积极采取措施预防各种感染，监测骨密度或遵医嘱预防性用药等。静脉注射免疫抑制药或大剂量免疫球蛋白时，要注意保护局部血管并密切观察，一旦发生静脉炎要及时处理。

3. 出血的护理

（1）评估内容：观察患者出血部位，注意出血征象。

（2）护理措施：预防人为造成的出血，教育患者自我观察，保持患者出血部位的清洁。应使用软毛牙刷刷牙，血小板低时不刷牙，可用漱口水漱口。平时不留长指甲，禁用牙签剔牙、手挖鼻孔、掏外耳道、搔抓皮肤等。不用力咳嗽、擤鼻涕。注意保持大便通畅。活动时注意动作轻柔缓慢，避免磕碰自己。不要使用水果刀、剃须刀等锐利器具。饮食要易消化，避免辛辣刺激及坚硬带刺食物。注意保持心情愉快，避免精神刺激。避免用眼过度诱发眼底出血，保持大便通畅，避免剧烈运动及用力排便等引起颅内压升高导致颅内出血的因素。男患者剃须时应选用电动剃须刀。教会患者自我观察出血表现：①皮肤的任何部位出现瘀点、瘀斑。②鼻出血。③刷牙时牙龈出血。④大便的颜色为黑色。⑤出现以上情况时，请及时与医护人员联系，必要时马上就医，有明显出血倾向者，做好输血小板悬液和新鲜血浆的准备。

4. TTP 神经精神症状的护理

（1）护理评估

1）监测意识水平：①定期评估患者的意识状态，包括清醒度、定向力和反应性。②注意谵妄、意识障碍或其他神经症状的出现。

2）观察瞳孔反应：①定期检查瞳孔的大小、对光反应及是否对近物有反应。②注意瞳孔异常，如瞳孔不等大、对光反应迟钝等。

3）生命体征监测：①严密监测血压、脉搏和呼吸频率的变化。②注意是否存在生命体征不稳定、呼吸急促或过缓等情况。

4）情绪和行为变化：①观察患者的情绪波动、焦虑、抑郁或其他行为变化。②注意是否出现激动、躁动或者退缩等不寻常的行为。

（2）护理措施

1）临床观察：①进行定期的神经系统评估，及时发现和干预神经精神症状的变化。②注重细致入微的观察，包括言语表达、面部表情、肢体活动等。

2）呼吸道管理：①保持呼吸道通畅，预防舌后坠、窒息和误吸。②在必要时提供辅助通气支持，确保患者充分氧合。

3）情绪护理：①为患者创造安静、舒适的环境，减少刺激和噪声。②提供心理支持，与患者建立信任关系，鼓励患者表达情感。

4）安全防护：①对于躁动的患者，加设床档，防止坠床和意外伤害。②定期检查患者周围环境，确保没有可能导致意外的危险物品。

5）药物管理：①根据医嘱给予适当的镇静药物，帮助控制患者的神经精神症状。②注意监测药物的副作用和效果，调整剂量以达到最佳效果。

6）定期康复评估：①在患者稳定后，进行康复评估，制订个性化的康复计划。②协助患者进行康复训练，提高神经系统功能。

5. TTP 肾衰竭的护理

（1）护理评估

1）尿量和尿质监测：①持续监测患者的尿量，注意尿液的颜色、气味和透明度的变化。②评估是否存在少尿、无尿或尿液异常。

2）水电解质平衡：①监测血清电解质水平，特别是钠、钾、氯等。②注意是否存在电解质紊乱，如低钙、高磷等。

3）水肿和体重变化：①定期测量患者的体重，注意体重是否出现明显波动。②观察是否存在水肿，尤其是面部、手部、腿部的水肿。

4）高血压的评估：①监测患者的血压，评估是否存在高血压。②注意高血压对肾脏的影响，及时干预和调整抗高血压治疗。

（2）护理措施

1）卧床休息和水肿管理：①确保患者绝对卧床休息，尤其是在急性期。②提供适量的蛋白质，但限制钠摄入，以减少水肿的发生。

2）合理液体管理：①严格控制液体摄入和输出，维持体液平衡。②在需要时进行静脉输液，但要避免过量的液体负担。

3）电解质监测和调整：①定期监测患者的血清电解质水平，及时纠正任何异常。②根据医嘱调整补充电解质的方案，特别是钠、钾等。

4）高血压管理：①严密监测血压，按医嘱合理使用降压药物。②教育患者遵循饮食和生活方式的调整，以控制高血压。

5）监测尿液：①定期收集患者的尿液样本，检查尿液的颜色、透明度和血尿情况。②如发现异常，及时通知医疗团队。

6）监测肾功能指标：①定期检查患者的肾功能指标，包括血清肌酐和尿素氮。②根据检查结果调整治疗方案，包括药物管理和液体控制。

7）教育患者自我管理：①向患者提供关于饮食、液体控制和监测症状的教育。给予优质蛋白质以及含钠、钾量较少的食物，蛋白质摄入量应限制在0.8g/（kg·d），并适量补充必需氨基酸，提供足够的热量。对于高分解代谢或营养不良及接受透析的患者可给予高蛋白质流食。②强调患者及时就医和遵循医嘱的重要性。

6. **血浆置换的护理**　血浆置换术可以有效快速地提高 TTP 患者体内的 ADAMTS13 水平，同时在一定程度上去除 ADAMTS13 抗体或者抑制物及过量的超大分子量 vWF 多聚体，提高患者体内的 ADAMTS13 活性，进而明显改善患者总体生存率。血浆置换术的原则是：早期、足量、优质、联合。

（1）护理评估：确定患者是否适合血浆置换，监测血浆置换前后患者的生命体征。

（2）护理措施：提前准备置换所需物品，密切观察患者反应，记录数据并及时通知医疗团队。

1）血浆置换前准备：根据患者身高、体重、血细胞比容、病情等数据，准确计算血浆置换量，以保证出入量平衡。积极预防抽搐、麻木等不良反应，置换前准备好 10% 葡萄糖酸钙注射液、5% 葡萄糖注射液等药品。同时，对患者进行健康教育，说明血浆置换原理和治疗过程。强调该疗法的安全性和注意事项，安抚患者紧张、焦虑情绪，积极配合完成治疗。

2）置换中监测：置换过程中，密切监测血压、心率、呼吸等生命体征，同时观察患者意识、面色、出入量情况，客观准确记录数据；做好保暖工作，及时测量患者体温。发现患者出现面色苍白、低血压、头晕、寒战等情况，应立即补充血浆或补液，调低分离速度，观察患者症状改善情况。发现患者出现手足抽搐、口唇麻木等情况，应立即通知医生，按医嘱给予 10% 葡萄糖酸钙注射液口服或溶于 5% 葡萄糖注射液静脉滴注。置换过程中严格记录各数据，并在置换结束后告知医生，为下次血浆置换提供参考依据。

3）血浆置换后的护理：置换后严格按压穿刺点，并压迫止血 ≥ 30 分钟，避免局部出血、淤血。密切监测患者是否发生皮肤黏膜出血、鼻出血、视网膜出血等情况，及时处理，指导患者卧床休息，避免剧烈活动。做好管理维护。

五、肝素诱导的血小板减少症

肝素诱导的血小板减少症（heparin-induced thrombocytopenia，HIT）是一种罕见但严重的血液疾病，通常发生在接受肝素类抗凝药物治疗后。HIT 的发生由抗体介导，涉及免疫系统对肝素和血小板因子 4（PF4）复合物的异常反应，导致血小板减少和过度的血栓形成。HIT 的早期诊断和及时治疗对预防血栓并发症至关重要。患者的血小板计数应定期监测，特别是在接受肝素治疗期间。对于高度疑似 HIT 的患者，应尽早停用肝素并采取必要的治疗措施，以降低严重并发症的风险。因此，医疗团队需要对 HIT 的诊断和治疗有清晰的了解，以便提供有效的护理和支持。

（一）临床表现

HIT 的典型症状和表现如下。

1. **血小板减少**　最常见的症状是进行性和显著的血小板减少，通常在 5 ~ 14 天内出现。

2. 血栓形成　HIT 患者可能出现静脉或动脉内血栓，导致深静脉血栓症、肺栓塞、冠状动脉血栓或其他血栓相关并发症。血栓事件是 HIT 导致患者死亡和疾病严重并发症的主要原因，包括肢体缺血、心肌梗死、卒中等。

3. 皮肤损伤　HIT 患者可能有皮肤瘀斑、疼痛和坏死的表现。

4. 全身症状　发热、头痛、乏力、肌肉疼痛和寒战等全身症状。

（二）诊疗评估

诊断 HIT 通常基于患者的病史、临床表现和特殊实验室检查。这些检查包括血小板计数、肝素抗体检测、PF4 抗体检测，以及可能的血栓成像检查（如 CT 肺栓塞造影）。

（三）分类

HIT 可分为两个主要类型，即 HIT Ⅰ 型和 HIT Ⅱ 型，它们在发病机制、临床表现和处理方法上有显著差异。

1. HIT Ⅰ 型　HIT Ⅰ 型是一种相对良性的反应，通常与肝素的直接药理作用无关，发生在使用肝素后的 1~2 天。血小板计数通常轻度下降，但不低于正常水平。HIT Ⅰ 型不会导致血栓或出血事件，在不停用肝素类药物的情况下，患者通常能够自行康复，无须特殊处理。

2. HIT Ⅱ 型　HIT Ⅱ 型是一种严重的免疫相关性反应，与肝素使用相关，通常发生在接受肝素治疗 5~10 天后，其特征是急剧的血小板减少，常伴有严重的血栓并发症风险，如静脉和动脉血栓形成。对于 HIT Ⅱ 型，必须立即停用所有肝素类药物，包括低分子量肝素和普通肝素。治疗的关键是使用非肝素抗凝药物，如直接凝血酶抑制药阿哌沙班或比伐卢定，有时需要抗凝治疗。

（四）治疗

治疗 HIT 的主要目标是停用肝素、控制症状和预防进一步的血栓形成。

1. 治疗措施

（1）停用肝素：一旦 HIT 被诊断或高度怀疑，所有肝素类药物，包括普通肝素和低分子量肝素，应立即停用。这是关键的第一步，以防止进一步的血小板下降和减少血栓风险。

（2）使用非肝素类抗凝药物：对于 HIT 患者，非肝素类抗凝药物是治疗的关键。以下是一些主要的非肝素类抗凝药物。

1）比伐芦定：这是一种直接凝血酶抑制药，用于初始治疗和维持治疗。剂量需根据患者的肝肾功能和体重进行调整。

2）阿加曲班：也是一种直接凝血酶抑制药，可以用于初始治疗和维持治疗。剂量需根据患者的肝肾功能和体重进行调整。

3）磺达肝癸钠：主要用于维持治疗，可用于既往有 HIT 病史的患者或特殊情况，如妊娠合并急性或亚急性 HIT。也需要根据肾功能进行调整。

4）新型口服抗凝药（NOACs）：还在研究中，但初步研究表明 NOACs 可能是一种有效和方便的治疗选择，特别是利伐沙班。

（3）治疗期间的监测：患者在治疗期间需要定期监测血小板计数、凝血时间（如 APTT），以及抗凝药物的效果（如 INR）。这有助于调整治疗剂量以维持治疗效果。

（4）转换至华法林：一旦患者的病情稳定，血小板计数达到正常水平或者恢复至基线水平，可以考虑逐渐过渡到华法林治疗。华法林需要与非肝素类抗凝药物重叠至少 5 天，以确保连续的抗凝状态。

（5）患者教育和监测：患者需要接受教育，以确保他们理解治疗过程和药物的正确用法。此外，患者需要定期进行监测，以确保治疗的有效性和安全性。

（6）血栓风险管理：特别对于 HITT（HIT 伴随血栓并发症）患者，治疗不仅包括抗凝，还需要积极管理血栓风险。这可能包括抗凝治疗的延长。

（7）经皮冠状动脉介入干预

1）在 PCI 手术中，对于急性或亚急性 HIT 患者，建议使用比伐芦定或者阿加曲班代替肝素。尽量避免使用肝素或 LMWH。比伐芦定和阿加曲班是主要的抗凝药物选择。

2）持续抗凝：HIT 患者在 PCI 术后需要继续抗凝，可以短期内继续使用比伐芦定或阿加曲班。后续可以考虑使用其他药物，如磺达肝癸钠、华法林，或者新型口服抗凝药（NOAC）。

（8）心脏及血管外科手术

1）HIT 风险监测：患者在心脏外科手术或体外循环手术后，需要监测血小板计数。如果血小板计数在术后 4 天内显著下降并持续下降，应考虑 HIT 可能。

2）抗凝选择：对于急性或亚急性 HIT 患者进行心脏外科手术，推荐使用比伐芦定。如果患者必须接受手术，且无紧急需要，尽量推迟手术，直到 HIT 完全痊愈。对于有 HIT 病史且 HIT 抗体检测为阳性的患者，建议使用非肝素类抗凝药物。

（9）肾脏替代治疗：肾脏替代治疗患者，如透析前或透析过程中出现急性

HIT 或亚急性 HIT，建议使用阿加曲班作为替代抗凝药物。具体用药剂量根据治疗方式（连续性或间断性透析）有所不同。对于既往有 HIT 病史的患者，建议局部使用枸橼酸盐抗凝。

（10）妊娠期治疗：妊娠期需要继续抗凝的患者，通常使用低分子量肝素（LMWH）代替华法林。如果在妊娠期间发生 HIT，应立即停用肝素类药物，使用非肝素类抗凝药物治疗。

（11）既往 HIT 病史的患者抗凝药物选择：既往有 HIT 病史的患者再次接触肝素类药物时，发生 HIT 的风险较高。对于心脏手术，即使抗体检测已经为阴性，仍然推荐使用非肝素抗凝药物。对于其他情况，建议选择非肝素类抗凝药物，如比伐芦定或 NOAC。

（12）HIT 伴出血的风险评估：HIT 患者的血小板计数很少低于 20×10^9/L，出血较少见。不建议常规预防性输注血小板。但如果出现严重出血或需要侵入性干预措施，可以考虑输注血小板。必须在停用肝素后，采取非药物止血方式，如压迫、结扎或手术止血。

2. **治疗中的注意事项**
（1）停用肝素后，需要使用替代抗凝治疗，以避免血栓形成。
（2）临床症状的严重性和处理策略取决于患者的病情。
（3）遵循专业医生的建议进行治疗，避免自行停药或更改治疗方案。

3. **治疗中并发症**　HIT 的最严重并发症是血栓形成，可能导致心肌梗死、卒中、肺栓塞和其他血管事件。这些并发症可能威胁患者的生命，因此及早诊断和治疗至关重要。

（五）护理诊断

1. **出血风险**
（1）目标：减少 HIT 患者的出血并发症风险，确保安全护理环境。
（2）特征：可能需要接受其他抗凝治疗，出血倾向或手术后出血的历史。
（3）相关因素：血小板数量下降，使用抗凝治疗增加的出血风险，抗凝治疗需要调整。

2. **血栓风险**
（1）目标：降低 HIT 患者血栓形成的风险，特别是在 HITT 患者中。
（2）特征：血栓形成的高风险，可能出现血栓形成征象。
（3）相关因素：抗凝治疗的有效性和剂量，床旁锻炼和体位变换，患者的血栓形成风险评估。

3. **自我管理**

（1）目标：监测 HIT 患者接受的非肝素类抗凝治疗的药物剂量、效果和毒性。

（2）特征：使用比伐芦定、阿加曲班或磺达肝癸钠等非肝素类抗凝药物。

（3）相关因素：药物治疗的个体化管理，监测抗凝药物的抗凝效果和可能的不良反应，治疗期间的药物互动和调整需求。

（六）护理评估及护理措施

1. **监测血小板计数**　每日或更频繁地监测患者的血小板计数。血小板计数显著下降是 HIT 的早期征象。一旦血小板计数开始下降，需要更频繁的监测，以便及早发现并采取措施。

2. **观察出血倾向**　监测患者是否出现异常的出血，特别是在皮肤、黏膜或手术切口的出血。HIT 可能导致血小板功能紊乱，增加出血的风险。

3. **注意血栓事件**　HIT 的患者容易发生血栓事件，如静脉血栓、肺栓塞等。定期检查患者是否有与血栓相关的症状，如胸痛、呼吸急促或肢体肿胀。

4. **监测凝血功能**　监测凝血功能，包括部分凝血活酶时间（PTT）和活化部分凝血活酶时间（APTT）。这可以帮助确定患者是否需要抗凝治疗以避免血栓形成。

六、噬血细胞性淋巴组织细胞增生症

噬血细胞性淋巴组织细胞增生症（hemophagocytic lymphohistiocytosis，HLH）HLH 是一种由遗传性或获得性免疫调节功能异常引起的、表现为严重炎症反应综合征的疾病。它通常具有急性起病、高度炎症反应和噬血现象等特点，是一种迅速进展且高致死性的疾病，未经治疗的中位生存时间通常不超过 2 个月。HLH 的核心特点是免疫调节功能异常，导致淋巴细胞、单核细胞和巨噬细胞的过度激活、增殖和释放大量炎性细胞因子。这种免疫过度激活引发了严重的全身性炎症反应，表现为高热、血细胞减少、肝脾大，以及在肝、脾、淋巴结和骨髓组织中发现噬血现象。这些症状共同构成了 HLH 的临床特征。

HLH 是一种复杂多因素引起的疾病，其临床表现缺乏特异性，且病因复杂，包括遗传和获得性因素。对于原发性 HLH，众多基因缺陷可导致发病。继发性 HLH 与感染、肿瘤和免疫性疾病密切相关。在现代医学中，对 HLH 的分类和理解不断深化，为更好地诊断和治疗提供了指导。早期诊断和干预对于提高患者的生存率至关重要。

（一）临床表现

HLH 的临床表现缺乏特异性，因此易于误诊和漏诊。其主要临床特征包括发热、血细胞减少、肝脾大，以及在肝、脾、淋巴结和骨髓组织中发现噬血现象，还可能有中枢神经系统症状，如头痛、共济失调、昏迷，以及溶血、出血、淋巴结肿大、肝肾功能异常等症状。

（二）诊疗评估

HLH 的诊疗需要多学科专业知识的协作，包括儿科医生、血液学家、免疫学家、感染病专家等。最终，综合评估结果，医疗团队将制订个性化的治疗计划，包括控制炎症、处理潜在病因及进行造血干细胞移植等。及早而全面的诊断和评估对于提高 HLH 患者的存活率至关重要。下面是 HLH 诊疗评估的主要内容。

1. 临床评估

（1）病史采集：这包括询问患者的病史、家族病史、既往疾病史、药物使用史及旅行史。了解先前的免疫系统疾病、感染或药物暴露有助于确定 HLH 的可能诱因。

（2）体格检查：患者的体格检查通常会显示发热、肝脾大、淋巴结肿大及其他可能的症状。这些检查有助于确定 HLH 的典型表现。

2. 实验室评估

（1）血液检查：包括血细胞计数、血小板计数和血液生化指标。HLH 患者通常会出现贫血、血小板减少和异常的血液生化结果，如高铁蛋白水平。

（2）骨髓穿刺：通过骨髓穿刺检查，医生可以确定是否存在噬血现象。

（3）细胞毒性功能检查：包括检测 NK 细胞和细胞毒性 T 细胞（cytotoxic T cell，CTL）的功能。功能异常的 NK 细胞和 CTL 是 HLH 的一个标志。

（4）免疫学检查：包括测定溶酶体相关膜蛋白 CD107a 的 ΔCD107a、sCD25 水平及细胞因子谱检测。

3. 影像学评估 可能包括 CT 扫描、PET/CT 及其他影像学检查，用于评估淋巴结、脾和其他器官的情况。

4. 分子遗传学评估

（1）基因测序：对于原发性 HLH，进行基因测序是至关重要的，因为它可以揭示导致 HLH 的遗传缺陷。这有助于确定家族中的患病风险和指导治疗。

（2）HLH 相关基因的蛋白表达检测：某些 HLH 相关基因的蛋白表达检测可以用于快速鉴别原发性 HLH。

5. **病因诊断**　医生需要寻找可能导致 HLH 的潜在诱因，如感染、肿瘤、风湿免疫性疾病等。

（三）分类

HLH 可以分为两种主要类型：原发性（遗传性）和继发性（获得性）。

（1）原发性 HLH：原发性 HLH 由遗传性淋巴细胞毒功能受损或炎症活性相关基因缺陷引起。根据不同的致病基因和相关蛋白，原发性 HLH 分为几个亚型，包括家族性 HLH（FHL，包括 FHL-1~FHL-5）、免疫缺陷综合征相关 HLH（如GS-2、CHS、HPS-2）、X 连锁淋巴增生性疾病（XLP，包括 XLP-1 和 XLP-2），以及与 EB 病毒感染相关的 HLH。

（2）继发性 HLH：继发性 HLH 是由其他疾病如肿瘤、风湿免疫性疾病、感染等引发的严重免疫反应。这些疾病可能没有已知的 HLH 致病基因缺陷。常见的继发性 HLH 诱因包括恶性肿瘤、风湿免疫性疾病（如全身型幼年特发性关节炎、成人斯蒂尔病、SLE）、感染（尤其是 EBV 感染）及器官和造血干细胞移植、CAR-T 细胞治疗等。

（四）治疗

1. **治疗方法**　HLH 的治疗包括一线治疗、挽救治疗、维持治疗、allo-HSCT 和支持治疗。

（1）一线治疗

1）一线治疗的首选方案是 HLH-1994 方案。①包括依托泊苷（VP-16）和地塞米松，以及鞘内注射甲氨蝶呤和地塞米松。② VP-16：根据年龄调整剂量，通常为 $150mg/m^2$，前两周，1 周 2 次，之后递减。③地塞米松：根据年龄调整剂量，逐渐减量，为 $10mg/(m^2 \cdot d)$ 减至 $1.25mg/(m^2 \cdot d)$，治疗 8 周。

2）HLH-2004 方案：与 HLH-1994 方案类似，但在治疗初始就加入环孢霉素A（CsA）。

3）细胞因子靶向治疗和免疫治疗也可能用于一线治疗，具体选择可以根据患者情况和医师经验来确定。

（2）挽救治疗：对于患者在初始治疗后未能达到部分应答（partial response, PR）及以上疗效的难治性 HLH，可以考虑挽救治疗。挽救治疗方案包括 DEP 方案（脂质体多柔比星、依托泊苷、甲泼尼龙）、芦可替尼（ruxolitinib）、依帕伐单抗（emapalumab），或其他细胞因子靶向治疗。

1）DEP 方案：①由脂质体多柔比星、依托泊苷和甲泼尼龙组成。②可以应用于难治性 HLH 患者，总应答率达到 76.2%。

2）芦可替尼：JAK1/2 抑制药，单药治疗或与其他方案联用，可提高疗效。

3）依帕伐单抗：①干扰素 -γ 的单克隆抗体，有效中和 IFN-γ，控制过度炎症反应。②适用于原发性 HLH，治疗时间约 8 周。

4）其他：包括 CD52 单抗（阿伦单抗）、IL-1 受体拮抗药（阿那白滞素）等。

（3）维持治疗：针对原发性 HLH，仅推荐用于不能进行 allo-HSCT 的患者。一般包括依托泊苷和地塞米松。

（4）allo-HSCT：指征包括已证实为原发性 HLH、难治性 / 复发性 HLH 及严重中枢神经系统受累的 HLH。患者应及早开始寻找合适的供者，因为移植的时机对于预后至关重要。供者筛选需要考虑 HLA 位点相合度、年龄、健康状况及与受者相关的疾病风险。

（5）CNS-HLH 的治疗：对于确诊 CNS-HLH 的患者，应尽早给予鞘内注射甲氨蝶呤和地塞米松。

（6）支持治疗：感染、出血和脏器功能的支持治疗是重要的，对于多脏器功能不全的患者，需要根据具体情况进行脏器功能支持治疗，如血浆置换和连续性肾脏替代疗法。

1）感染：使用广谱抗生素治疗新出现的发热症状，同时进行感染的预防。

2）出血：维持血小板计数和正常凝血功能，必要时输血小板、凝血酶原复合物和新鲜冰冻血浆。

3）脏器功能：严密监测脏器功能，进行器官支持治疗，如血浆置换和连续性肾脏替代疗法。

2. 治疗中注意事项

（1）早期诊断和治疗：HLH 是一种进展迅速的高致死性疾病，因此早期的诊断和治疗至关重要。一旦怀疑 HLH，应立即开始相关检查和治疗。

（2）多学科团队：HLH 的治疗通常需要多学科团队的协作，包括血液学家、感染病专家、免疫学家、重症医学专家和移植医师。这有助于综合评估和管理患者。

（3）免疫抑制治疗的监测：如果使用免疫抑制药，如环孢霉素 A（CsA）或其他细胞因子靶向治疗，需要监测药物浓度，以确保患者在有效治疗下不会发生毒性反应。

3. 治疗中并发症

（1）感染：由于 HLH 患者的免疫系统失调，容易发生细菌、真菌、病毒和原虫感染。并且由于 HLH 治疗通常包括免疫调节药物和细胞毒性药物，患者更容易感染。因此，需要对患者进行感染的筛查，并采取预防措施，如抗生素预防和免疫球蛋白的使用。

（2）出血：由于凝血功能异常，HLH 患者易出现自发性出血。需要定期监测凝血功能，必要时输注血小板和凝血因子。

（3）脏器功能不全：由于 HLH 引起的炎症反应，肝、肾、心等多脏器可能受到损害。患者需要接受支持性治疗，如血浆置换和连续性肾脏替代疗法。

（4）治疗相关的毒性：HLH 的治疗通常包括细胞毒性药物，如依托泊苷和甲泼尼龙。这些药物可能引起毒性反应，如恶心、呕吐、骨髓抑制等。

（5）神经系统并发症：中枢神经系统受累的患者可能出现神经系统并发症，如癫痫、昏迷和神经系统功能障碍。需要专门的治疗，如鞘内注射甲氨蝶呤和地塞米松。

（6）HLH 复发：即使获得缓解，HLH 仍然可能复发。因此，患者需要继续接受维持治疗，同时积极寻找合适的供者进行 allo-HSCT。

（五）护理诊断

1. 高炎症反应风险

（1）目标：控制炎症反应，防止进一步组织损伤。

（2）特征：持续高热、全身不适、感染征象、炎症标志物升高。

（3）相关因素：数据支持的持续性高炎症状态。

2. 出血风险

（1）目标：预防和治疗出血，维持凝血功能正常。

（2）特征：血小板减少、凝血功能异常、自发性出血。

（3）相关因素：血小板数量明显减少，凝血因子和血浆蛋白异常。

3. 脏器功能损害

（1）目标：纠正生化异常，维持脏器功能。

（2）特征：生化指标异常，如肝酶升高、肾衰竭等；脏器功能的临床表现。

（3）相关因素：持续性高炎症状态，感染，药物。

4. 中枢神经系统受损

（1）目标：保持中枢神经系统功能，减轻症状。

（2）特征：意识障碍、癫痫、头痛等神经系统症状。

（3）相关因素：持续性高炎症状态，感染，药物。

5. 感染风险

（1）目标：预防感染，及时治疗已发生的感染。

（2）特征：免疫功能受损，易感染；白细胞计数低，感染征象。

（3）相关因素：免疫抑制状态，长期使用免疫抑制剂，医院内感染风险增加。

6. 精神心理困扰

（1）目标：提供心理支持，缓解患者焦虑与抑郁。

（2）特征：疾病导致的心理压力，焦虑、抑郁等。

（3）相关因素：患者情绪波动，可能出现严重的心理负担。

（六）护理评估和护理措施

1. 高炎症反应风险

（1）评估：监测体温、心率、呼吸频率，观察感染征象，定期检查炎症标志物。

（2）护理措施：确保清洁卫生，提供适当的抗感染治疗，监测炎症指标。

2. 出血风险

（1）评估：监测血小板计数、凝血酶原时间、APTT，观察自发性出血。

（2）护理措施：补充血小板、凝血因子，预防外伤，维持安静环境。

3. 脏器功能损害

（1）评估：监测生化指标（ALT、AST、肌酐等），观察尿量和颜色。

（2）护理措施：维持液体平衡，纠正电解质紊乱，监测器官功能。

4. 中枢神经系统受损

（1）评估：观察患者神经系统症状，进行神经系统检查。

（2）护理措施：维持呼吸道通畅，预防跌倒。

5. 感染风险

（1）评估：监测白细胞计数，注意感染征象。

（2）护理措施：保持环境清洁，严格手卫生，提供感染预防措施。

6. 精神心理困扰

（1）评估：观察患者情绪变化，进行心理评估。

（2）护理措施：提供心理支持，鼓励患者参与康复活动，提供心理咨询。

7. 药物治疗反应监测

（1）评估：定期监测血常规、生化指标，注意患者对药物的耐受性。

（2）护理措施：与医疗团队密切合作，调整药物剂量，关注患者的不良反应。

第五节　造血干细胞移植相关的危急重症

造血干细胞移植（HSCT）是一种治疗多种血液和免疫系统疾病的重要方法，但这个过程可能伴随着一系列危急重症。以下是与 HSCT 相关的一些危急重症。

一、移植物抗宿主病

移植物抗宿主病（graft versus host disease，GVHD）通常发生在进行骨髓移植或干细胞移植等免疫系统干预治疗后。这种情况通常在捐献者（移植物）的免疫细胞攻击受体（宿主）的身体组织时发生，从而导致一系列的临床表现和并发症。GVHD 的临床表现取决于其类型和严重程度。治疗方法通常包括使用免疫抑制药物以抑制免疫系统的异常反应，从而减轻症状和改善患者的生活质量。治疗也可能包括其他支持性治疗，如皮肤护理、感染预防和管理等。GVHD 是一种复杂的疾病，需要由专业医生进行综合评估和管理。在移植过程中，医疗团队会努力减少 GVHD 的风险，但有时它仍可能发生。因此，密切的监测和治疗是至关重要的。GVHD 分为急性 GVHD（aGVHD）和慢性 GVHD（cGVHD）。

1. aGVHD　这种类型的 GVHD 通常在移植后的前 100 天发生，以皮肤、胃肠道和肝等器官受累最常见。症状包括皮疹、腹泻、黄疸、恶心、呕吐等。aGVHD 是由移植物的 T 淋巴细胞攻击受体的组织引起的。

（1）临床表现

1）皮肤：这是 aGVHD 最常见的体征。患者可能会出现红色斑丘疹，通常从头颈部、耳后、面部和肩部开始，然后可以蔓延至手掌和足底。这些皮疹可能伴有轻微的瘙痒或疼痛。在严重情况下，症状可能包括大疱或表皮剥脱，需要与其他疾病如史 – 约综合征（Stevens-Johnson syndrome）鉴别。

2）胃肠道：这是 aGVHD 的第二大常见靶器官。上消化道急性 GVHD 可表现为食欲缺乏、体重下降、恶心和呕吐。下消化道急性 GVHD 则表现为水样腹泻、腹痛、便血，甚至可能导致肠梗阻。下消化道急性 GVHD 与移植后非复发相关死亡密切相关。

3）肝：肝急性 GVHD 可能导致胆汁淤积，表现为高胆红素血症，伴或不伴有转氨酶升高。在某些情况下，供者淋巴细胞输注（donor lymphocyte infusion, DLI）后急性 GVHD 患者可能只表现出转氨酶升高，这种情况有时被认为类似急性 GVHD。

4）其他表现：随着医疗技术的发展，近年来一些特殊病例显示急性 GVHD 也可能出现不典型症状，包括发热和影响中枢神经系统的症状。尽管这些症状在临床上较为罕见，但仍需要进一步的研究以确定它们是否属于急性 GVHD 范畴。

（2）诊疗评估

1）急性 GVHD 主要依赖于临床诊断，通常需要排除其他可能情况，尤其在 GVHD 表现不典型或治疗效果不佳时，鉴别诊断变得尤为重要。

2）对于皮肤 GVHD，鉴别诊断通常涉及排除其他可能引起皮疹的因素，如预处理毒性、药物性皮疹或感染性皮疹。在鉴别诊断困难时，皮肤活检可能有助于明确诊断。

3）针对上消化道 GVHD 的诊断，通常需要满足特定的症状标准，如食欲缺乏伴有体重下降，持续恶心至少 3 天，或每天至少 2 次呕吐持续至少 2 天。确诊通常需要通过胃或十二指肠活检来确定。

4）对于肝 GVHD 的诊断，通常需要排除其他引起高胆红素血症的原因，如预处理相关毒性、药物性肝损伤、肝窦阻塞综合征、脓毒症相关胆汁淤积和病毒性肝炎等。在疾病进展较快时，肝活检的使用需要谨慎权衡风险和潜在好处。

（3）aGVHD 分级：aGVHD 通常根据病情的严重程度进行分级。最常用的分度标准之一是改良的 Glucksberg 标准，它根据 GVHD 影响的器官严重程度对 GVHD 进行分级（表 2-17）。这些标准通常分为四个不同的等级：Ⅰ度、Ⅱ度、Ⅲ度和Ⅳ度。除了改良的 Glucksberg 标准，还有其他分度标准，如 IBMTR 标准（表 2-18）、西奈山急性 GVHD 国际联盟 GVHD 分级标准（表 2-19）。总体临床分级（基于最严重的靶器官受累程度）：0 级：无任何器官的 1~4 期病变；Ⅰ级：1~2 期皮肤病变，无肝脏、上消化道或下消化道受累；Ⅱ级：3 期皮疹和 / 或 1 期肝脏和 / 或 1 期上消化道和 / 或 1 期下消化道受累；Ⅲ级：2~3 期肝脏和 / 或 2~3 期下消化道受累，同时皮肤为 0~3 期和 / 或上消化道为 0~1 期；Ⅳ级：4 期皮肤、肝脏或下消化道受累，同时上消化道为 0~1 期。

表 2-17　改良的急性移植物抗宿主病（GVHD）Glucksberg 分级标准

分级	描述
1 级	皮疹面积 < 25%[a]，总胆红素 2 ~ 3mg/dl[b]，腹泻量 > 500ml/d[c] 或持续性恶心 [d]
2 级	皮疹面积 25% ~ 50%，总胆红素 3.1 ~ 6.0mg/dl，腹泻量 > 1000ml/d
3 级	皮疹面积 > 50%，全身红斑总胆红素 6.1 ~ 15.0mg/dl，腹泻量 > 1500ml/d
4 级	身红皮病伴大疱形成，总胆红素 > 15mg/dl，严重腹痛和 / 或肠梗阻

注：a. 使用 9 分法或烧伤图表确定皮疹程度；b. 以总胆红素表示范围（如果已经记录了导致总胆红素升高的其他原因，则将其降一级），1mg/dl = 17.1μmol/L；c. 腹泻量适用于成人，儿童（≤ 14 岁）患者腹泻量应基于体表面积计算（如果记录了腹泻的另一个原因，则将其降一级）；d. 持续恶心并有胃 / 十二指肠 GVHD 的组织学证据。

表 2-18　IBMTR 标准

等级	描述
A 级	1 期单纯性皮肤受累（25% 以下的体表面积出现斑丘疹），不累及肝脏和胃肠道
B 级	2 期皮肤受累；1 ~ 2 期肝脏或胃肠道受累
C 级	任一器官系统 3 期受累（全身性红皮病；胆红素 6.1 ~ 15.0mg/dl[a]；腹泻量 1500 ~ 2000ml/d）
D 级	任一器官系统 4 期受累（全身性红皮病伴大疱形成；胆红素 > 15mg/dl；腹泻量 > 2000ml/d 或腹部疼痛或肠梗阻）

注：a. 1mg/dl = 17.1μmol/L。

表 2-19　西奈山急性 GVHD 国际联盟 GVHD 分级标准

等级	描述
轻度	皮肤损害，黄疸（不超过 2 倍正常水平）
中度	皮肤损害，黄疸（2 ~ 3 倍正常水平），腹泻（500 ~ 1000ml/24h），体重损失（5% ~ 10%）
重度	皮肤损害，黄疸（> 3 倍正常水平），腹泻（> 1000ml/24h），体重损失（> 10%）
极重度	皮肤损害，黄疸，腹泻，体重损失，并有内脏损害，如胃肠道出血、感染、肺炎、中毒性肺炎等

（4）治疗概述

急性移植物抗宿主病（aGVHD）治疗的原则因严重程度而异。Ⅰ级 aGVHD 通常只需密切观察和局部治疗，而Ⅱ级及以上的 aGVHD 则需要系统治疗，特别是在非血缘供者移植和单倍体移植中，由于疾病进展迅速，因此应立即开始一线治疗。

1）一线治疗：常用甲泼尼龙作为一线治疗起始药物，剂量通常为 1mg（kg·d）或 2mg（kg·d），分 2 次静脉注射。治疗过程中还需调整环孢素（CsA）的血浆浓度，通常保持在 150～250μg/L。治疗有效时，GVHD 症状逐渐缓解；若激素无效或患者表现出激素耐药或依赖，则需转为二线治疗。

2）二线治疗：国际上尚无统一的二线药物选择流程，应鼓励患者参加临床试验。①芦可替尼：用于糖皮质激素耐药急性 GVHD 的治疗。多中心开放随机研究表明，芦可替尼治疗组 28 天的总反应率为 62%，明显高于对照组的 39%。成人推荐起始剂量为 10mg/d（分 2 次口服），3 天后若血液学参数稳定且无严重不良反应，可调整至 20mg/d。体重 ≥ 25kg 的儿童，初始剂量为 10mg/d；体重 < 25kg 的儿童，初始剂量为 5mg/d。主要不良反应包括血液学毒性和感染风险增加（特别是病毒感染）。②抗白细胞介素 2 受体抗体（IL-2RA）单抗：巴利昔单抗在中国的真实世界数据表明，对成人糖皮质激素耐药 aGVHD 的总有效率为 78.7%～86.8%，完全反应率为 60.9%～69.8%；在儿童单倍体移植后，糖皮质激素耐药的 aGVHD 总有效率为 85%，完全反应率为 74%。成人及体重 ≥ 35kg 的儿童每次 20mg，体重 < 35kg 的儿童每次 10mg，+ 1、+ 3、+ 8 天各给药 1 次，以后每周 1 次，根据病情调整次数。③ MTX：最早在中国应用于急性 GVHD 的治疗，二线治疗的有效率达到 94%，DLI 后 GVHD 的有效率为 100%，对于皮肤、胃肠道、肝脏 GVHD 的有效率分别为 100%、60%、71%。成人推荐剂量为每次 10mg，在 + 1、+ 3、+ 8 天各给药 1 次，以后每周 1 次，可静脉或口服给药，儿童患者酌情减量。主要不良反应为血液毒性和口腔溃疡，适用于血象良好且无口腔溃疡的患者。

3）其他治疗：①间充质干细胞（MSC）输注。MSC 是一群具有自我更新和多系分化的多功能细胞，独特的免疫调节作用使其在移植免疫方面有广泛应用前景。MSC 可通过促进调节性 T 细胞（Treg 细胞）增殖活化，调控 Th1/Th2 比例发挥免疫调节作用；也可通过上调 CD27 + 记忆 B 细胞数量、降低血清 B 细胞激活因子（BAFF）水平和促进 B 细胞表面 BAFF 受体表达而诱导免疫耐受。研究证实了其在多重耐药的急性 GVHD 中的有效性，总有效率可达 57%～73%。国内多中心前瞻性随机对照研究显示，间充质干细胞联合巴利昔单抗对糖皮质激素耐药 aGVHD 的疗效优于单药治疗。②其他潜在治疗方法。一些新兴的治疗方法正在进一步研究中，并有潜力成为未来的选择，包括粪菌移植、抗胸腺细胞球蛋白（ATG）、维多珠单抗（Vedolizumab）、托珠单抗（Tocilizumab）、英夫利昔单抗（Infliximab）、维布妥昔单抗（Brentuximab vedotin）和抗 CCR5 单抗等。其中，体外光动力治疗每周至少进行两次显示出较好的反应率且毒性较低。另外，输注 α-1 抗胰蛋白酶作为一种新方法，因其抗炎作用和对调节性 T 细胞的刺激作用也备受关注。近期的两项 Ⅱ 期试验显示，治疗 28 天后，完全反应率为 35%，总体反应率达到 60%。

2. cGVHD　这种类型的 GVHD 通常在移植后的 100 天后发生，但有时也可能在移植后的较早阶段出现。cGVHD 症状涉及多个器官系统，如皮肤、口腔、肝、眼睛、肺、生殖器、胃肠道和其他器官。症状可以包括皮疹、口干、肝功能异常、眼部干涩、呼吸问题、生殖器疼痛等。cGVHD 通常由不同类型的免疫细胞的异常反应引起。

（1）临床表现

1）皮肤症状：具体如下。①异色病：皮肤出现红色、紫色、褐色等不同颜色的斑块。②皮肤硬化样变：皮肤变得僵硬、厚实，导致活动度减少。③皮肤硬化性苔藓样变：皮肤呈现苔藓样的粗糙纹理。④皮肤溃疡：可能伴有疼痛和感染。

2）口腔和咽喉症状：具体如下。①口腔扁平苔藓样变：口腔黏膜脱屑、有白色斑块。②黏膜溃疡：可能导致吞咽困难和疼痛。③干燥感：口干、喉咙干燥。

3）眼部症状：具体如下。①干眼症：眼睛干燥、疼痛。②角膜病变：可能导致视力问题。

4）肺部症状：具体如下。①闭塞性细支气管炎：呼吸急促、气喘等呼吸问题。②需要进行肺功能实验和影像学检查。

5）肝症状：肝功能异常、黄疸、恶心、食欲缺乏。

6）胃肠道症状：具体如下。①食管狭窄：导致吞咽困难。②消化问题：腹痛、腹泻。

7）生殖器症状：生殖道糜烂，可能导致性交疼痛和出血。

8）关节和筋膜症状：具体如下。①筋膜炎：筋膜疼痛和僵硬。②关节僵硬和挛缩：关节活动受限。

（2）诊疗评估

1）临床评估：根据患者的症状和受累器官进行详细的临床评估。

2）诊断性征象：特定的症状如皮肤、口腔、生殖器症状，可作为诊断的依据。

3）区分性征象：区分 cGVHD 与急性移植物抗宿主病（aGVHD）的症状，因为治疗和管理方法不同。

4）辅助检查：可包括组织病理学检查、实验室检查如自身抗体、肺功能测试、肝功能测试，以协助诊断。

（3）分级：cGVHD 的分级通常根据美国国立卫生研究院（National Institutes of Health，NIH）的分级标准进行评估（表 2-20）。NIH 提供了详细的分级，以帮助医生确定患者的病情严重程度。这些标准包括外部症状（如皮肤、口腔、肝、眼部、肺部、生殖道、胃肠道、关节和筋膜症状）及影像学和实验室检查。

表 2-20　NIH 的 cGVHD 分级标准

等级	描述
0	无证据或疾病完全消退
1	微观改变或持续稳定，不需要治疗；有些患者可能处于治疗后稳定期
2	中度疾病，需要轻度治疗，如局部治疗或口服皮质类固醇
3	严重疾病，需要更强效的治疗，如口服皮质类固醇 ≥ 1mg/（kg·d）或其他免疫抑制药物；有时需要住院治疗
4	危及生命的疾病，需要紧急治疗，如高剂量皮质类固醇治疗、静脉注射免疫抑制药物或其他救治措施

（4）治疗概述：cGVHD 的治疗不一定所有患者都需要全身治疗。轻度患者可以选择观察或局部治疗；对于 ≥ 3 个器官受累或单个器官受累评分 ≥ 2 的中、重度患者，应考虑全身治疗。

1）一线治疗：以糖皮质激素联合或不联合钙神经磷酸酶抑制剂（CNI）为标准方案。常用的糖皮质激素包括泼尼松，推荐剂量为 1mg（kg·d），单次服用。糖皮质激素在有效控制 cGVHD 症状后应逐渐减量，糖皮质激素联合 CNI 时，建议优先减量糖皮质激素，其他免疫抑制剂每 2～4 周减量一次，持续时间 1～3 年。

2）二线治疗：当出现以下情况时，应考虑二线治疗。既往累及的器官损伤加重；出现新的器官受累；常规用药 1 个月症状无改善，或糖皮质激素治疗 2 周后病情进展，6～8 周无改善；2 个月内泼尼松未能减量到 1.0mg（kg·d）以下。常用药物及疗法包括如下几种。①甲氨蝶呤（MTX）：小剂量 MTX（5～10mg/m², 第 1、3 或 4、8 天给药）用于难治性 cGVHD，总缓解率 83.0%～94.7%。②芦可替尼（Ruxolitinib）：JAK1/2 抑制剂，推荐剂量为 10mg 每日 2 次。总有效率为49.7%，需注意感染及血液学不良反应。③伊布替尼（Ibrutinib）：BTK 抑制剂，推荐剂量 420mg/d。总缓解率为 67%，与糖皮质激素联合使用可减少糖皮质激素用量。④西罗莫司：mTOR 抑制剂，推荐剂量 2mg/d 口服（首剂加倍）。总反应率 59.3%，适合长期使用。⑤利妥昔单抗（Rituximab）：对难治性 cGVHD 有效，推荐剂量 375mg/m^2 每周 1 次，连用 4 周，总缓解率约为 65%。⑥伊马替尼（Imatinib）：抗纤维化药物，起始剂量 100mg/d，根据疗效调整，最大剂量 400mg/d。总缓解率 36% ~ 79%。⑦间充质干细胞（MSC）：推荐剂量 1×10^6/kg 每 2 周 1 次，共 2 ~ 4 次。缓解率 57.1% ~ 73.7%。⑧小剂量 IL-2：促进 Treg 细胞增殖，推荐剂量 1×10^6IU/m^2/d，疗程 8 ~ 12 周，有效率 52% ~ 61%。⑨ MMF：与 CsA、MTX、ATG 联合使用，缓解率 69% ~ 72%。⑩硫唑嘌呤（Azathioprine）：与糖皮质激素联合使用，降低失败率，但可能引发间质性肺炎和严重全血细胞减少。⑪沙利度胺（Thalidomide）：Ⅱ 期临床研究推荐剂量 100 ~ 160mg/d，总缓解率 50%。⑫体外光分离置换疗法（ECP）：对糖皮质激素抵抗型 cGVHD 有效，总缓解率 80%。

3）诊疗注意事项：①多学科协作，cGVHD 的诊疗需要造血干细胞移植专科医生主导，并结合多学科团队（MDT）的协作，进行综合诊断和治疗。②与感染鉴别，感染（如细菌、真菌、巨细胞病毒、EB 病毒）与 cGVHD 可能同时或相继发生，给诊断和治疗带来挑战。③长期管理，cGVHD 的治疗是一个长期过程，需要定期评估药物疗效，避免频繁更换药物，并实施综合管理措施（如感染预防、营养支持、功能锻炼、心理干预等），以提高患者的生活质量。

二、感染

移植后感染是 HSCT 和器官移植术后的常见并发症之一。它可能由各种细菌、真菌、病毒和其他微生物引起。这些感染的发生率高，因为在手术前和移植后，患者通常需要长期接受免疫抑制治疗，导致免疫系统受损。

1. 临床表现

（1）发热：这是最常见的感染症状。

（2）畏寒和寒战：发热时，患者可能感到畏寒，会出现寒战。

（3）疼痛和不适感：这些症状通常与感染部位有关，可能是头痛、肌肉疼痛或其他不适感。

（4）呼吸道症状：感染可以涉及呼吸道，导致咳嗽、喉咙痛、咳痰、呼吸急促等症状。

（5）泌尿道症状：如出血性膀胱炎或尿路感染的症状。

（6）消化系统症状：感染可以影响肠胃，导致腹痛、腹泻、恶心、呕吐等。

（7）皮肤症状：皮肤感染可以引发皮肤发红、肿胀、脓疱或溃疡。

（8）神经系统症状：有时，感染可导致神经系统症状，如意识改变或神经症状。

2. 诊疗评估

（1）临床评估：医生将根据患者的既往病史、用药史、症状和体征来初步判断可能的感染类型。

（2）病原学检查：这包括血培养、尿液分析、痰培养等，以确定感染的具体病原体。支气管镜检查和 / 或 CT 引导下的组织活检也可以帮助确诊。病原学诊断一直是血液病感染的难点，但宏基因组二代测序作为一种快速、不依赖于培养且无偏倚的诊断方法，被广泛应用于感染诊断领域，尤其对于难以培养或传统方法难以检测的病原体。

（3）影像学检查：X 线、CT 扫描等可用于评估感染部位的情况。

3. 分类

（1）细菌感染：细菌感染可能涉及不同部位，如呼吸道感染、尿路感染、伤口感染等。需要注意的是，虽然发生率相对较低，但结核和非结核分枝杆菌感染在血液病和干细胞移植患者中仍然是一个重要问题，因为它们难以诊断、治疗周期长，并且容易出现耐药。

（2）病毒感染：病毒感染可以包括呼吸道病毒、巨细胞病毒、BK 病毒、带状疱疹病毒等。造血干细胞移植后感染新冠病毒会显著增加患者的死亡风险。

（3）真菌感染：HSCT 后侵袭性真菌病最常见的病原体是曲霉，但也包括其他真菌，如念珠菌、毛霉目真菌、镰刀霉、尖端赛多孢菌、耶氏肺孢子菌和隐球菌，可能影响口腔、食管、皮肤等部位。

（4）其他病原微生物感染：包括寄生虫、支原体、真核微生物等。

4. 治疗概述

（1）治疗方法

1）抗生素治疗：对于细菌感染，抗生素是主要治疗方法。具体选择抗生素应根据感染类型和耐药性来确定。通常选用广谱抗生素，以覆盖多种潜在的致病菌。治疗时间取决于感染的类型和严重程度，通常需要在症状缓解后继续治疗，以确保根除感染。

2）抗病毒药物：针对病毒感染，如巨细胞病毒，需要使用抗病毒药物，如更昔洛韦、西多福韦、膦甲酸、马立巴韦或复合制剂。治疗的持续时间和药物的剂量取决于感染的严重程度。

3）抗真菌药物：针对真菌感染，通常需要使用广谱或特异性抗真菌药物，包括多烯类，如两性霉素B、制霉菌素；咪唑类，第一代如咪康唑，第二代如酮康唑；三唑类，第一代如氟康唑及伊曲康唑，第二代如伏立康唑及泊沙康唑；嘧啶类，如氟胞嘧啶；丙烯胺类，如特比萘芬、布替萘芬；棘白菌素类，如卡泊芬净及米卡芬净。选择哪种抗真菌药物取决于感染的真菌种类和药物的副作用，因为这些药物通常会影响肝肾功能。

4）免疫增强治疗：在某些情况下，需要调整或增加免疫抑制治疗，以帮助免疫系统抵御感染。这可能包括降低免疫抑制药的用量，如糖皮质激素或其他免疫抑制药物。这有助于允许患者的免疫系统更好地对抗感染，但也需要仔细地监测，以避免移植排斥。部分患者可能需要手术治疗。

5）疫苗接种：对于特定的感染，如流感、肺炎、疱疹病毒等，预防性疫苗接种也是一种治疗策略。这有助于预防一些常见的感染病例。但接种计划需要根据患者的具体情况进行个性化调整，患者应始终遵循医生的建议。疫苗接种时需要注意如下几点。①免疫抑制治疗：在某些情况下，移植患者可能需要减少或暂停免疫抑制治疗，以便接种疫苗时免疫系统可以充分反应。②避免活疫苗：通常不建议移植患者接种活疫苗，因为这些疫苗可能引发疾病。医生会指导患者避免接种这些疫苗。③保护措施：尽管接种可以提高免疫力，但移植患者仍然需要采取其他预防措施，如避免接触感染源、保持个人卫生等。

（2）治疗中注意事项和并发症

1）在治疗过程中，患者需要定期接受医生的监测和随访。这包括监测药物的效果和任何潜在的不良反应。同时，患者需要遵循医嘱，按时服药，避免过早停止治疗，以确保感染得到根治。如果出现治疗相关的不适或副作用，应及时告知医生。

2）移植患者在感染治疗期间可能面临一些并发症，如药物相关的肝肾毒性、免疫反应等。医生会根据患者的具体情况来处理这些并发症，可能需要进行肝肾功能监测，并调整治疗方案，以最大限度减少不适和不良反应。

三、移植后出血

移植后出血是HSCT患者常见的并发症之一。这种情况通常与移植前后的诸多因素有关，包括药物的毒性、感染、免疫抑制治疗、血小板减少、器官损伤和

GVHD 等。出血的严重性和部位多种多样，致命性出血常发生在肺脏、肠道和中枢神经系统。

1. 临床表现

（1）上消化道出血：呕血、黑便。

（2）下消化道出血：血便，通常伴有腹痛。

（3）颅内出血：头痛、恶心、呕吐、言语不清、肢体活动障碍、意识障碍，有时伴有癫痫发作。

（4）弥漫性肺泡出血：急剧的呼吸困难、咳嗽、咯血、低氧血症。

（5）出血性膀胱炎：血尿、尿频、尿急、尿痛。

2. 诊疗评估

（1）诊断：根据临床表现、病史、实验室检查和影像学检查。

（2）影像学检查：如 CT 扫描、MRI 等有助于确定出血部位和性质。

（3）内镜检查：对于上消化道和下消化道出血，内镜检查有助于发现病变。

（4）血常规、凝血功能指标、凝血因子水平：可评估患者的出血和凝血功能。

（5）心血管监测：监测血压、心率、中心静脉压等。

（6）其他实验室检查：如血气、尿液检查、血氧饱和度等。

3. 分级

（1）轻度出血

1）轻度出血通常指出血症状相对较轻微，不危及生命。

2）血小板计数可能处于轻度下降，但在 $20 \times 10^9/L$ 以上时，可以自行止血或减小出血风险。

3）可能出现轻度贫血，但血红蛋白水平下降不超过 20g/L。

4）一般情况下，这种出血可以通过病因学干预和对症治疗来管理，无须紧急的干预措施。

（2）中度出血

1）中度出血指的是出血症状逐渐加重，对患者造成明显不适，但通常不会危及生命。

2）血小板计数可能显著下降，通常在（10～20）$\times 10^9/L$，可能需要输注外来血小板。

3）血红蛋白水平下降明显，可能会超过 20g/L，患者可能会出现明显的贫血症状。

4）对于中度出血，通常需要更积极的治疗干预，如输注血小板、红细胞和凝血因子，以维持血液凝固功能和红细胞水平。

（3）重度出血

1）重度出血指的是出血严重，可能会危及患者的生命，需要紧急处理。

2）血小板计数可能急剧下降，通常低于 $10 \times 10^9/L$，患者可能会出现持续的活动性出血，如鼻出血、消化道出血或中枢神经系统出血。

3）血红蛋白水平下降严重，可能导致急性贫血和休克。

4）对于重度出血，紧急治疗是必要的，包括大量输注血小板、红细胞、凝血因子，以及其他止血和抗休克措施。有时甚至可能需要外科干预。

4. 治疗

（1）治疗方法

1）病因学干预：①对于血小板减少风险，确保足够数量的 $CD34^+$ 细胞回输，以维持血小板计数。②积极处理并控制移植后的感染和 GVHD 等并发症，慎用或停用可能影响血小板生成和功能的药物。③针对移植后血小板减少，积极控制诱发因素，维持血小板计数在适当水平。根据需要，使用重组人血小板生成素或 TPO 受体激动药，或者尝试小剂量地西他滨治疗。对于顽固性的血小板减少，根据原因进行不同处理。

2）出血的治疗：①轻度出血需要病因学干预和局部对症处理。②中度出血需要监测血小板、血红蛋白和凝血功能指标，积极输注血小板和红细胞。凝血功能异常者需要筛查 DIC 并进行血浆输注。③重度出血需要特别警惕，包括维持水电解质平衡和循环稳定。可能需要血管活性药物，如多巴胺或去甲肾上腺素，以改善重要脏器的血液灌注。如果内科保守治疗无效，可能需要考虑 rhFⅦa、内镜止血、介入栓塞或外科干预。

3）具体部位出血管理。①消化道出血：抑制胃酸、消化酶分泌，积极控制 GVHD 和感染。活动性出血时需禁食，静脉补液。对于大出血或内科治疗无效，可以考虑内镜下止血或选择性血管栓塞治疗。②颅内出血：积极纠正危险因素，抗感染，纠正凝血功能异常。需要关注颅内高压，可能需要神经外科干预。③弥漫性肺泡出血：对于重度缺氧，需要机械通气，同时维持水电解质平衡和循环稳定。积极抗 GVHD 治疗，抗感染，内科治疗可能无效时，考虑介入栓塞或外科治疗。④出血性膀胱炎：预防是关键，使用抗病毒药物、支持性治疗、静脉注射丙种球蛋白。治疗包括水化、碱化尿液、止血、解痉，必要时使用静脉凝血因子。

（2）治疗中注意事项和并发症

1）及早干预，密切监测患者的临床症状和实验室指标。

2）维护水电解质平衡，确保循环稳定。

3）避免不必要的用药，尤其是影响凝血和血小板功能的药物。

4）注意评估患者的血小板和凝血因子水平，以避免出血和血栓的风险。

5）可能出现的并发症包括感染、免疫反应、器官功能损害等，这些需要综合管理，以提高患者的治疗成功率和改善预后。

四、内皮起源的移植后早期并发症

内皮起源的移植后早期并发症具有共同的特征，多在移植后的最初 100 天内显现，诊断依赖于临床表现。临床表现往往与其他疾病重叠，使得精确的鉴别诊断具有挑战性。这些并发症在毛细血管水平开始，以系统性方式或一个或多个受影响的器官开始。如果没有适当干预，它们可能发展成不可逆的多器官功能障碍综合征 / 器官功能衰竭。这部分并发症将来可能被移植物抗宿主病（GVHD）纳入，因为越来越多的证据表明内皮功能障碍是其起源而非结果。目前被归为"内皮源性早期并发症"的包括以下这些疾病。

1. **肝窦隙阻塞综合征**（sinusoidal obstruction syndrome，SOS）

（1）临床表现：典型的 SOS 在 HSCT 后 21 天内发生，但也有迟发型，可以在 21 天后发生。疾病表现可以是隐匿的，也可以急骤进展。主要临床表现如下：①右上腹压痛。②黄疸。③痛性肝大。④腹水、体重增加和水肿。

（2）实验室检查：显示高胆红素血症、转氨酶升高及难以解释的血小板减少。

（3）影像学检查，特别是多普勒超声，可以显示肝大、腹水、胆囊壁水肿、肝 / 门静脉血流减慢或反向血流、门静脉增宽等。

（4）诊疗评估

1）临床评估：注意患者出现的症状，特别是右上腹痛、黄疸、肝大、体重增加和腹水等。

2）实验室检查：检测胆红素水平，若超过 2mg/dl（1mg/dl = 17.1μmol/L）可能是 SOS 的指标。

3）监测转氨酶水平，寻找可能的肝功能异常。注意血小板减少等血液指标。

4）影像学检查：使用多普勒超声等技术检查肝大、腹水、血流动力学等情况。

5）病理学检查：在必要时进行肝组织活检，确认 SOS 的诊断。

（5）分级：见表 2-21、表 2-22。

表 2-21　美国血液学会肝窦隙阻塞综合征（SOS）分级标准

分级	首次症状出现时间（天）	胆红素（mg/dl）ª	转氨酶变化	体重增幅（%）	血肌酐
轻度	>6 ~ 7	2 ~ <3	≤ 3 倍正常值上限	≤ 2.0	正常
中度	4 ~ 5	>3 ~ 5	3 ~ 5 倍正常值上限	2.1 ~ 5.0	<2 倍基线值
重度	2 ~ 3	> 5	>5 倍正常值上限	> 5.0	≥2 倍基线值

注：a. 1mg/dl = 17.1μmol/L。

表 2-22　欧洲骨髓移植学会肝窦隙阻塞综合征的分级标准

分级	首次症状出现时间（天）	胆红素（mg/dl）ª	胆红素变化	转氨酶	体重增加（%）	血肌酐
轻度	>7	2 ~ <3		≤ 2 倍正常值上限	< 5	<1.2 倍移植前基线值
中度	5 ~ 7	3 ~ <5		>2 ~ 5 倍正常值上限	5 ~ < 10	1.2 倍 ~ <1.5 倍移植前基线值
重度	≤ 4	5 ~ <8	48 小时内倍增	>5 ~ 8 倍正常值上限	5 ~ < 10	1.5 倍 ~ < 2 倍移植前基线值
极重度	任何时间	≥ 8		>8 倍正常值上限	≥ 10	≥2 倍移植前基线值或其他多器官功能衰竭表现

注：a. 1mg/dl = 17.1μmol/L。

（6）治疗

1）治疗原则：进行 SOS 的严重程度分级有助于制定分层治疗策略，包括以下几点。①支持治疗：对于轻度患者，大约 70% 可以通过暂停潜在可疑的药物（如 CNI）、进行利尿和维持液体平衡等支持性治疗来实现恢复。②特异治疗：对于重度和极重度患者，应立即启动特异性治疗，包括以下几点。去纤苷（defibrotide，DF）治疗：DF 是欧美国家唯一批准的重度 SOS 治疗药物，有出血风险患者，可根据经验酌情减量。rh-tPA 治疗：较早期被列为不能获得 DF 时的可选择药物，但由于严重出血风险高，目前不再推荐广泛使用。糖皮质激素治疗：早期应用有一定疗效。推荐药物为甲泼尼龙（MP）0.5mg/kg，每日 2 次。应用时需警惕增加感染风险。其他治疗措施：对于治疗无反应或进展的患者，可考虑实施肝内门体静脉分流术（TIPS）或肝移植等挽救性治疗。③密切观察：根据病情变化及时调整治疗方案，以防止病情恶化。

2）治疗中注意事项和并发症。①监测和评估：每日监测患者体重、腹围、尿量、出入量等，以评估病情和治疗反应。②液体平衡管理：严格管理水钠摄入，进行利尿，输注白蛋白、血浆或成分血，以维持循环血量和肾灌注。③积极处理大量积液：当胸腹腔大量积液时，可以适度抽液以减轻压迫。④氧疗和机械通气：在低氧状态时给予氧疗或机械通气支持。⑤疼痛管理：必要时进行镇痛治疗。⑥肾功能管理：合并肾衰竭时，考虑进行血液透析或滤过治疗。⑦重症患者监护：重症患者建议转入重症监护病房（intensive care unit，ICU）或进行多学科会诊。

2. 植入综合征（engraftment syndrome，ES）

（1）临床表现

1）非感染性发热：通常是 ES 的首发症状，持续数日至数周。发热可以是高热，但也可以是低热。

2）皮疹：皮肤上可能会出现斑丘疹或其他疹。

3）体重增加：通常在发热期间，患者会有体重增加的表现。

4）非心源性肺水肿：患者可能会出现呼吸急促和肺水肿，通常不是因为心脏问题引起的。

5）其他症状：一些患者还可能出现乏力、头痛、恶心、腹泻等症状。

（2）诊疗评估

1）临床评估：医生会根据患者的症状、体征和发病时间进行初步评估。

2）实验室检查：包括血液检查，如血常规、C 反应蛋白、白细胞计数等。

3）影像学检查：如胸部 X 线或 CT 扫描，以评估肺部情况。

4）病原学排除：进行血液和体液培养，排除其他感染。

（3）分级：下面的分级标准是一般常见于临床实践中的一种通用分级方法，这个分级方法并没有特定于某个具体的分级系统，而是一个通用的、基于症状严重程度的常规分级，用于描述 ES 的严重程度。

1）轻度 ES（Grade Ⅰ）：①通常表现为轻度发热，体温升高可能不太明显。②皮疹可能较轻，且其他症状相对较轻。③通常不需要特殊治疗，症状可以自行缓解。

2）中度 ES（Grade Ⅱ）：①通常表现为中度发热，体温明显升高。②皮疹可能较明显，可能会出现轻度体重增加和其他症状。③可能需要治疗，常规糖皮质激素治疗可能有效。

3）重度 ES（Grade Ⅲ～Ⅳ）：通常表现为高热，可能伴随明显皮疹、明显的体重增加和严重的非心源性肺水肿。这是最严重的 ES，可能需要大剂量糖皮质激素治疗，有时甚至需要重症监护支持。

（4）治疗

1）治疗方法。①轻度 ES 治疗：轻度患者通常无须特殊治疗，患者可自行缓解。②中度至重度 ES 治疗：对于中度和重度 ES 患者，通常会采用糖皮质激素治疗。典型的剂量范围为 1～2mg/kg。

2）治疗中注意事项和并发症。①监测病情：医生需要定期监测患者的病情，包括症状、体温、体重等。②调整治疗：治疗效果可能因患者而异，医生可能需要调整激素治疗的剂量。③并发症预防：患者需要定期接受监测，以预防和处理潜在的并发症。④呼吸衰竭：重度 ES 患者可能会发展为呼吸衰竭，需要呼吸机支持治疗。⑤糖皮质激素的副作用：糖皮质激素治疗可能会引发一系列副作用，如免疫系统抑制、骨密度减少等。

3. 毛细血管渗漏综合征（Capillary Leak Syndrome，CLS） CLS 是以低血压、低蛋白血症和全身水肿为主要表现的临床综合征。CLS 患者通常病情危重，临床表现复杂，病期界限模糊，严重时可致心、肺及肾等多器官功能衰竭。造血干细胞移植治疗时应用细胞毒化疗药物进行移植前预处理，可致各种细胞因子释放增加，如白细胞介素（interleukin，IL）-2，粒细胞集落刺激因子（granulocyte colony-stimulating factor，G-CSF），粒细胞巨噬细胞集落刺激因子（granulocyte-macrophage colony-stimulating factor，GM-CSF）；加之受者经清髓和严重免疫抑制处理，故极易发生严重感染而并发 CLS。异基因移植中最常应用的免疫抑制药环孢素 A（ciclosporin A，CsA），也可导致 CLS 发生。

（1）临床表现

1）低血压：患者经历血压下降。

2）低白蛋白：血浆中白蛋白水平降低，称为低蛋白血症。

3）全身水肿：患者体液潴留，表现为体重增加、肺水肿、腹水、胸腔积液、心包积液等。

4）临床症状复杂，病情严重，且病期的分界模糊。

（2）诊疗评估：CLS 的诊断通常是基于临床症状和实验室检查结果的。患者可能表现为休克、低血容量和水肿，此时应考虑 CLS。常用方法包括细胞外液菊酚分布容量测定和生物电阻分析，观察胶体渗透浓度及其变化。然而，这些方法的高成本可能限制了其在临床中的应用。

（3）分期

1）毛细血管渗漏期（又称强制性血管外液体扣押期）：特征包括低血压、广泛的全身水肿、腹水、胸腔积液、心包积液等。实验室检查显示血液浓缩、白细胞计数增高和白蛋白降低。

2）毛细血管恢复期（又称血管再充盈期）：毛细血管通透性逐渐恢复，大分子物质回流到血管内，血容量增加。在此阶段，过多的液体补充可能导致急性肺间质水肿等并发症。

（4）治疗

1）治疗方法。①原发病治疗：积极治疗导致 CLS 的原发病，如感染或外伤。②药物治疗：应用特布他林和氨茶碱等药物，以改善毛细血管通透性。③补液治疗：在毛细血管渗漏期，液体治疗旨在恢复正常血容量。④液体治疗观念：在 CLS 引发的低血压和休克中，应避免使用大量晶体液，而应适度使用胶体液。⑤补液剂量监测：连续监测血流动力学结果，个体化治疗，以维持循环血容量。⑥补液时机：在毛细血管渗漏期应早期、适量补液。在恢复期要谨慎补液，避免加重水肿。

2）治疗中注意事项和并发症。①维持循环血容量：早期明确的液体治疗是改善 CLS 预后的关键。②改善毛细血管通透性：应用药物如乌司他丁和小剂量肾上腺皮质激素，以减轻毛细血管渗透性和炎症反应。③呼吸支持治疗：CLS 可能引发肺损伤，肺保护性通气策略是治疗的一部分。④连续性肾脏替代治疗：在明确存在肺水肿、低氧血症时，连续性肾脏替代治疗可能是必要的。⑤细胞因子应用：某些细胞因子如干扰素和前列腺素可能对 CLS 治疗有益。⑥并发症：可能包括肺水肿、多器官功能衰竭和全身炎症反应等。及时治疗和监测有助于降低这些并发症的风险。

4. 移植相关血栓性微血管病（transplant-associated thrombotic microangiopathy，TA-TMA） 移植后血栓性微血管病，又称为移植相关血栓性微血管病或 TA-TMA，是一种罕见但严重的并发症，主要发生在 HSCT 后，特别是 allo-HSCT。TA-TMA 以微血管病性溶血性贫血、血小板减少、微血栓形成和多器官功能障碍为主要临床表现。如果不及时治疗，TA-TMA 患者的死亡率可高达 50%～90%。

（1）临床表现

1）早期症状：TA-TMA 的早期症状包括高血压、蛋白尿和 LDH 升高。这些症状在 TA-TMA 确诊之前就可能出现，因此可作为早期诊断的指标，以便及早干预。

2）晚期表现：随着疾病的发展，TA-TMA 可引起多个脏器的受累，包括肾脏、胃肠道、肺、脑和心脏等。每个受累脏器的症状不具特异性，病理诊断仍然是确诊的金标准。

（2）诊疗评估：TA-TMA 的诊断主要基于一系列的临床表现、实验室标志物和组织学证据，其中 Jodele 等提出的诊断标准是一个常用的选择。这些标准包括以下几点。

1）早期诊断指标：高血压、蛋白尿、LDH 升高。这些指标在 TA-TMA 诊断之前就可能出现，可以作为早期诊断的指标。

2）TA-TMA 不良预后因素：这些因素包括低血红蛋白（Hb < 80g/L）、随机尿蛋白升高（超过正常参考值上限）、随机尿蛋白 / 肌酐比值 > 2mg/mg 及补体 sC5b-9 升高（超过正常参考值上限）。存在这些因素的 TA-TMA 患者通常有较差的预后（1 年生存率 < 20%）。

3）高危 TA-TMA 或重度 TA-TMA：高危 TA-TMA 或重度 TA-TMA 的诊断需要满足主要的 TA-TMA 诊断标准，同时满足以下至少 2 条：蛋白尿 / 肌酐比值 ≥ 2mg/mg、血浆 sC5b-9 水平超过正常参考值上限、多器官功能衰竭综合征（MODS）。

4）组织学证据：组织活检病理是确诊 TA-TMA 的金标准，但在移植后患者中常具有挑战性。因此，临床医生需要依赖临床表现和实验室结果来支持 TA-TMA 的诊断。当然，如果有可能，组织活检仍然是一种非常有力的确诊手段。

5）实验室标志物：血浆中的一些标志物，如 sC5b-9 水平、红细胞破裂产物等，在 TA-TMA 的诊断和评估中具有重要作用。特别是高血浆 sC5b-9 水平与 TA-TMA 的严重性和治疗反应相关。

6）多器官损伤：MODS 的发展可能是 TA-TMA 患者预后恶化的重要标志之一。因此，对于 TA-TMA 患者，评估多个器官系统的功能是至关重要的。

（3）分类

1）根据确诊时间可分为早发型 TA-TMA（确诊于移植后 100 天内）、迟发型 TA-TMA（确诊于移植后 100 天以后）。

2）根据移植类型可分为 allo-HSCT 后的 TA-TMA（发生率为 0.5%～64.0%）、auto-HSCT 后的 TA-TMA（发生率 < 1%）

（4）治疗

1）治疗方法。①一线治疗：具体如下。a. 去除病因：一线治疗的首要目标是去除 TA-TMA 的潜在诱因。这可能包括减少或停止针对免疫系统的抑制药，如针对 GVHD 的药物。这有助于控制 TA-TMA 的进展。b. 高血压控制：通过药物或其他干预手段来降低血压，以减少对肾脏和其他脏器的损害。c. 感染治疗：对感染的迅速诊断和治疗，因为感染可能是 TA-TMA 的并发症之一。d. GVHD 管理：如果 GVHD 是潜在的触发因素，应采取措施来预防或治疗 GVHD，包括使用巴利昔单抗、糖皮质激素和霉酚酸酯等免疫抑制药。②二线治疗：具体如下。a. 血浆置换（therapeutic plasma exchange，TPE）：TPE 通过去除患者体内的异常蛋白质和其他有害成分来净化血液，有助于改善 TA-TMA 的症状。b. 依库珠单抗：是一种抗 C5 抗体，用于治疗特定类型的溶血性尿毒综合征（hemolytic-uremic syndrome，HUS），可能对 TA-TMA 的一些症状有益。c. 利妥昔单抗：是一种单克隆抗体，通常用于治疗淋巴瘤，但在某些 TA-TMA 患者中可能有用。d. 去纤苷：是一种药物，用于治疗静脉内血栓，但在一些 TA-TMA 患者中也可能有一定疗效。③ TA-TMA 症状消除或控制后的治疗调整：一旦 TA-TMA 的症状得到缓解或控制，治疗策略可能需要调整，具体取决于患者的移植类型、移植时间和感染等因素。必要时可以考虑采用急性 GVHD 的预防方案，但应密切监测 TA-TMA 的再次发生。这可能涉及使用免疫抑制药，如环孢素 A 和他克莫司。

2）治疗中的注意事项和并发症。①注意事项：具体如下。a. 监测病情：密切监测患者的病情，根据病情的变化来调整治疗策略。b. 药物管理：确保药物的剂量和浓度在治疗范围内，特别是依库珠单抗治疗，需要根据患者的 sC5b-9 水平进行调整。c. 考虑联合治疗：一些患者可能需要多种治疗方法的联合应用，根据患者的具体情况制订治疗计划。②治疗中的并发症：具体如下。a. 出血风险：一些治疗可能增加出血的风险，如去纤苷治疗。b. 感染：免疫抑制治疗可能增加感染的风险。c. 药物相关的不良反应：一些药物可能导致不良反应，需要仔细监测。d. 肾功能受损：TA-TMA 常涉及肾脏，治疗中需要密切监测肾功能。

5. **弥漫性肺泡出血**（diffuse alveolar hemorrhage，DAH）　DAH 是 HSCT 患者中引起急性呼吸衰竭的一个严重并发症，其治疗困难，预后差。在治疗中，需权衡使用激素和其他治疗手段，同时密切监测患者的病情变化。因其高死亡率，若 HSCT 患者出现相关临床症状时应高度警惕，迅速采取必要的治疗手段。

（1）临床表现

1）DAH 通常在 HSCT 后的第一个月内观察到，特别是在植入前阶段。晚发临床表现在多达 42% 的病例中出现。

2）咯血：但临床上也难以区分真正的 DAH 与感染相关的肺泡出血。

3）呼吸急促。

4）发热。

（2）诊疗评估

1）低氧血症，影像学显示多叶肺浸润，肺泡－动脉氧分压差增高，限制性通气障碍。

2）在至少三个节段支气管中，支气管肺泡灌洗提示血性灌洗液或 20% 及以上的含铁血黄素的巨噬细胞。

3）DAH 可能有感染性或非感染性病因，需要排除其他原因引发的肺部通气功能障碍。

（3）分级：DAH 的临床分级是根据患者的临床表现、影像学检查和肺功能检查结果进行，一般来说，DAH 的临床分级有以下几种。

1）轻度：患者的症状较轻，肺功能检查结果正常或仅有轻微异常。

2）中度：患者的症状较明显，肺功能检查结果有明显异常。

3）重度：患者的症状严重，肺功能检查结果明显异常，需要进行机械通气或氧疗。

（4）治疗

1）治疗方法。①糖皮质激素：使用高剂量的甲泼尼龙（PDN）和氨基己酸（ACA）进行系统治疗，但总体反应令人失望。最近的研究表明，较低剂量的类固醇（≤ 250mg/d）加上或不加 ACA 可能是更有效的治疗方法。②支持治疗：包括液体和钠的管理、机械通气等治疗方法。

2）治疗中的注意事项和并发症。①因子Ⅶa 的添加似乎不能改善使用 PDN 的结果。②尽量避免通过持续气道正压通气（continuous positive airway pressure，CPAP）进行机械通气。③凝血功能障碍是 DAH 预后不良的危险因素，特别是高 D- 二聚体水平（> 500ng/ml）与预后不良密切相关。④ DAH 导致的肺泡出血严重影响肺功能，可能导致多器官功能衰竭。⑤早期识别高危患者并采取适当预防措施至关重要。

五、EB 病毒相关淋巴增殖性疾病

EB 病毒相关淋巴增殖性疾病（Epstein-Barr virus-related post-transplant lympho-proliferative disorders，EBV-PTLD）通常在接受 HSCT 的患者中发生，这种疾病是由于接受移植后的免疫抑制治疗导致 EBV 感染或重新激活而引起的。EBV-PTLD 的病理特征是淋巴组织的异质性增殖，可能表现为良性淋巴组织增生或恶性肿瘤。EBV-PTLD 通常涉及 B 细胞，但也可能涉及 T 细胞或 NK 细胞，进一步形成 T/NK 细胞亚型的病变。绝大多数 EBV-PTLD 源自供者，如果供者本身 EBV 血清检测呈阳性，则患者患 EBV-PTLD 的风险较高。EBV-PTLD 是 allo-HSCT 后少见但严重的并发症，可暴发性进展，如不能得到及时诊治，死亡率可高达 60% ~ 80%。但如果给予及时、合理的治疗，患者远期生存率可接近 60%，因此重视 EBV-PTLD 防治对于保障移植安全和改善患者预后具有重大意义。

1. **临床表现** 发热，淋巴结肿大，肝脾大，咳嗽和呼吸急促，不明原因的体重下降，腹痛，面部和颈部淋巴结肿大，乏力。

2. **诊疗评估**

（1）临床症状和体征：这包括患者是否出现发热，淋巴结肿大，肝脾大或其他器官受累的症状和体征。

（2）影像学检查：PET/CT、增强 CT 检查或彩超等影像学方法可帮助评估病变的位置和严重程度。

（3）组织活检病理学检查：这是确诊 EBV-PTLD 的金标准。病理检查需要包括 EB 病毒编码的 RNA- 原位杂交（EBER-ISH）、病毒抗原免疫组化和流式细胞学检测。这些检查可以确定细胞内是否存在 EBV 感染的证据。

（4）外周血 EBV-DNA 定量 PCR 检测：这可以用于监测疾病的进展，尤其是在治疗后。

3. **分类及分期**

（1）分类

1）确诊的 EBV-PTLD：符合一定的临床表现和实验室检查标准，包括特定的症状和体征及组织活检病理学检查的结果。

2）临床诊断的 EBV-PTLD：对于无法耐受组织活检或无法获得活检结果的患者，出现特定的临床表现和 EBV-DNA 血症，也可以考虑为 EBV-PTLD。EBV-PTLD 的临床表现多样，早期可能缺乏典型症状。因此，当患者出现外周血 EBV-DNA 载量升高、伴随明显的淋巴结肿大、肝脾大或其他器官受累时，排除其他可能性，也可以被诊断为 EBV-PTLD。

（2）分期

1）结内和结外病变：临床上可将 EBV-PTLD 简单分为结内和结外病变，以确定病变的位置。

2）局限期和进展期：此分期将 EBV-PTLD 分为局限期（单一病灶）和进展期（多病灶）疾病，帮助确定疾病的扩散程度。

3）Lugano 标准：对于 ^{18}F-FDG 亲和性淋巴瘤患者，建议采用 Lugano 标准来分期 EBV-PTLD。这可以帮助评估疾病的严重程度。

4. 治疗

（1）治疗方法

1）一线治疗：一线治疗可包括免疫抑制药的减少、使用利妥昔单抗等，常需要综合考虑患者的情况和病情。

2）二线治疗：当一线治疗无效时，可以考虑细胞治疗，如 EBV-CTL 输注或供者淋巴细胞输注。此外，化疗 ± 利妥昔单抗、手术治疗和局部放疗也是二线方案选择，其中手术治疗和局部放疗更适用于孤立病灶的情况。

3）中枢神经系统 EBV-PTLD 的治疗：治疗方法包括化疗、利妥昔单抗、EBV-CTL 输注、局部病灶放疗等，具体的治疗方案需要根据患者情况确定。

（2）治疗中注意事项和并发症

1）治疗应根据患者的免疫抑制情况、年龄、病情和类型来个体化进行。

2）用药治疗可能伴随着不良反应，特别是化疗。

3）治疗的选择和时机对患者的预后至关重要，及早诊断和治疗可以改善患者的远期生存率。

六、免疫抑制药毒性

免疫抑制药是维持移植物或器官功能的关键手段，但它们同时伴随着一系列潜在的毒性和副作用。这些药物通过抑制免疫系统的活性来预防排斥反应，但也会削弱正常的免疫反应，因此需要谨慎管理和监控。

1. 临床表现

（1）肾脏毒性：免疫抑制药，特别是钙调神经酶抑制药，如环孢素和他克莫司，可引起肾脏毒性。这可能导致肾小球损伤、高血压，甚至最终引起慢性肾衰竭。

（2）高血压：一些免疫抑制药，如环孢素，可能导致高血压。高血压是一个潜在的严重问题，需要定期监测和管理。

（3）糖尿病：免疫抑制药，尤其是皮质类固醇，可以引发或加重糖尿病。

（4）心血管问题：高血压和高脂血症是免疫抑制药可能导致心血管问题的风险因素。

（5）骨密度减少：长期使用皮质类固醇可能导致骨密度减少，增加骨折的风险。

（6）感染风险增加：由于免疫系统被抑制，患者更容易感染。感染可能会更加严重，因为免疫系统的应对能力受损。

（7）肿瘤风险：一些免疫抑制药可能增加恶性淋巴瘤和其他肿瘤的发生率。

（8）胃肠问题：咪唑嘌呤等核苷酸代谢抑制药可能引发恶心、呕吐和腹泻。

2. 分类

（1）皮质类固醇：可能引发体重增加、高血压、糖尿病、情绪波动等。

（2）钙调神经酶抑制药（如环孢素和他克莫司）：可能导致肾脏毒性、高血压、糖尿病等。

（3）核苷酸代谢抑制药（如咪唑嘌呤和霉酚酸酯）：可能引发骨髓抑制、胃肠问题、感染等。

（4）mTOR抑制药（如雷帕霉素）：可能引发高脂血症、肺炎、水肿、伤口愈合问题等。

（5）免疫抑制性免疫球蛋白（如ALG和ATG）：可能导致变态反应。

（6）单克隆抗体（如巴利昔单抗）：可能引发变态反应，且与淋巴细胞恶性疾病的风险有关。

3. 治疗中注意事项

（1）定期监测：患者需要接受定期的医疗检查，以监测肾功能、血压、血糖和脂质水平。

（2）剂量调整：医生会根据患者的情况调整免疫抑制药的剂量，以平衡免疫抑制效果和副作用。

（3）生活方式管理：采取健康的生活方式，如健康饮食和锻炼，可以帮助减轻一些毒性的风险。

（4）高风险患者：对于高风险患者，如具有家族肿瘤史的人，可能需要更密切的监测。

（5）防感染措施：患者需要采取预防措施，以减少感染风险，包括接种疫苗和避免接触传染源。

（6）个体化护理：医疗团队会根据患者的具体情况提供个体化的护理，以最大限度地减轻免疫抑制药引起的问题。

七、移植后的生活质量

造血干细胞移植术虽然是一项潜在的生命挽救治疗，但患者在术后常面临一系列的身体和心理挑战，这些挑战可能对他们移植后的生活质量（Quality of Life After Transplantation，QoLAT）产生重大影响。

1. **临床表现**

（1）身体疼痛和不适：通常在治疗后期减轻，但在康复过程中，这些问题可能对生活质量造成负面影响。

（2）免疫系统抑制：为防治移植物抗宿主病（GVHD），患者通常需要长时间使用免疫抑制药物。这可能增加感染风险，限制了日常活动和社交。此外，这些药物也可能导致不适、消化问题和其他副作用。

（3）GVHD 的影响：GVHD 是一个常见的移植后并发症，可以影响多个器官系统，包括皮肤、黏膜、肝、眼、肺、骨骼、内分泌系统、泌尿系统等。GVHD引起的疼痛、不适和器官功能损害可能对生活质量产生严重影响。

（4）生育问题：干细胞移植及相关治疗可能对生育能力产生不利影响。不孕症、月经异常、性功能问题等可能对个人和家庭生活产生压力。

（5）情绪和心理健康：移植后的患者通常经历情绪波动，包括焦虑、抑郁和心理创伤。长期疾病的不确定性、治疗后的身体变化和对未来的担忧可能对心理健康产生负面影响。

（6）社交和家庭关系：治疗期间和术后，患者通常需要避免社交活动，以减少感染风险。这可能导致社交隔离和对家庭关系的影响。亲友和家庭成员可能需要提供额外的支持。

（7）职业和财务问题：治疗和恢复期可能需要患者休假或缩减工作时间，从而对财务状况产生影响。一些患者可能需要应对医疗费用和保险问题。

2. **诊疗评估**

（1）生活质量评估：医疗团队通常会进行生活质量评估，以了解患者在术后的生活质量状况。这可以通过问卷调查、面谈和观察来完成。

（2）心理健康评估：心理健康专家可能会对患者进行评估，以检测和处理焦虑、抑郁和其他情绪问题。

（3）社交支持：患者通常需要社交支持，包括与家人、朋友和社交工作者的交流，以处理生活质量问题。

3. **评估工具**　对于骨髓或干细胞移植（HSCT）后的患者，生活质量评估通常会使用一些专门针对移植患者的工具，以更全面地了解他们的健康状况和生活质量。以下是一些常用于 HSCT 后生活质量评估的工具。

（1）FACT-BMT：这是一种专门用于骨髓移植患者的问卷，包括多个子项，涵盖了生理健康、社交、情感和功能方面的多个领域。FACT-BMT 问卷可评估患者的生活质量和与移植相关的症状。

（2）SF-36：虽然 SF-36 不是专门为移植患者设计的，但它是一种广泛使用的生活质量评估工具，也可以用于 HSCT 后的患者。它涵盖了多个方面，包括身体健康、情感健康和社交功能。

（3）QLQ-C30：这是欧洲癌症研究与治疗组织（EORTC）制定的癌症生活质量评估工具，也可以用于移植患者，以评估他们的生活质量、症状和功能。

（4）FACT-G：FACT-G 是用于癌症患者的生活质量评估工具，可用于 HSCT 后的患者，以评估他们的生活质量和功能。

（5）SIPAT（sickness impact profile-adapted to transplant）：这是一种专门用于移植患者的生活质量评估工具，旨在衡量移植对患者的生活质量产生的影响。

4. **治疗**

（1）概述

1）症状管理：针对具体症状的管理，包括药物治疗、康复疗法、疼痛管理等。这可以改善身体不适和疼痛问题。

2）心理健康支持：心理治疗和咨询可帮助患者处理情绪问题，提高心理韧性。

3）社交支持：社交工作者、心理医生和患者组织可以提供社交支持，减轻社交隔离问题。

4）职业和财务支持：社会工作者和财务顾问可以提供财务和职业方面的支持，帮助患者应对相关问题。

（2）注意事项

1）遵循医嘱：患者应密切遵循医疗团队的医嘱，包括药物治疗、康复计划和康复疗法。

2）定期随访：定期随访医疗团队，报告任何新的症状或问题。

3）健康生活方式：采取健康的生活方式，包括均衡的饮食、适量的运动、充足的休息和应对压力。

4）社交互动：尽可能保持社交互动，避免社交隔离。

5）心理健康支持：如果出现情绪问题，及早咨询心理健康专家。

6）支持系统：亲友和家庭支持是至关重要的，寻求他们的支持和理解。

第六节　输血相关的危急重症

输血相关不良反应是指在输血过程中或之后出现的不适症状或并发症。这些反应可以根据性质和严重程度有所不同（表2-23）。这些反应可在输血期间发生，称为急性输血反应，或在数天到数周后发生，称为迟发输血反应。由于输血反应可能呈非特异性且经常重叠的症状，因此其诊断可能具有一定难度。最常见的体征和症状包括发热、寒战、荨麻疹和瘙痒。一些症状可能在很少或无治疗的情况下缓解。然而，呼吸窘迫、高热、低血压和血红蛋白尿可能表明更严重的反应。输血时，严格的临床监测和血液安全措施是减少这些不良反应的关键。医疗团队应对可能的反应做好准备，并在需要时立即采取适当的治疗措施，以确保受者的安全。对所有疑似反应的病例都应立即停止输血，通知血库和主治医生，并针对具体的症状提供支持性治疗，如使用抗过敏药物、呼吸支持等。

表 2-23　输血相关不良反应分类

类别	不良反应
常见	非溶血性发热反应
	寒战
严重	ABO 血型不合导致的急性溶血性输血反应（AHTR）
	移植物抗宿主病（GVHD）
	输血相关循环过载（TACO）
	输血相关的急性肺损伤（TRALI）

续表

类别	不良反应
其他	变态反应
	氧结合力的改变
	迟发性溶血性反应
	感染
	输血后紫癜

一、急性溶血性输血反应

急性溶血性输血反应（acute hemolytic transfusion reaction，AHTR）通常是由于受者血浆中含有抗供者红细胞抗原的抗体引起的，抗原抗体反应可以溶解供者的红细胞。最常见的原因是 ABO 血型不合。此外，如果输血前收集的受者样本被错误标记，导致输注不匹配的血液制品，也可能引发 AHTR。AHTR 是一种危险且可能致命的输血反应，此类反应可以由微小的不相容血液量引起，有时仅需输注 5ml 的不相容红细胞即可诱发。在某些形式的溶血性贫血中，输血可能加剧溶血，这包括温抗体型自身免疫性溶血性贫血（WAHA）、冷凝集素病（CAD）、阵发性睡眠性血红蛋白尿症（PNH）、药物引起的溶血。

（一）临床表现

AHTR 通常在输血开始后的一小时内发生，但也可以在输血期间或输血后立即出现。

1. **发热或发冷** 这是最常见的症状，有时可能是唯一的特征。

2. **腰痛** 由肾包膜扩张引起。

3. **低血压** 血管扩张和液体从血管内流出导致血容量减少。

4. **呼吸困难** 由于溶血引起的肺部问题，如肺水肿。

5. **血红蛋白尿、血红蛋白血症** 溶解的红细胞释放血红蛋白，可导致血红蛋白尿和血红蛋白血症。

6. **弥散性血管内凝血（DIC）** 溶血产物可能引发凝血过程，导致 DIC。

7. **急性肾衰竭（ARF）** 血红蛋白沉积在肾小管中可导致肾损伤。

8. **休克**　严重的溶血可能导致休克状态。

9. **其他**　恶心呕吐、皮肤瘙痒、荨麻疹等。

（二）诊疗评估

（1）重新核对受者样本和输血制品的标签。

（2）直接抗人球蛋白试验阳性，这表明受者的血浆中存在抗体，与供者红细胞抗原发生反应。

（3）尿中出现游离血红蛋白，可由溶血引起。

（4）血清乳酸脱氢酶升高。

（5）血红蛋白和血清胆红素升高。

（三）发病机制

1. **ABO 血型不相容**　这是引起 AHTR 最常见且最严重的原因。当受者的血浆中含有针对供者红细胞的抗体时，输注不相容的 ABO 血型（如 A 型受者接受 B 型供者的血液）可能导致 AHTR。

2. **Rh 血型不相容**　虽然不如 ABO 血型不相容那么常见，但如果受者血浆中存在 Rh 抗体并接受了 Rh 抗原阳性供者的血液，也可能引起 AHTR。

3. **其他血型不相容性**　除了 ABO 和 Rh 系统之外，还有其他多个血型系统，如 Kell、Duffy、Kidd 等。不相容性的存在可能会导致 AHTR。

4. **标签错误**　有时输血前样本的标签会出错，导致输血过程中供者和受者的血液不相容。

5. **过度加温的存储血**　在血液储存期间，如果血液被过度加温，可能导致红细胞破裂和溶解，引发 AHTR。

6. **输血袋受到细菌感染**　如果输血袋受到细菌污染，可以导致细菌引起的溶血性输血反应。

7. **使用已受损或易碎的红细胞**　一些红细胞制品可能在采集、处理或储存期间受到损伤，这可能导致红细胞易碎或容易溶解，引起 AHTR。

8. **血浆抗体**　某些患者可能已经具有血浆抗体，对供者的红细胞产生不相容反应，从而引发 AHTR。

（四）治疗

AHTR 的治疗目标是迅速停止输血、对症支持治疗，并处理溶血现象。

1. 治疗措施

（1）停止输血：在怀疑 AHTR 时，立即停止输血以中断反应的进程。

（2）维持通畅的静脉通道：使用适当的液体（通常为生理盐水）保持静脉通道通畅，维持足够的血压和肾血流量。

（3）适当利尿：使用呋塞米维持足够的尿量，尿量通常保持在 > 100ml/h。

（4）核对信息：对输血袋进行核对，确认患者身份，以防止人为差错。

（5）监测生命体征：对患者的生命体征进行监测，并以 15 分钟为间隔记录一次。

（6）抽取血样：抽取患者输血后的血样，并送往实验室进行检查，同时如果可能的话，将输血袋和输血管路也送至实验室。

（7）支持性治疗：采取支持性治疗，包括使用血管活性药物如儿茶酚胺或抗利尿激素来维持血压。

（8）考虑洗涤红细胞：洗涤红细胞可能有助于去除激活的凝血因子，防止反应再次发生。

2. 治疗注意事项及并发症

（1）注意避免使用某些升压药物，以免降低肾血流量。

（2）早期请肾脏科医生会诊，特别是如果患者在开始治疗后 2 ~ 3 小时没有多尿反应，可能需要早期透析。

（3）监测疗效，包括尿量和相关实验室检查，以指导治疗的调整。

（4）如果出现持续性肾功能不全和休克，预后可能不佳。

（五）护理诊断

1. 急性溶血反应（AHTR）的症状

（1）目标：及时识别和处理急性溶血反应的症状，保障患者的安全和健康。

（2）特征：寒战、发热、背痛、呼吸急促、低血压等溶血反应典型症状。

（3）相关因素：输血后不良反应的潜在风险，包括血型不匹配或过敏反应。

2. 生命体征异常

（1）目标：定期评估和记录患者的生命体征，早期发现任何异常变化。

（2）特征：监测血压、心率、呼吸频率和体温。

（3）相关因素：生命体征异常可能提示溶血反应的严重性和系统影响。

3. 血红蛋白尿

（1）目标：检查尿液，寻找血红蛋白尿或其他溶血相关的尿液异常。

（2）特征：尿液中血红蛋白的存在或其他溶血性尿液征象。

（3）相关因素：溶血反应可能导致的肾功能损伤或血红蛋白释放。

4. 黄疸

（1）目标：观察皮肤和黏膜，寻找任何皮肤出血或黄疸的征象。

（2）特征：皮肤黏膜的出血、瘀斑或黄疸。

（3）相关因素：溶血反应可能导致的皮肤和黏膜损伤，以及血红蛋白的沉积。

5. 低氧血症

（1）目标：检查和评估患者的呼吸状况，注意是否有呼吸急促或其他异常。

（2）特征：呼吸急促、气促或其他与溶血相关的呼吸系统症状。

（3）相关因素：溶血反应可能导致氧输送减少或肺功能受损。

（六）护理评估

1. **生命体征**　监测患者的体温、脉搏、呼吸频率及血压，特别关注是否存在发热、寒战和低血压等症状。

2. **临床表现**　仔细观察患者的肤色、黏膜、意识状态等，寻找可能的异常表现，如面色苍白、发绀、意识混乱等。

3. **实验室检查**　进行必要的实验室检查，包括血液学参数、尿液分析等，以评估溶血、凝血功能和肾功能等方面的指标。

4. **患者反馈**　听取患者关于不适感、疼痛、呼吸困难等方面的主观反馈，了解患者的感受。

（七）护理措施

1. **停止输血**　在怀疑 AHTR 的情况下，立即停止输血，确保患者不再接受可能引起反应的血液制品。

2. **通知医疗团队**　向医疗团队报告急性溶血性输血反应的情况，包括血库、主治医生等。

3. **维持通畅的静脉通道**　使用适当的液体（通常为生理盐水）保持静脉通道通畅，以支持患者的循环。

4. **采取支持性治疗**　根据患者的具体症状，提供支持性治疗，如使用抗过敏药物、血管活性药物等。

5. **抽取血样**　抽取患者的血样，并送往实验室进行进一步的检查，以确认诊断和评估病情。

6. **多学科决策**　进行多学科的决策协商，包括外科医生、麻醉医生、血库等，确定是否需要调整治疗计划。

7. **患者教育**　向患者及家属解释当前状况，提供支持和教育，让其了解可能的治疗过程和预后。

8. **文档记录**　详细记录患者的反应、采取的护理措施和治疗效果，以供医疗团队参考和分析。

二、输血相关移植物抗宿主病

输血相关移植物抗宿主病（transfusion-associated graft-versus-host disease，T-GVHD）是一种罕见但致命的输血并发症，通常在输血后的 2 ~ 30 天发生。这一情况常见于输入了未经过照射处理的血液制品时。这种疾病有移植物抗宿主病（GVHD）的临床特征，包括发热、皮疹、黄疸、腹泻和全血细胞减少。在大多数患者中，该病具有迅速发作的特点，病死率超过 90%。T-GVHD 发生在血液或血液制品中的活性供者 T 淋巴细胞攻击接受者组织，而由于多种原因受者的免疫系统无法摧毁这些淋巴细胞。通常 T-GVHD 涉及的受体组织包括肝、肠道、皮肤、肺部和骨髓。任何含有活性 T 淋巴细胞的血液成分，无论是全血、红细胞悬液、血小板还是新鲜非冷冻血浆，都可能引起 T-GVHD。宿主免疫缺陷、输注新鲜血液及供受者之间部分人类白细胞抗原（HLA）匹配是 T-GVHD 的主要风险因素。部分 HLA 匹配包括接受来自一级亲属的血液的免疫能力正常的受体，还包括由于近亲通婚率较高而基因同质的人群。T-GVHD 的诊断主要基于临床表现进行怀疑。然而，皮肤或直肠活检的组织病理学研究是确诊的依据。T-GVHD 的治疗通常是无效的，除非患者接受了紧急的干细胞移植，而对血液或血液制品进行辐照是预防该病的标准处理。总的来说，医务人员应对这种疾病保持高度警惕。此外，未来的临床试验研究方向可以聚焦于比较 T-GVHD 不同治疗选择的结果。

（一）临床表现

1. **发热**　高体温。

2. **皮疹**　皮肤上的异常疹子，通常以离心性分布的皮疹开始，然后演变为大疱性红皮病。

3. **呕吐**　恶心和呕吐的症状。

4. **腹泻**　可能是水样或血性的。

5. **淋巴结肿大**　淋巴结增大的体征。

6. **全血细胞减少**　可能由于骨髓增生不良引起，造成不同类型的血细胞减少。

7. **黄疸**　皮肤和巩膜黄色着色。

8. **转氨酶升高**　血液中转氨酶的水平升高，表明肝功能受损。

这些症状通常在输血后的一段时间内（通常在 4～30 天）出现，可以通过临床表现和必要时的皮肤和骨髓活检确诊。由于 GVHD 没有特异性治疗方法，其死亡率非常高。

（二）诊疗评估

1. 临床评估

（1）T-GVHD 通常表现为皮肤疾病、黄疸、呕吐、腹泻、发热等症状。临床评估包括检查这些症状及全身状况。

（2）病史：了解输血史，包括输血的日期、种类及供者信息。

2. 实验室检查

（1）皮肤活检：对皮肤病变进行活检，有助于确定是否存在 GVHD。

（2）血液学检查：全血细胞计数、肝功能检查、电解质水平、凝血功能等检查有助于评估患者的一般健康状况。

（3）组织病理学检查：可以对可能受到 GVHD 影响的组织进行活检，以进一步确认诊断。

3. 免疫学评估　免疫学检查有助于确定 GVHD 是否由供者免疫细胞攻击宿主组织引起，包括 HLA 匹配，T 淋巴细胞亚群的测定等检查。

4. 分级　参照移植后 GVHD 进行评估分级。

（三）治疗

1. 治疗方法

（1）免疫抑制疗法：免疫抑制疗法是治疗 T-GVHD 的基石，旨在减轻供者对受体组织的免疫反应。通常首选的是高剂量的皮质类固醇，但根据疾病的严重程度和进展情况，可能还需要其他免疫抑制药，如环孢素、他克莫司和抗胸腺细胞球蛋白。

（2）紧急异基因造血干细胞移植（HSCT）：对于严重病例，紧急异基因HSCT 是最有效的治疗选择之一。可以考虑来自匹配的同胞供者或无关供者的

HSCT。这个过程通过健康供者的干细胞替换受体的受损骨髓，这些干细胞不携带引发移植物对宿主反应的 HLA 抗原。

（3）Ruxolitinib 治疗：Ruxolitinib 是一种 Janus 相关激酶抑制药（JAK1 和 JAK2），在 2019 年被美国 FDA 推荐用于 12 岁及以上患者的类固醇难治性急性 GVHD 的首选治疗。

（4）预防：由于 T-GVHD 的治疗效果有限，因此预防是更为重要的方面。采取预防措施，如使用辐照的血液制品和病原体灭活，对于减少 T-GVHD 的发生至关重要。

1）辐照血液制品：T-GVHD 的最有效预防方法之一是使用辐照的血液制品。通过使用 γ 射线或 X 射线照射细胞血液组分，可以杀死捐赠血液中的白细胞，包括活性的 T 细胞，并防止它们攻击受体的组织。这是某些类型输血的标准程序，如给免疫受损患者输血。

2）病原体灭活和冻融处理：在输血之前进行病原体灭活和冻融处理是另一种有效的预防措施，可以有效地灭活 T 细胞。

3）白细胞过滤器或白细胞去除：对于有风险的个体，使用白细胞过滤器或白细胞去除是一种预防措施。白细胞过滤器可以捕获捐赠血液中的白细胞，防止它们引起 T-GVHD。

2. 治疗的注意事项：为了预防 T-GVHD，特定情况下，需要对所有血液制品进行照射，这会破坏供体淋巴细胞的 DNA，包括以下几点。

（1）受者伴有免疫缺陷，如先天性免疫缺陷综合征、恶性血液系统肿瘤或已接受造血干细胞移植的患者。

（2）供体血液来自一级亲属。

（3）输入的血液成分需要 HLA 匹配，但不包括干细胞。

（4）给予糖皮质激素和其他免疫治疗也可用于预防 GVHD，特别是对于接受实体器官移植的患者。这些措施旨在减少输血相关移植物抗宿主病的风险。

（四）护理诊断

1. T-GVHD 早期症状

（1）目标：及时发现和处理 T-GVHD 相关的早期症状，以优化治疗效果。

（2）特征：发热、皮疹、黄疸、腹泻、全血细胞减少等。

（3）相关因素：接受移植后的免疫抑制治疗可能导致的典型临床表现。

2. 皮疹

（1）目标：定期检查患者的皮肤状况，发现和监测可能的皮疹及其他相关变化。

（2）特征：皮疹的发生及其分布情况。

（3）相关因素：T-GVHD 引起的皮肤反应及其临床表现密切相关。

3. 肝功能异常

（1）目标：定期评估肝功能，监测 T-GVHD 对肝脏的影响。

（2）特征：黄疸水平、转氨酶水平的变化。

（3）相关因素：免疫抑制治疗后肝功能异常的可能性及其影响因素。

4. 腹泻、食欲缺乏

（1）目标：评估肠道健康状态，及早发现和处理可能的消化系统症状。

（2）特征：腹泻及其他消化道异常。

（3）相关因素：T-GVHD 与肠道反应的关系及其临床处理策略。

5. 全血细胞计数异常

（1）目标：定期监测全血细胞计数，评估造血系统功能。

（2）特征：白细胞、红细胞和血小板数量的变化。

（3）相关因素：移植后造血系统的功能恢复和稳定性评估。

6. 心理支持

（1）目标：为患者及家属提供情感和心理上的支持。

（2）特征：心理辅导、支持小组等心理健康服务。

（3）相关因素：治疗期间情绪波动的应对及心理健康的综合管理。

7. 感染

（1）目标：采取措施预防和管理治疗期间的感染风险。

（2）特征：维持良好的个人卫生习惯、定期接种疫苗及早期感染征象的监测。

（3）相关因素：免疫抑制治疗引起的免疫功能低下，增加感染发生的风险。

（五）护理评估和护理措施

参见第二章第五节"造血干细胞移植相关的危急重症"中 GVHD 部分。

三、输血相关循环过载

输血相关循环过载（transfusion-associated circulatory overload，TACO）是一

种严重并发症，它可能威胁到接受输血的患者的生命。这种情况通常出现在输注的血液量过多或过快，导致心脏无法有效泵血并维持正常循环，从而引起液体积聚在肺部和其他组织，导致肺水肿和其他相关症状。高危患者包括那些已经有心血管问题或肾功能不全的人，因为他们更容易发生体液负荷过多。输血相关循环过载通常在输注后 6 小时内发生。TACO 的特点是由于肺血管静水压力增高（心源性）导致肺水肿。TACO 通常表现为左心功能衰竭、血压升高或心动过速。TACO 是一种严重的输血并发症，因此需要医护人员在输血前、输血期间和输血后密切监测患者的临床状况，掌握及时处理 TACO 的技能，以确保患者的安全。

TACO 与输血相关的急性肺损伤（TRALI）的鉴别要点包括：① TACO 中肺静水压升高。② TACO 中肺水肿液中蛋白质含量较低。③利尿药可能在 TACO 中有效。④ TCAO 中非实验室参数可能受损，如舒张期心射血分数降低、收缩压升高、胸片上的心血管影增宽。心脏超声和 N-terminal pro-BNP 等方法的筛查可以更好地识别有潜在 TACO 风险的患者。

（一）临床表现

（1）呼吸困难，特别是端坐呼吸。

（2）咳嗽。

（3）心悸。

（4）肺部啰音。

（5）高血压。

（6）心率加快。

（7）额外的体液积聚，如水肿。

（二）诊疗评估

（1）临床表现是诊断 TACO 的重要依据。

（2）患者的体重记录和出入液量的监测也对评估患者是否有液体负荷过多很有帮助。

（3）胸部 X 线检查和心脏超声检查可以显示肺水肿和心功能情况。

（三）分类

TACO 通常不被分类为急性输血反应，它与输注速度和剂量有关，而不是与血型或抗体相关。

（四）治疗

1. 治疗方法

（1）首要目标是立即停止输血。

（2）利尿药：通过利尿药促进尿液排出，如呋塞米静脉注射，有助于减轻体液过多的症状。

（3）氧疗：提供氧气支持，改善患者的氧合状态。

（4）抗心力衰竭治疗：严重情况下可能需要使用抗心力衰竭治疗，如利尿药、硝普钠（nitroprusside）等。

（5）插管和机械通气：在需要时进行插管和机械通气，以维持呼吸功能。

2. 治疗中的注意事项

（1）治疗 TACO 的同时，需要密切监测患者的生命体征，包括心率、呼吸频率和氧饱和度。

（2）输血的速度应根据患者的临床状况进行调整。

（3）对于高危患者，在输血前需更为谨慎。

（4）如果 TACO 得不到恰当或及时治疗，可能导致肺水肿、低氧血症和心力衰竭，危及生命。

（五）护理诊断

1. 液体过载

（1）目标：监测和管理 TACO 患者的液体平衡，以减少体液过多的风险。

（2）特征：水肿、体重增加、颈静脉充盈、BNP 水平升高。

（3）相关因素：输血后的快速体液积聚和心脏负荷增加。

2. 呼吸窘迫

（1）目标：评估和处理 TACO 患者的呼吸困难情况，改善气体交换。

（2）特征：呼吸频率增加、呼吸深度减少、氧合状态下降。

（3）相关因素：肺水肿导致的呼吸系统功能障碍。

3. 低氧血症

（1）目标：监测和处理 TACO 患者的低氧血症，维持良好的氧合状态。

（2）特征：氧饱和度下降、动脉血气分析异常。

（3）相关因素：肺水肿引起的气体交换障碍。

4. 低血压

（1）目标：监测和处理 TACO 患者的低血压情况，维持血流动力学稳定。

（2）特征：收缩压和舒张压降低、血压波动。

（3）相关因素：心脏负荷增加导致的血压下降和心脏功能不全。

5. 肾功能下降

（1）目标：评估和处理 TACO 患者的肾功能下降，减少肾脏损伤的风险。

（2）特征：尿量减少、肌酐和 BUN 水平升高。

（3）相关因素：体液过多对肾功能的不利影响和肾脏灌注减少。

6. 焦虑

（1）目标：提供 TACO 患者情感和心理上的支持，减轻焦虑症状。

（2）特征：呼吸急促、情绪波动、焦虑感。

（3）相关因素：呼吸困难和体液过多可能导致的情绪反应。

（六）护理评估和护理措施

1. 液体过多相关的呼吸困难

（1）评估：监测患者的呼吸频率、深度和表情，注意呼吸急促、用力呼吸等症状。

（2）护理措施：实施液体管理计划，监测液体输入和排出，确保及时调整输液速度，密切关注患者的呼吸状况。

2. 循环系统障碍

（1）评估：检查患者的心率、血压、皮肤颜色等循环指标，寻找充血、水肿等征象。

（2）护理措施：监测血压、心率，及时纠正血容量过多，可能需要利尿药帮助排尿，维持循环稳定。

3. 肺水肿

（1）评估：观察患者有无咳嗽、喘息、呼吸急促等肺部症状，注意听诊是否有湿啰音。

（2）护理措施：提供氧疗，监测氧饱和度，协助患者保持呼吸道通畅，密切监测肺部状况。

4. 病史和药物评估

（1）评估：获取患者的过敏史、用药史，特别是 ACE 抑制药的使用情况。

（2）护理措施：基于患者的病史，谨慎选择输液成分，注意可能导致 TACO

的药物，如 ACE 抑制药。

5. 心力衰竭

（1）评估：关注患者是否有心脏病史，检查有无心脏杂音、水肿等症状。

（2）护理措施：对于存在心脏病史的患者，谨慎进行输液，密切关注心功能，必要时进行心血管支持。

6. 意识状态改变

（1）评估：观察患者的意识状态，注意是否存在混乱、嗜睡等症状。

（2）护理措施：保持患者清醒，密切监测神经系统状况，如有必要进行神经功能评估。

7. 充血性心力衰竭征象

（1）评估：寻找充血性心力衰竭的征象，如水肿、颈静脉怒张等。

（2）护理措施：确保患者适当排尿，监测水肿情况，纠正液体过多的同时避免心力衰竭的发生。

四、输血相关的急性肺损伤

输血相关的急性肺损伤（transfusion-related acute lung injury，TRALI）是一种相对罕见但严重的输血并发症，其发生可能与输血中的供者抗体有关。TRALI 的特点是由于肺通透性增加（非心源性）导致肺水肿。与 TACO 相比，TRALI 的肺静水压不升高，以及肺水肿液中蛋白质含量较高，并且利尿药在 TRALI 中可能无效，而且心源性非实验室参数（通常来源于影像学检查参数如心脏彩超、体格检查参数如心率、血压、心脏杂音等、冠脉 CTA 或冠脉造影、血流动力学监测参数及临床评估参数如症状评估、心功能分级、病史和家族史等）通常未受影响。临床上要了解供血者的怀孕史和输血史，以减少 TRALI 发生的风险。通过抗 HNA 和抗 HLA 抗体筛查和使用仅限男性的血浆供血者，可能会降低 TRALI 的发生。

（一）临床表现

TRALI 的典型临床表现包括以下几点：①急性呼吸急促。②低氧血症。③氧饱和度下降。④咳嗽。⑤心率加快。⑥胸部疼痛。⑦长时间咳痰。

（二）诊疗评估

（1）临床表现是诊断 TRALI 的关键依据，通常在输血后 6 小时内出现。

（2）肺部 X 线检查和肺功能测试（如动脉血气分析）有助于确认肺部病变。

（3）排除其他原因引起的肺部损伤是重要的，以确保正确诊断 TRALI。

（三）分类

TRALI 通常不被分类为急性输血反应，它与输注的供者抗体有关。

（四）治疗

一旦怀疑 TRALI 应停止输血，还应该慎重使用血液制品，这是治疗 TRALI 的基础。其次 TRALI 的治疗主要是对症治疗，确保患者有充足的氧气供应，通常需要氧气疗法或呼吸机支持。利尿治疗（如呋塞米）可能有助于减轻肺水肿。患者可能需要监测和支持心脏功能，以维持有效循环。

1. 治疗方法

（1）氧疗：提供高浓度氧气，以纠正低氧血症，改善患者的氧合状态。持续监测氧合水平，调整氧浓度。

（2）插管和机械通气：在需要时进行插管和机械通气，确保足够的通气和气道保护。机械通气可帮助维持足够的氧合和二氧化碳排出。

（3）谨慎的液体和升压管理：维持血流动力学的稳定是治疗的关键。避免过度液体负荷，采取适当的升压措施，确保足够的组织灌注。

（4）糖皮质激素治疗：患者确诊为 TRALI 时，可用地塞米松 10～40mg/d，静脉推注，一般用 2～3 天。

（5）潜在治疗方法

1）IL-10 疗法：IL-10 被认为是预防和拯救 TRALI 最有前途的治疗方法之一。IL-10 具有抗炎和免疫调节作用，可以减轻肺损伤。

2）靶向 ROS（活性氧物质）或阻断 IL-8 受体：活性氧物质和 IL-8 在 TRALI 的发病机制中起着重要作用。通过抑制 ROS 或阻断 IL-8 受体，可以减轻肺损伤。

2. 治疗中的注意事项

（1）TRALI 的治疗需要密切监测患者的肺功能和氧合情况，及时调整治疗方案。

（2）需要排除其他原因引起的肺部病变。

（五）护理诊断

1. 气道管理受损

（1）目标：确保 TRALI 患者的气道通畅，减少呼吸困难的发生。

（2）特征：呼吸急促、气道分泌物增加、呼吸音异常。

（3）相关因素：肺部水肿导致的气道狭窄和通气不足。

2. 氧合不足

（1）目标：监测和维护 TRALI 患者的氧合状态，预防低氧血症的发生。

（2）特征：低氧血症、氧饱和度降低、呼吸困难。

（3）相关因素：肺水肿引起的气体交换障碍和肺功能不全。

3. 体液容量不足

（1）目标：评估和管理 TRALI 患者的体液状态，防止血容量不足的发生。

（2）特征：低血压、心率增快、尿量减少。

（3）相关因素：毛细血管通透性增加导致的血管内液体丢失和循环衰竭。

4. 焦虑

（1）目标：提供 TRALI 患者的情感和心理支持，减轻焦虑和不安情绪。

（2）特征：情绪波动、呼吸急促、不安感。

（3）相关因素：呼吸困难和疾病严重性引起的焦虑反应。

5. 低血压

（1）目标：监测和处理 TRALI 患者的低血压，维持稳定的循环功能。

（2）特征：收缩压和舒张压降低、心排血量减少。

（3）相关因素：血容量不足和心脏功能受损导致的循环系统紊乱。

6. 炎症反应

（1）目标：监测和管理 TRALI 患者的炎症反应，减轻炎症引起的组织损伤。

（2）特征：体温升高、白细胞计数增加、炎症介质释放增加。

（3）相关因素：免疫系统激活和炎症反应与 TRALI 的发生关联。

（六）护理评估

（1）呼吸系统评估：监测患者呼吸频率、深度和呼吸形式。评估氧饱和度和动脉血气分析，以检测低氧血症。

（2）液体管理评估：观察患者颈静脉充盈水平和其他循环指标，以检测可能的液体过多。记录尿量和监测肾功能，以评估液体平衡。

（3）心血管评估：监测心率和血压，以评估心血管系统的稳定性。注意心音和其他心脏听诊结果。

（4）精神状态评估：评估患者的精神状态，包括焦虑和紧张感。注意任何症状的变化，可能提示呼吸窘迫。

（七）护理措施

（1）氧疗：提供氧气支持，以维持良好的氧合状态。监测氧饱和度，调整氧疗水平以满足患者的需要。

（2）机械通气：在需要时进行插管和机械通气，以支持呼吸功能。确保呼吸机参数的适当设置。

（3）液体管理：谨慎管理液体，以避免体液过多。注意尿量和监测液体平衡，防止进一步的循环负担。

（4）升压药物：如果患者出现低血压，考虑使用升压药物。根据患者的具体情况调整药物剂量。

（5）情绪支持：与患者建立有效的沟通，提供情绪支持。使用镇静剂等方法缓解焦虑。

（6）监测肾功能：定期监测尿量和肾功能。注意任何液体过多可能对肾功能产生的不良影响。

（7）记录和报告：准确记录患者的监测数据和护理干预。向医疗团队报告患者病情的变化。

参考文献

［1］　中国抗癌协会血液肿瘤专业委员会，中华医学会血液学分会，中国慢性淋巴细胞白血病工作组．中国慢性淋巴细胞白血病 / 小淋巴细胞淋巴瘤的诊断与治疗指南（2022 年版）［J］．中华血液学杂志，2022，43（5）：353-358.

［2］　中国抗癌协会血液肿瘤专业委员会，中华医学会血液学分会白血病淋巴瘤学组．中国成人急性淋巴细胞白血病诊断与治疗指南（2021 年版）［J］．中华血液学杂志，2021，42（9）：705-716.

［3］　中华医学会血液学分会白血病淋巴瘤学组．中国成人急性髓系白血病（非急性早幼粒细胞白血病）诊疗指南（2021 年版）［J］．中华血液学杂志，2021，42（8）：617-623.

［4］　中华医学会血液学分会．慢性髓性白血病中国诊断与治疗指南（2020 年版）［J］．中华血液学杂志，2020，41（5）：353-364.

［5］　中国临床肿瘤学会（CSCO）中国抗淋巴瘤联盟，中国医师学会血液科医师分会．中国淋巴瘤患者全程管理模式专家共识（2021 年版）［J］．中华血液学杂志，2021，42（5）：364-368.

［6］　中国临床肿瘤学会（CSCO）抗淋巴瘤联盟，中国临床肿瘤学会（CSCO）抗白血病联盟．淋巴瘤化疗所致血小板减少症防治中国专家共识［J］．白血病·淋巴瘤，2020，29（2）：65-72.

［7］ 中华医学会血液学分会血栓与止血学组．血栓性血小板减少性紫癜诊断与治疗中国指南（2022年版）［J］．中华血液学杂志，2022，43（1）：7-12.

［8］ 中华医学会血液学分会血栓与止血学组，中国血友病协作组．血友病治疗中国指南（2020年版）［J］．中华血液学杂志，2020，41（4）：265-271.

［9］ 中华医学会血液学分会血栓与止血学组，中国血友病协作组．罕见遗传性出血性疾病诊断与治疗中国专家共识（2021年版）［J］．中华血液学杂志，2021，42（2）：89-96.

［10］ 中国医师协会血液科医师分会，中华医学会血液学分会．中国多发性骨髓瘤诊治指南（2022年修订）［J］．中华内科杂志，2022，61（5）：480-487.

［11］ 中华医学会血液学分会血栓与止血学组．血管性血友病诊断与治疗中国指南（2022年版）［J］．中华血液学杂志，2022，43（1）：1-6.

［12］ FIORE M, GIRAUDET JS, ALESSI MC, et al. Emergency management of patients with Glanzmann thrombasthenia: consensus recommendations from the French reference center for inherited platelet disorders［J］. Orphanet J Rare Dis, 2023, 18（1）: 171.

［13］ 中华医学会血液学分会血栓与止血学组，中国血友病协作组．获得性血友病A诊断与治疗中国指南（2021年版）［J］．中华血液学杂志，2021，42（10）：793-799.

［14］ 赵久良，沈海丽，柴克霞，等．抗磷脂综合征诊疗规范［J］．中华内科杂志，2022，61（9）：1000-1007.

［15］ 刘晓辉，宋景春，张进华，等．中国抗血栓药物相关出血诊疗规范专家共识［J］．解放军医学杂志，2022，47（12）：1169-1179.

［16］ 中华医学会血液学分会造血干细胞应用学组，中国抗癌协会血液病转化委员会．慢性移植物抗宿主病（cGVHD）诊断与治疗中国专家共识（2021年版）［J］．中华血液学杂志，2021，42（4）：265-275.

［17］ 中华医学会血液学分会造血干细胞应用学组．造血干细胞移植相关血栓性微血管病诊断和治疗中国专家共识（2021年版）［J］．中华血液学杂志，2021，42（3）：177-184.

［18］ 中华医学会血液学分会．造血干细胞移植后出血并发症管理中国专家共识（2021年版）［J］．中华血液学杂志，2021，42（4）：276-280.

［19］ 中华医学会血液学分会干细胞应用学组．中国异基因造血干细胞移植治疗血液系统疾病专家共识（Ⅲ）——急性移植物抗宿主病（2020年版）［J］．中华血液学杂志，2020，41（7）：529-536.

［20］ TINEGATE H, BIRCHALL J, GRAY A, et al. Guideline on the investigation and management of acute transfusion reactions. Prepared by the BCSH Blood Transfusion Task Force［J］. Br J Haematol, 2012, 159（2）: 143-153.

［21］ 中华医学会血液学分会，中国医师协会血液科医师分会．中国中性粒细胞缺乏伴发热患者抗菌药物临床应用指南（2020年版）［J］．中华血液学杂志，2020，41（12）：969-978.

［22］ 中华医学会血液学分会感染学组，中华医学会血液学分会淋巴细胞疾病学组，中国临床肿瘤学会（CSCO）抗淋巴瘤联盟．血液肿瘤免疫及靶向药物治疗相关性感染预防及诊治中国专家共识（2021年版）［J］．中华血液学杂志，2021，42（9）：717-727.

（郭轶先　李　妍　谭　颖）

第三章 特殊情况下的血液系统危急重症护理

人类在生长过程的不同阶段，因生理、心理的变化，表现出的问题也会不同。在多种激素的刺激下，血液成分、血细胞功能及凝血功能会出现不同程度的变化，严重者可危及患者生命，因此，掌握特殊情况下的血液病患者的特点，有助于帮助医护人员更敏锐地识别血液系统危急重症的患者，有针对性地进行治疗和护理，帮助患者减少严重并发症。

第一节 孕妇与产妇血液系统危急重症的护理

一、孕产妇血液系统功能监测

孕妇处于血液高凝状态，容易发生血管栓塞性疾病，也容易出现胎盘及凝血功能障碍进而导致 DIC 的发生。

1. **红细胞计数、血红蛋白** 由于血液稀释，妊娠期孕妇红细胞计数约为 3.6×10^{12}/L，血红蛋白约为 110g/L，血细胞比容从未孕时 0.38 ~ 0.47 降至 0.31 ~ 0.34。孕妇外周血血红蛋白 < 110g/L 及血细胞比容 < 0.33 为妊娠期贫血。根据血红蛋白水平分为轻度贫血（100 ~ 109g/L）、中度贫血（70 ~ 99g/L）、重度贫血（40 ~ 69g/L）和极重度贫血（< 40g/L）。在危重患者救治过程中，应根据出血量、出血表现来决定是否输血治疗，而不能因为等待实验室检查结果延误抢救时间。

2. **血小板计数** 妊娠期由于血小板破坏增加、血液稀释或免疫因素等，可导致妊娠期血小板减少，部分孕妇在妊娠晚期会进展为妊娠期血小板减少症。虽然血小板数量下降，但血小板功能增强以维持止血。当血小板计数 $< 100 \times 10^9$/L 时，应注意观察患者有无牙龈出血，皮肤黏膜瘀点、瘀斑，有创操作部位出血不止等情况；血小板计数 $< 50 \times 10^9$/L 时，观察患者有无大量阴道流血、血液不凝固、切口渗血、全身皮肤黏膜出血、血尿及消化道大出血等全身广泛性出血表现。

3. **凝血因子** 妊娠期血液处于高凝状态，凝血因子Ⅰ、凝血因子Ⅴ、凝血因子Ⅶ、凝血因子Ⅷ、凝血因子Ⅸ、凝血因子Ⅹ增加，仅凝血因子Ⅺ及凝血因子Ⅻ降低。PT 及 APTT 轻度缩短，凝血时间无明显改变。PT、APTT 缩短，应警惕静脉血栓栓塞症（venous thromboembolism，VTE）如深静脉血栓（DVT）、肺栓塞（pulmonary embolism，PE）等；PT、APTT 延长，超过正常范围的 1.5 倍时，考虑产科 DIC。孕妇血浆纤维蛋白原含量比非孕妇女约高 50%，于妊娠晚期平均达 4.5g/L。血浆纤维蛋白原 < 0.25g/L，提示凝血功能异常；< 0.15g/L 则对凝血功能障碍有诊断意义。

二、产后出血评估的护理

产后出血的主要原因包括宫缩乏力、胎盘滞留、软产道损伤、凝血功能障碍。产后出血的干预应当基于多学科协同诊治这一原则，在保证血流动力学稳定的情况下积极寻找病因并处理。

（一）临床症状与体征

阴道出血量多时，患者可出现面色苍白、出冷汗，诉口渴、心悸、头晕，出现脉搏细数、血压下降等低血压甚至休克的临床表现。失血量 < 1000ml 时血压和心率尚能维持在正常范围内；失血量为 $1000 \sim 1500$ml 时，出现心动过速、呼吸急促、收缩压轻度下降；失血量 > 1500ml 时，出现收缩压 < 80mmHg，心动过速、呼吸急促和精神状态改变。

（二）出血量评估方法

临床上，目测估计的阴道流血量往往低于实际失血量。目前常用的评估出血量方法有以下几种。

1. **称重法** 将分娩后敷料称重（g）减去敷料干重（g）后除以 1.05（血液比重）即为失血量（ml）。此法可较准确地评估出血量，但操作烦琐，分娩过程中操

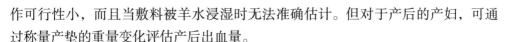

作可行性小，而且当敷料被羊水浸湿时无法准确估计。但对于产后的产妇，可通过称量产垫的重量变化评估产后出血量。

2. **容积法** 用专用的产后接血容器收集阴道出的血，放入量杯测量。此法可简便、准确地了解出血量，但与称重法一样，当容器中混入羊水时，测量值不准确。临床上，容积法主要用于阴道分娩过程中，第二产程结束后在产妇臀下置接血器，以计量产时出血量。

3. **面积法** 根据接血纱布血液浸湿面积粗略估计，将血液浸湿面积按 $10cm \times 10cm$（4 层纱布）为 10ml 计算。该法简便、易行，但不同估计者对于纱布浸湿程度的掌握不尽相同，导致估计的出血量不准确。

4. **休克指数法** 休克指数 = 脉率 / 收缩压（mmHg）。此法方便、快捷，可第一时间粗略估计出血量。SI = 0.5，血容量正常；SI = 1.0，失血量为 10% ~ 30%（500 ~ 1500ml）；SI = 1.5，失血量为 30% ~ 50%（1500 ~ 2500ml）；SI = 2.0，失血量为 50% ~ 70%（2500 ~ 3500ml）。

三、预防产后出血的护理

1. **治疗产前贫血** 应筛查和治疗产前贫血，从而降低产后出血的发病率。

2. **减少产程出血**

（1）子宫按摩对产后出血预防无益。

（2）第三产程常规预防性使用缩宫药物以降低产后出血危险。

（3）不存在产后出血危险因素的阴道产产妇在第三产程肌内注射缩宫素 10U 是预防产后出血的首选措施，使用更大剂量缩宫素无益。

（4）对于剖宫产的产妇，宜给予缩宫素 5U 缓慢静脉注射，以增强子宫收缩和减少失血。

（5）对于具有出血危险且没有妊娠高血压的产妇，可联合使用缩宫素和麦角新碱以降低少量产后出血（500 ~ 1000ml）的危险。

（6）对于具有出血危险因素的产妇，采用产后出血综合预防措施比单用缩宫素更能奏效。

（7）对于产后出血高危产妇，在剖宫产时除了使用缩宫素外，还宜考虑静脉注射氨甲环酸 0.5 ~ 1.0g，以减少失血。

第二节 儿童血液系统危急重症的护理

一、儿童骨髓衰竭性疾病的护理

骨髓衰竭性疾病（bone marrow failure discase，BMFD）是一组造血干细胞生成减少或功能衰竭性疾病的总称。血液学表现为成熟红细胞、粒细胞、血小板在骨髓中的有效生成减少而引起的外周血一系、两系血细胞或全血细胞减少。欧洲和北美的年发病率约为 2/10 万，亚洲的年发病率为（4～7）/10 万，我国尚无少年儿童发病率的确切统计数据。

（一）分类

骨髓衰竭性疾病主要包括获得性骨髓衰竭性疾病（acquired bone marrow failure syndrome，ABMFS）和先天性骨髓衰竭性疾病（inherited bone marrow failure syndrome，IBMFS）两大类。

1. **ABMFS 分类**

（1）原发性骨髓衰竭：主要包括阵发性睡眠性血红蛋白尿、骨髓增生异常综合征、再生障碍性贫血、意义未明的血细胞减少等。

（2）继发性骨髓衰竭：主要是血液系统肿瘤、非造血系统肿瘤浸润、骨髓纤维化，物理、化学、生物因素等所致的骨髓造血衰竭。

2. **IBMFS 分类** IBMFS 主要是由某些基因突变引起的，包括有范科尼贫血（Fanconi anemia，FA）、先天性纯红细胞再生障碍性贫血（diamond blackfan anemia，DBA）、先天性角化不良、施 – 戴综合征（Shwachman Diamond syndrome，SDS）、严重的中性粒细胞减少（severe congenital neutropenia，SCN）、伴桡骨发育不良的血细胞减少（thrombocytopenia absent radii，TAR）和先天性无巨核细胞血小板减少等。

儿童骨髓衰竭性疾病的发病机制复杂，临床表现异质性强，严重程度和预后也差异悬殊，为临床诊治难点。IBMFS 和 ABMF 的治疗方法不同，免疫抑制治疗是获得性再生障碍性贫血的主要治疗方法之一。各类 IBMFS 则需要接受造血干细胞移植。

（二）护理评估

1. 患者评估

（1）现病史：记录患儿患病情况及经过，评估患儿症状（贫血、出血、感染）起始时间和严重程度。

（2）既往史、个人史：包括病毒感染史、化学毒物和放射线等接触史、母亲妊娠期感染史及生产史、生长发育史、有无不良饮食习惯、营养状况、食物和药物过敏史，以及有无其他重要脏器疾病史和特殊用药史。记录患儿年龄、性别、受教育程度、饮食、尿便、视力、听力及睡眠情况等一般状况。

（3）家族史：了解患儿家族肿瘤病史及遗传病史。

（4）心理－社会支持状况：了解患儿精神状况、配合程度、心理状态、家庭经济状况和社会支持情况。

2. 病情评估

（1）症状与体征

1）观察贫血相关症状，如皮肤黏膜苍白、乏力、心悸、头晕、耳鸣、气促等。

2）观察出血相关症状，如皮肤黏膜出血点、瘀斑，口腔黏膜血疱，鼻腔、牙龈、眼底出血，消化道、泌尿道等出血症状。如患儿出现头痛、视物模糊、恶心、喷射状呕吐等，应警惕颅内出血的发生。

3）观察体温，注意各系统有无感染症状。

4）观察特殊体征，如 FA 患儿有无多发先天性畸形，如多指、并指、桡骨畸形、尺骨畸形、足趾畸形，小头颅、小眼球、肾脏及脾萎缩等；有无智力低下、体格发育落后、生殖器发育不全等体征。先天性角化不良患儿有无色素沉着、指（趾）甲萎缩和口腔黏膜白斑等三联征。SDS 患儿有无难治性腹泻等。

（2）实验室检查：血常规、骨髓象、免疫学检查、细胞遗传学、基因等检查。

（3）高危因素评估：对患儿自理能力、跌倒坠床、导管脱落等高危因素进行筛查、评估。

（三）护理措施

1. 一般护理

（1）休息与活动：根据患儿病情状况、体力情况，合理安排活动。

（2）安全防护：患儿活动时由家长搀扶，尤其注意严重贫血、血小板低下、长期腹泻、肢体畸形和智力低下的患儿，避免活动过度或磕碰、摔倒。患儿床上休息时，注意双侧床档保护，以防坠床。防止烫伤、冻伤、针刺伤、触电、磕伤、挤压伤或误服药物。

2. **病情观察** 密切观察患儿生命体征及尿便情况。注意监测患儿外周血细胞计数和骨髓象情况。观察患儿有无感染、贫血、出血症状和体征。注意观察患儿使用免疫抑制药、激素等药物治疗后不良反应，了解患儿主诉。

3. **用药护理**

（1）保护静脉、预防药液外渗：需住院进行免疫抑制治疗或造血干细胞移植的 BMFD 患儿，静脉治疗应首选中心静脉导管（PICC、CVC、PORT）。如使用外周静脉短导管应选择弹性好、粗直、易固定的血管，避免在同一部位反复穿刺而损伤静脉。预防穿刺点局部感染或导管意外脱出。

（2）局部穿刺点保护：丙酸睾酮为油剂，不易吸收，注射时应多部位轮换及深部肌内注射，局部硬结及时理疗。注意正确按压穿刺点，避免血肿形成。

（3）观察药物副作用

1）免疫抑制药：如抗胸腺 / 淋巴细胞球蛋白（ATG/ALG）可导致超敏反应、发热、僵直、皮疹、高血压或低血压、液体潴留、变态反应、血清病反应（关节痛、肌痛、皮疹、轻度蛋白尿和血小板减少），环孢素 A（CsA）可导致肝肾损害、胃肠功能紊乱、白细胞减少、牙龈增生、多毛、手颤、末梢感觉异常、头痛，环磷酰胺（CTX）可导致食欲缺乏、恶心、呕吐、脱发、出血性膀胱炎。

2）激素：多毛、痤疮、向心性肥胖、水肿、高血压、高血糖、肝功能损害、女性男性化等。

3）造血细胞因子：偶有皮疹、发热、骨痛、腹泻、食欲缺乏、恶心、疲乏等，一般在停药后消失。

4）单克隆抗体：可能导致感染，如败血症、肺炎、带状疱疹、呼吸道感染等；对血液和淋巴系统产生一定影响，如中性粒细胞减少症、贫血、血小板减少症等；出现代谢紊乱和营养不良，如高血糖、体重减轻、低钙血症、面部水肿等；出现胃肠道反应，如恶心、呕吐、消化不良、食欲缺乏等。

4. **贫血护理**

（1）观察患儿贫血的症状和程度，有无心悸、气促、心前区疼痛等贫血性心脏病的症状。轻度贫血可适当休息，重度贫血需绝对卧床，必要时给予氧气吸入。活动时避免骤起骤立，以免发生晕厥。

（2）给予高热量、高蛋白、高维生素及含无机盐丰富的饮食（如瘦肉、豆类、动物肝肾、新鲜蔬菜和水果），纠正患儿的偏食习惯。

（3）遵医嘱输入成分血红细胞，并注意观察输血反应。红细胞输注指征为血红蛋白 < 60g/L，但需氧量增加（如感染、发热、疼痛等）时可放宽红细胞输注指征。反复输血患儿应注意含铁血黄素沉着症问题，应监测血清铁蛋白，如铁蛋白 > 1000μg/L 可以开始祛铁治疗。为最大限度减少巨细胞病毒传播、同种异体免疫反应及输血相关移植物抗宿主病，有条件者应使用去除了白细胞并接受过辐照的红细胞制品。重度贫血或伴先天性心脏病的患儿输血时应注意速度，防止输血速度过快导致循环超负荷。

5. 出血护理

（1）密切监测患儿血小板、出凝血数值，观察出血部位和量，警惕重要脏器出血。穿刺点采用拇指或三指按压法，按压力度以下压 0.5 ~ 1.0cm 为宜，按压时间 10 ~ 15 分钟，血小板计数低时应延长按压时间。

（2）禁食坚硬或多刺的食物，预防跌倒等外伤性出血。保持排便通畅，避免患儿剧烈哭闹，防止诱发颅内出血。

（3）遵医嘱输入血小板，并注意观察输血反应。预防性血小板输注指征为血小板 < 10×10^9/L，存在血小板消耗危险因素者可放宽输注阈值。对严重出血者应积极给予成分血输注，使血小板达到相对安全的水平。血小板输注无效者推荐 HLA 配型相合血小板输注。

6. 感染护理

（1）由于骨髓衰竭性疾病患儿成熟粒细胞有效生成减少，且部分患儿使用免疫抑制药，常易发生感染，而感染又会进一步抑制骨髓造血功能，危及患儿生命。应养成患儿良好的卫生习惯，经常沐浴，保持皮肤清洁，预防皮肤感染，注意漱口、坐浴，限制陪护和探视人员，注意手卫生，减少交叉感染的机会，中性粒细胞计数 ≤ 0.5×10^9/L 时给予保护性隔离。

（2）护理中应密切观察患儿体温变化，出现发热应遵医嘱留取标本进行细菌培养及药敏试验，观察常见呼吸道、口腔、肛周、皮肤感染灶相关的症状和体征，查找感染部位，及时给予有效的治疗和护理。

7. 饮食指导

（1）饮食以高蛋白、高维生素、高热量食物为主，补充足够的水分和电解质。体重超标的患儿应控制总能量摄入。少食多餐，避免生、冷、硬、油炸、腌制和刺激食物，保证食材制作过程的卫生，患儿有独立餐具。中性粒细胞 ≤ 0.5×10^9/L 时，建议所有食物高压 / 微波灭菌。

（2）使用环孢素治疗期间应避免高钾饮食（如杏、香蕉、葡萄、枣、蒜、山药等），避免发生高钾血症。

（3）使用激素类药物治疗期间应严格控制患儿食量，每餐七分饱，可适当加餐，并注意患儿排便情况，避免因食量过多造成的胃肠道负担太重而引发肠梗阻、阑尾炎等并发症，注意补钙，定期监测血糖、血压。

（4）富含铝、镁、铁、硒、锌的食物和药物会减少艾曲波帕的吸收，如抗酸药、乳制品、豆制品、海带、虾皮、菠菜等，故在食用上述食物和服用药物前至少2小时或食用/服用后至少4小时，方可服用艾曲波帕。

（5）施－戴综合征患儿由于胰脂肪酶活力低下，对脂肪的分解消化能力减弱，故应减少食物中脂肪的含量，遵医嘱给予各种消化酶类，补充生长发育所必需的各种维生素和蛋白质。

8. 心理护理

（1）了解患儿性格特点、家庭环境、社会支持系统，给予适当的安慰和协助，缓解患儿负性情绪，提高依从性。由于骨髓衰竭性疾病患儿治疗周期长，部分患儿预后差，患儿存在恐惧、焦虑、悲伤等负性情绪。应根据患儿年龄特点，积极主动建立相互信任的良好护患关系，有针对性地给予心理疏导。

（2）讲解因使用环孢素或雄激素等药物时会出现面部痤疮、毛发增多等不良反应，待病情缓解后随着药物剂量减少，不良反应会逐渐消失，保护患儿自尊心。

（3）伴有先天畸形的患儿会产生自卑感，应鼓励患儿讲出自己所关注的问题并及时给予有效的心理疏导，减少自卑感，增强康复信心，积极配合治疗。

（四）健康教育

1. **疾病知识介绍**　向家长和患儿讲述有关疾病的知识和药物的不良反应，学习护理技巧，避免意外伤害。可采用图文、绘本等利于患儿理解的形式进行健康教育、培养患儿良好的卫生习惯，合理饮食，注意合理安排休息与活动，学会预防感染、贫血、出血、中心静脉导管脱出的护理知识。

2. **出院指导**

（1）遵医嘱定期复查血常规、血生化、电解质、环孢素浓度等相关化验及骨髓象，按时服用药物，不可擅自停用药物或停止治疗。

（2）食物均由家长亲自烹饪，避免购买成品、半成品直接食用或在外就餐，注意合理饮食。

（3）注意院外安全，养成规律作息时间，适当锻炼身体，预防感冒。

（4）避免接触有毒、有害化学物质（农药、苯等）及放射性物质，警惕家用染发剂、杀虫剂毒性对人体的损害，避免应用某些抑制骨髓造血功能的抗生素及解热镇痛药物（如氯霉素、保泰松等）。

（5）接受免疫抑制药治疗期间及停药半年内应避免接种任何疫苗。停用免疫抑制药半年后，如患儿的免疫功能大部分或基本恢复方可接种必要的灭活或减毒疫苗。

（6）部分骨髓衰竭性疾病患儿易发生第二肿瘤，如范科尼贫血患儿最常发生AML、骨髓增生异常综合征和口腔、咽部肿瘤，先天性角化不良患儿也有患白血病及实体肿瘤的倾向，施－戴综合征患儿患 AML 的概率较高，所以应定期进行口腔、咽部、肝、肺、卵巢、乳腺等部位检查，检测实体瘤的恶性转化，定时进行骨髓穿刺、活检，监测骨髓造血功能，及早发现血液肿瘤的发生，以免延误治疗。

二、小儿惊厥的护理

惊厥（convulsion）是由脑细胞异常放电引起的突然发作的全身性或局限性肌群强直样和阵挛性抽搐，多数伴意识障碍的一种神经系统功能暂时紊乱的状态。血液病患儿由于免疫力低下，常因感染导致机体反复高热。因此，高热惊厥是血液病患儿治疗中较常见的急症，多见于 1~3 岁的小儿。部分血液病患儿由于化疗后恶心、呕吐导致水、电解质紊乱，也可导致惊厥发生。

（一）护理评估

1. 患儿评估
（1）现病史：评估患儿惊厥诱发因素和严重程度。
（2）既往史、个人史：既往有无颅内、颅外感染所导致的惊厥及高热惊厥史，有无各种代谢性疾病（如低钙血症、低血糖症、高钠血症等）、遗传代谢缺陷病及中毒性疾病导致的惊厥史，有无颅脑损伤、脑发育异常或颅内占位性疾病导致的惊厥史。

2. 病情评估
（1）评估患儿的体温、脉搏、呼吸、血压、血氧饱和度、神志等。
（2）评估患儿惊厥发生的频度、持续时间及是否伴有意识障碍等。

（二）护理问题

1. **急性意识障碍**　与脑细胞异常放电有关。
2. **有脑水肿的危险**　与长时间惊厥导致脑组织缺氧有关。
3. **有受伤的危险**　与意识障碍、惊厥导致不能自主控制有关。
4. **有误吸的危险**　与意识障碍、咳嗽反射减弱有关。
5. **焦虑、恐惧**　与家长担心患儿病情、无法应对惊厥发作有关。

（三）护理措施

1. 急性意识障碍

（1）病情观察：密切观察患儿生命体征，是否高热、嗜睡、意识丧失、瞳孔、四肢张力变化，有无口吐白沫、牙关紧闭、面色青紫、尿便失禁。观察患儿惊厥次数、持续时间，以及惊厥缓解后意识恢复的情况并做好详细记录。婴儿惊厥发作不典型，一般神志清楚，可表现为局限性抽搐，多为微小动作，应密切观察有无呼吸暂停、两眼凝视、反复眨眼、咀嚼、一侧肢体抽动。

（2）保持气道通畅，纠正缺氧：惊厥发作时应就地抢救，患儿去枕平卧，头偏向一侧，松解衣物，及时清理呼吸道，防止呕吐物误吸，将舌轻轻向外牵拉，防止舌后坠，保持气道通畅。观察患儿呼吸及缺氧情况，口唇发绀者予以氧气吸入，备好开口器、气管插管等抢救物品。

（3）药物止惊：遵医嘱迅速应用止惊药物如地西泮、苯巴比妥钠等，注意用药剂量和注意事项，警惕低血压及呼吸抑制等药物副作用，观察用药后反应并记录。

（4）支持治疗：迅速建立静脉通路，伴高热的患儿予以药物和物理降温，并观察患儿用药后反应，静脉补液促进退热，维持水电解质平衡。持续、频繁发作的惊厥及时使用20%甘露醇等脱水剂降低颅内压。患儿高热时唾液分泌减少，口腔处于干燥状态，易导致细菌繁殖，发生口腔感染，要注意保持口腔清洁，必要时每日进行口腔护理。惊厥时严禁饮食，待清醒后，为患儿补充高维生素、高热量、高蛋白的流食或半流食，高热者适量增加饮水。

2. 预防脑水肿

惊厥发作间歇期密切观察患儿生命体征及瞳孔变化，若出现脑水肿早期症状应及时通知医生，并遵医嘱给予止惊及甘露醇脱水治疗。惊厥较重或时间较长者遵医嘱给予高浓度吸氧，避免血氧浓度降低，缓解脑水肿。

3. 预防外伤

惊厥发作时就地抢救，不要搬动患儿，将周围的硬物移开，避免造成伤害，专人守护，用纱布包好压舌板放在上下磨牙之间，防止舌咬伤（不可强力撬开紧闭的牙关），床档周围垫软枕，防止外伤，勿强力按压或牵拉患儿肢体，以免骨折或脱臼。绝对卧床休息，避免对患儿的一切刺激如声、光及触动等，病房保持安静清洁，室内温湿度适宜，各类操作集中进行，减少对身体的刺激。尿便失禁的患儿及时更换干净衣服，保持皮肤清洁，预防感染。

4. **预防误吸**　惊厥发作时患儿去枕平卧，头偏向一侧，及时清理呼吸道，防止呕吐物误吸，严禁饮食，必要时吸痰。

5. **心理护理**　患儿和家长会出现紧张、恐惧、不安、烦躁等，给予针对性的心理疏导和安抚，态度温柔，提升其安全感。对于年龄较小的患儿可通过轻柔抚触给予其安全、舒适的感觉。

（四）健康教育

（1）介绍惊厥的基础护理知识、患儿预后及影响因素。

（2）指导患儿和家长避免诱发惊厥，如闪烁的灯光、睡眠不足、活动过度等，高热时及时控制体温，掌握惊厥发生时的急救方法。

（3）发作时迅速送医院就医，并告知医生抽搐开始时间、抽搐次数、持续时间、抽搐部位、两眼有无凝视或斜视、尿便有无失禁及解痉后有无嗜睡现象等。

（4）患儿既往有惊厥相关脑部疾病或全身性疾病者，家中备好急救物品和药品，如体温计、压舌板、退热药、抗惊厥药等。

（5）指导家长注意患儿安全，防止外伤。

（6）指导家长保障患儿营养，合理膳食，提高患儿免疫力，适当增加日常运动，注意预防流行性感冒，避免去人群密集的地方。

（7）做好患儿和家长的心理护理，解除其焦虑和自卑心理。

第三节　老年患者血液系统危急重症的护理

血液病主要指造血系统疾病，造血系统受年龄影响，其年龄相关性变化大多起源于骨髓，并没有明显的临床特征。随着增龄，造血性骨髓容量持续性下降；10岁时，造血组织占骨髓的78%；70～90岁时，造血组织只占骨髓的28%。老年人骨髓有核细胞计数降低，造血组织逐渐被脂肪、结缔组织代替，因而老年人造血功能明显降低。

老年血液病是指 60 岁以上的人所有原发于血液和造血组织的血液学异常为主要表现的疾病。

各种原因引起的血液和造血组织发生器质性或功能性异常，临床上可表现为各种血液病。这类血液病多有其独特的血液学发病原理和临床表现，称为原发性血液病。另一类是继发性血液病，是其他器官或组织的病变通过某些机制累及血液和造血组织而出现血液学方面的异常，这类血液病取决于原发疾病。

老年人生理病理性变化都会影响老年血液病诊治及其预后。由于老年人身体功能衰退，应变能力降低，修复能力下降，急慢性损伤及后遗症也随之增多。

一、老年贫血疾病

（一）老年患者造血组织及生理特点

骨髓造血组织主要部分是红骨髓，正常成人大约有 1500ml 骨髓，进入老年期后，造血组织逐渐减少，并被脂肪组织和结缔组织所替代。这种退化最早发生在长骨，扁骨进行较慢，椎骨的骨髓最后出现脂肪改变。红骨髓细胞在 60 岁后进一步减少，80 岁时仅为成人的 29%。在造血代偿方面，老年人与中青年人也有差别。中青年人在应激情况下黄骨髓可转变为具有造血活力的红骨髓，使机体尽快恢复造血能力，而老年人这种应激能力明显减低。

老年人血清铁水平随年龄增长而降低，骨髓铁储备减少，血清运铁蛋白水平及血清总铁结合力降低，放射性铁吸收率随年龄增长而减退。对老年人红细胞生存和破坏构成影响因素的不单是红系造血组织，如老年人睾酮分泌不足，红细胞生成素分泌减少，直接影响红系祖细胞的分化与成熟；又如老年人胃壁细胞萎缩、胃酸和内因子分泌不足，造成维生素 B_{12} 吸收障碍，加之老年人食欲缺乏、进食少或有偏食等，可造成维生素 B_{12}、叶酸和铁元素的摄入减少引起营养性贫血。另外，老年人的免疫器官及其活性都趋向衰退，T 淋巴细胞数量减少，功能也呈现低下，抗原刺激后免疫反应下降。血清 IgG 和 IgA 水平随年龄增长而增长，IgM 水平下降，自身免疫活性细胞对机体正常组织失去自我识别能力，给自身免疫性溶血性贫血的发病提供了条件。

（二）特点

1. **耐受力低** 老年人各个器官有不同程度的衰老，且常有心、肺、肝、肾及脑等脏器的疾病，造血组织应激能力差，因而对贫血的耐受力低，即使轻度或中度贫血，也可以出现明显的症状，特别是迅速发生的贫血。

2. **诊断困难**　老年人贫血多为综合因素所致，如有的患者因患有胃肠道疾病，导致叶酸、维生素 B_{12} 吸收障碍引起巨幼细胞贫血，又同时有慢性失血所致的缺铁性小细胞性贫血。因而在临床表现和实验室检查方面均表现不典型，给诊断治疗带来困难。

3. **继发性贫血多见**　老年人贫血以继发性贫血多见，约占80%。这与老年人伴发的疾病及经常使用药物有关，如肿瘤、感染、肾功能不全、慢性失血及某些代谢性疾病等。

4. **容易误诊**　老年人贫血易出现中枢神经系统症状而导致误诊，一些老年患者往往以精神、神经等首发症状而就诊，如冷漠、抑郁、易激动、幻想、幻觉等，甚至出现精神错乱，看似与精神疾病无异，实为贫血所致。

（三）护理措施

老年人贫血起始缓慢，症状隐匿或不典型，有的多无自觉症状和体征，尤其是高龄老年人。因此，老年患者贫血的护理除了一般的常规护理外，还要注重以下方面的护理。

1. **一般护理**

（1）常规护理：保持室内空气新鲜，有充足的阳光照射，注意防寒保暖、对老年人应当定期进行全面体检，早期发现贫血及寻找病因，一旦确诊，按个体差异精心治疗，细心护理，方可早期治愈。

（2）保证身心休息、限制活动：贫血严重者或急性贫血者应卧床休息，做好生活护理，注意不要突然起床或自蹲位站立，以避免昏厥跌倒。轻中度贫血或慢性贫血者，可下地活动，但必须根据患者情况如原有身体状况，灵活掌握活动量。在制订睡眠、休息及活动计划时，让患者参与，以便取得合作。

（3）饮食护理：老年患者咀嚼功能差，消化能力下降，食欲缺乏，存在素食、偏食等饮食结构不合理的情况，护理人员应做好饮食护理，通过饮食调节改善患者的贫血状况，均衡营养，保证含铁食物摄入，指导患者进食高蛋白、高铁物质及高维生素食物，可适量进食一些铁强化食物、酸味食物，促进铁的吸收，避免进食高糖、高脂肪、产气过多或辛辣的食物。但应注意不要盲目补铁，避免发生铁中毒现象。限制大豆、茶叶、可可、咖啡及某些含有鞣酸或酚的蔬菜。对于食欲缺乏患者可给予促胃肠动力药，溶血性贫血患者应避免饮食中一切可能诱发溶血的因素，巨幼细胞贫血患者应多食用新鲜蔬菜、水果及动物内脏等。

（4）吸氧：严重贫血者应给予吸氧，按常规做好吸氧的护理，防止交叉感染。

2. **用药护理**　老年患者的记忆力及视力等各项身体功能均有所下降，护理人员应多次提醒患者用药，必要时送药到口，并告知其用药方法、不良反应及注意事项，确保正确按医嘱服药。

（1）服用铁剂要交代患者在餐后服用，口服液体铁剂时，患者要使用吸管，避免使牙齿染黑。

（2）餐后即刻饮浓茶会影响铁的吸收，因为茶叶中含鞣酸，与铁结合形成不易吸收的物质，饮茶时间在餐后两小时较适宜。

（3）按医嘱使用预防消化性溃疡药物，减少医源性红细胞丢失。

（4）观察患者有无服用影响凝血或增加出血的药物，如华法林、阿司匹林、氯吡格雷及凝血酶抑制药等，并及时汇报医生予以停用。

（5）静脉输液时输液的量不宜过多且输液的速度不宜过快，以免发生心力衰竭。

3. **输血护理**

（1）输血前必须仔细核对患者的姓名、血型和交叉配血单，并检查血袋是否渗漏，血液颜色有无异常。

（2）输血时严格执行无菌操作及查对制度，输血过程中要严密观察患者有无不良反应，检查体温、脉搏、血压及尿的颜色等。

（3）输血速度建议：前15分钟，1~2ml/min（60~120ml/h），随后在可以耐受情况下尽快输注；完成输注的时间不应超过4小时。然而，对于有循环超负荷倾向的患者，需较慢输注（可减少输血量以保证4小时以内的输注要求）和适当给予利尿药。

（4）输血完毕后，血袋应保留24小时，以便必要时进行实验室复查。

（5）严重贫血患者每千克体重每小时输入量不超过1ml，否则可能引起心衰而危及生命。

4. **心理护理**　老年人体弱，承受力差，更需要亲人的关爱。长期慢性贫血患者可能存在抑郁、焦虑，急性贫血者因发病较急可产生紧张、恐惧。医护人员要了解患者存在不健康心理状态及社会支持系统中家属、亲友对疾病的认识及对患者的态度，便于提供帮助。

5. **出院指导**　向患者及家属说明贫血的原因，讲述疾病的知识、治疗方法及其时间，坚持治疗的必要性，恢复期需要注意的问题等，为出院做好准备。

二、老年出血性疾病

生理性止血是一个复杂的过程。血管、血小板、凝血因子、抗凝成分及纤溶系统的协调作用共同维持了正常的止血过程与内环境的相对稳定。老年人随着年龄增长，各组织器官均有退行性变化，生理功能与生化反应均有改变，从而影响了正常的止血过程。同时，老年人多病，服药也多，加重了止血机制的紊乱。老年人除了易有各种血栓性疾病如心脑血管疾病、外周动脉闭塞性疾病及静脉血栓形成等，也有出血性问题，其中某些出血性疾病多发于老年人，成为老年血液病乃至老年医学的一个重要内容。

（一）分类

1. **血管性紫癜**　血管性紫癜是血管壁及周围组织结构或功能异常所致的出血性疾病。其临床特点是轻微外伤或没有任何明显的直接原因，四肢或躯干出现瘀点和瘀斑，但较少有血肿，而有关血小板及凝血机制的检查通常均在正常范围内。感染性紫癜可见于细菌、病毒、立克次体和原虫感染（流行性脑脊髓膜炎、败血症、出血热、伤寒、斑疹伤寒及疟疾等），产生机制是免疫复合物或病原体直接损伤内皮细胞，或使毛细血管通透性增加，或是毛细血管细菌性栓塞，导致皮下出血，治疗以抗感染为主。多种药物如阿司匹林、吲哚美辛、别嘌醇、重金属盐、吩噻嗪类、磺胺类药、青霉素、奎宁及香豆类等药物均可引起皮肤紫癜，停药后自动消失。除了常见的感染性紫癜、药物性血管性紫癜外，老年人较为特殊的血管性紫癜尚有老年性紫癜、遗传性出血性毛细血管扩张症及较少见的淀粉样脑血管病。

2. **血小板数量和质量异常引起的出血**　老年人血小板减少者并不少见，国外报道大于 50 岁者发生率约为 54%，70 岁以上者的发生率约为 25%。大多为继发性，如药物影响或继发于其他疾病。老年人原发免疫性血小板减少症也不少见。

（1）血小板生成减少：再生障碍性贫血、白血病或其他恶性肿瘤的骨髓浸润、药物及放疗和化疗均可引起骨髓抑制。血小板无效生成见于骨髓增生异常综合征，阵发性睡眠性血红蛋白尿患者血小板计数可低于正常，严重的巨幼细胞贫血也可以发生全血细胞减少。某些药物也可引起骨髓造血抑制从而发生血小板减少，如苯及其衍生物、金属盐、青霉胺、保泰松、卡马西平、氯霉素、盐酸米帕林、乙酰唑胺。对于血小板生成减少引起的出血主要是治疗原发病如刺激造血，补充叶酸、维生素 B_{12} 等。

（2）血小板破坏增多：血小板破坏增多也可引起血小板减少。老年人血小板破坏增多最常见的原因是药物引起。老年人用药较多，而且常有免疫功能紊乱，很容易发生药物性免疫性血小板减少性紫癜。常见的药物有奎宁、氯喹、奎尼丁、司眠脲、氢氯噻嗪、吲哚美辛、安替比林和肝素。药物引起的免疫性血小板减少发生前常有一个潜伏期，其长短随所用药物的性质不同而不同。外周血血小板计数减少开始往往很严重，束臂试验阳性，出血时间延长，血块退缩不佳，骨髓中巨核细胞增生伴成熟障碍。另外，多种疾病可以引起血小板破坏增加或分布异常导致血小板减少性紫癜，如 DIC、局限性血管内凝血如主动脉瘤、败血症（细菌、病毒、立克次体感染）、人工瓣膜、结缔组织病、输血后免疫性血小板减少、原发或继发性脾功能亢进、大量库血输注致血小板稀释。值得注意的是老年人常见的一些淋巴增殖性疾病可伴有血小板减少如淋巴瘤、慢性淋巴细胞性白血病。

（3）继发性血小板功能异常：老年人血小板质量异常多为继发性，常与某些疾病和药物有关。老年人出现肾衰竭及尿毒症时，代谢物堆积可抑制血小板功能。肝疾病时血小板功能也可受抑制。对血小板功能的影响是晚期肝肾功能不全的出血原因之一。

老年人患病较多，动脉硬化、高血压、高血脂、糖尿病等均高发，血小板易呈活化状态，黏附性和聚集性增强，多需要长期服用抗血小板药。这些药物主要通过抑制血小板黏附聚集功能发挥抗凝作用，其中最常见的是阿司匹林等非甾体抗炎药，容易引起消化道损害和出血，发生率随年龄的增长而增加。有研究显示使用抗凝血药，老年人的出血危险性是年轻人的 2 倍。因此，老年人应用抗凝血药时要注意出血的危险，适当减少抗凝血药的剂量，同时要注意监测凝血酶原时间。

3. **凝血机制障碍引起的出血**　凝血机制异常是引起出血的另一大类疾病。凝血过程所需要的凝血因子先天性及后天获得性缺乏均可以引起出血。但是先天性凝血因子缺乏如血友病 A、血友病 B 及 FXI 缺乏症等均自幼起病，青少年为发病主体，而老年患者凝血机制障碍主要是后天获得性凝血因子缺乏，包括合成减少及自身免疫性凝血因子降低导致的出血。

4. **纤维蛋白溶解亢进引起的出血**　原发性纤维蛋白溶解症在临床上并非少见。它是以纤溶为主而不伴发血管内凝血的综合征，出血较为严重，血小板计数正常，血浆纤维蛋白原含量减少而纤维蛋白降解产物明显增加，纤溶抑制药治疗有效。引发原发性纤维蛋白溶解症的原因很多，老年人常见的原因如下所示。

（1）实体瘤：老年人实体瘤的发生率较高，而许多实体瘤，特别是前列腺癌、乳腺癌、肾母细胞癌的癌细胞均能释放纤溶酶原激活剂。另有报道，膀胱肿瘤、少数肺癌患者也存在纤溶活性亢进。因而老年人实体瘤患者要注意纤溶亢进引起的出血。另外，实体瘤可能同时释放组织因子样物质，可同时并发弥散性血管内凝血。此外，许多器官组织如前列腺、子宫、卵巢、肺及甲状腺等含有丰富的纤溶酶原激活剂，老年人因这些器官病变进行外科手术时，因血管内皮细胞受损，纤溶酶原激活剂可释放入血引起原发性纤溶。

（2）血液系统恶性肿瘤：临床上 AL 患者可以发生原发性纤溶亢进，最常见的是急性早幼粒细胞白血病，早幼粒细胞能释放纤溶激活剂和白细胞弹性蛋白酶，可以水解许多凝血因子和纤维蛋白原，也可以降解纤连蛋白和纤维蛋白。另有 ALL 和恶性组织细胞增生症引起纤溶亢进的报道。因而，当恶性血液肿瘤患者出现出血症状，除了血小板降低外，也要考虑凝血机制异常的可能。

（3）药物性纤溶亢进：老年人常因心血管疾病接受抗栓或溶栓治疗，抗栓药物如链激酶、尿激酶、组织纤溶酶活化剂，特别是链激酶 – 纤溶酶原复合物，可以激活纤溶酶原发性亢进。但是，由此引起出血症状者不多。治疗主要是去除病因，停止使用药物。在排除 DIC 后可以使用纤溶抑制药，发生低纤维蛋白原血症时可以输注纤维蛋白原。

（4）肝疾病：肝既能合成纤溶酶原和 α 抗纤溶酶，又能清除纤溶激活剂、FDP，以及激活纤溶的代谢产物。

（二）护理

多数老年血液病患者伴有血小板数目的减少，且随着机体衰老，血小板的功能也有所下降，血小板黏附功能不佳，血块收缩减退，胶原对血小板聚集下降、血小板因子Ⅲ释放放缓。老年人易患动脉粥样硬化，可以激活血小板，被激活的血小板也可触发动脉血栓形成。出血倾向是血液病的常见表现，由于血小板数量减少或功能异常，血管壁脆性增加及凝血因子减少或缺乏，造成凝血功能障碍，出血部位常见于皮肤黏膜、深部组织、关节腔、内脏出血等，严重时可发生颅内出血。出血护理要点如下。

1. 一般护理

（1）心理护理：关心体贴患者，消除孤独和恐惧感，以免加重出血。

（2）观察全身状况及出血情况：测量血压、心率，注意意识状态。观察出血部位、持续时间、出血量及化验结果，如血小板计数、出凝血时间等。广泛急性出血多见于弥散性血管内凝血、AL 及急性再生障碍性贫血；局限皮肤黏膜缓慢出血多见于慢性再生障碍性贫血、免疫性血小板减少症。皮肤出血多位于四肢，应注意观察两侧肢体出血部位是否对称。鼻出血需了解每次的量及出血次数。内脏出血要了解出血量。血小板计数 $< 20 \times 10^9$/L，患者一旦出现头痛、恶心、呕吐，应想到脑出血的可能，对出血情况进行密切观察。

（3）休息活动指导：指导患者保持情绪稳定，注意劳逸结合，有出血倾向时，应卧床休息，避免情绪激动，勿用力排便，避免剧烈活动，预防外伤。病情有所缓解的患者若下地活动须有监护人陪同或护士指导。

（4）饮食指导：给予软食、流食，对消化道出血的患者暂禁食，并向患者讲解原因，避免硬质食物，禁食生冷、辛辣食品，对过敏性紫癜的患者禁食疑似过敏的食物，注意营养搭配合理。

（5）防止出血

1）在血小板减少期为防止牙龈出血和口腔黏膜损害，应暂停刷牙或用软毛牙刷刷牙，洗浴或活动时防止用力揉擦或碰撞而致皮肤出血和外伤。

2）治疗药物宜口服，避免肌内注射，尽量避免手术，防止外伤。因有多种药物可以引起过敏性紫癜，所以要指导患者用药。

3）不要用手挖鼻痂或用牙签剔牙，防止黏膜损伤出血。

（6）预防感染：对于病原菌来说血液是很好的培养基，大多数出血性疾病的患者需预防感染，因此应保持患者病室环境清洁、空气新鲜。做好保护性隔离，应与感染性患者分室居住，保持床单和衣服的清洁、干燥、平整，防止受凉，加强皮肤与口腔护理，严格常规消毒工作，防止交叉感染。

（7）了解家族史、过敏史：某些出血性疾病与遗传因素有关，如血友病、血小板无力症等，故应了解家族有否类似出血患者；患者对药物、食物有无过敏史，可能对过敏性紫癜的诊断有一定的帮助。

2. **特殊护理**

（1）皮肤出血的护理：定期检查皮肤有无出血点或瘀斑。肢体皮下或深层组织出血可抬高肢体，以减少出血；深部组织血肿也可应用局部压迫方法，促进止血。剪短指甲、避免搔抓皮肤。保持皮肤清洁，定期擦洗。尽量少用注射药物，必须用时，在注射后需用消毒棉球充分压迫局部，直至止血。

（2）鼻出血的护理：鼻出血量少，可指导患者鼻中隔方向捏紧两侧鼻翼持续10分钟或用 1：1000 肾上腺素棉球填塞鼻腔压迫止血，或用冰袋放在前额部冷敷促使血管收缩以达到止血的目的。如果出血不止，可请耳鼻咽喉科医生用鼻腔填塞条或明胶海绵后鼻孔填塞术压迫止血。术后 3 日可轻轻取出鼻腔填塞条，若仍然出血，需更换鼻腔填塞条再填塞。

（3）颅内出血的护理：一旦发生颅内出血，患者常进入昏迷，紧急处理如下。

1）应即刻将患者平卧位，头偏向一侧，随时吸出呕吐物或口腔分泌物，保持呼吸道通畅。

2）开放静脉，按医嘱给予脱水药、止血药或输注血小板。

3）观察并记录患者意识状态、瞳孔的大小、血压、脉搏及呼吸频率、节律。消化道出血时应记录出血量，并详细记录病情。

（4）眼底出血：一旦发生眼底出血，患者会突然诉说视物模糊，情绪急躁紧张，此时应让患者卧床休息，并通知医生给予迅速处理，遵医嘱给予止血药或输新鲜血液。做好患者生活护理，嘱不要揉擦眼球，以免引起再出血，并向患者解释此表现是眼底出血所致，经治疗过几日会逐渐痊愈。同时根据出血的不同机制，补充凝血因子或血小板，输血浆、冷沉淀或血小板。

3. **出院指导**　向患者及亲属说明以上处理的必要性，并教会他们具体护理方法，以便取得积极配合。并向他们讲解出血的病因、出血表现、出血危害，预防出血的措施，指导患者及家属学会基本常规护理。

三、老年血液系统疾病感染

（一）老年人免疫特点

免疫系统能够保护机体全身各器官与组织免受外界感染和其他有害侵袭。一般认为：老年人慢性病、动脉硬化、感染、自身免疫性疾病和肿瘤等疾病的发病率明显较高，这很大程度上可能是老年人免疫系统进行性衰老的缘故。免疫衰老导致机体产生不适当的、无效的甚至有害的免疫应答。免疫衰老实质上是淋巴细胞亚群、抗体特异性和细胞因子等随年龄增长在数量、分布和活性上的变化。因而免疫衰老也可以描述为免疫失调的过程。

免疫系统与血液系统有着密切的关系。免疫细胞与免疫有关因子对止血和血栓形成有着重要影响，并且多种炎症介质都能影响止血。同时，参与凝血的蛋白酶有着明显的免疫调节作用。多个因子的消耗和纤维蛋白的大量沉积，可引起弥漫性的内皮损伤和多器官功能失调，直至死亡。

已知动脉粥样硬化的两大特征是炎症和凋亡，大量研究证实，在动脉粥样硬化的早期和晚期，都有激活的 T 淋巴细胞存在，并参与病变的发生发展。

临床上还有许多血液疾病都有免疫反应的参与。一些造血成分发生免疫反应，可导致溶血性贫血、血小板减少症和中性粒细胞减少症。由于老年人免疫功能的失调，自身免疫现象增多，与此相关疾病的发病率则明显升高。

（二）常见感染

1. **肺感染** 肺感染（pulmonaryinfection）主要是由多种病原体所引起的肺部炎症反应。肺炎指终末气道、肺泡和肺间质炎症，由感染、理化刺激和免疫损伤等所致，以感染最常见。血液病患者，尤其是老年人由于免疫力低下、化疗后骨髓抑制，定植菌也会变成机会致病菌，很容易导致全身多组织和器官感染，最常累及肺组织，形成肺感染。

2. **肛周感染** 肛周感染是患者直肠肛管周围间隙内或其周围软组织内的炎症性病变。血液系统疾病患者易发生肛周感染的主要原因包括细胞分化停滞在早期阶段，缺乏正常的粒细胞；化疗药物的骨髓抑制作用，致使机体中性粒细胞计数降低，缺乏成熟粒细胞；化疗患者因卧床，缺少运动，胃肠蠕动不畅，出现便秘，诱发肛裂出血；免疫抑制药的应用，抑制了免疫系统对微生物的识别和杀伤功能；部分血液病患者本身有肛肠疾病如内痔、外痔、肛裂等，以及卫生习惯欠佳等。

（三）护理措施

1. **感染护理** 老年人的白细胞吞噬能力下降，且中性粒细胞中各种酶活力低，一些粒细胞对炎症的化学趋向性也差。因此，老年人患感染性疾病时，白细胞计数增高不像年轻人那样明显或白细胞计数正常，而杆状核粒细胞增加。老年血液病患者如 AL、多发性骨髓瘤等，由于粒细胞减少且质量发生改变，或化疗、放疗使机体防御功能降低或免疫功能低下，易发生感染，常见感染部位如皮肤、口腔黏膜、消化道、肛周、泌尿道及呼吸道等。其护理要点如下。

（1）提高无菌意识

1）病区严格落实环境消毒措施，病房定时通风换气，保持适宜温度及湿度，定期检查病区空气菌落指标。医护人员严格规范无菌操作，提高无菌意识，减少医源性感染的发生。患者及陪护均需佩戴口罩，减少探视人员和次数，探视时严格遵守规定，穿好防护服，禁止患者相互随意串病房而增加交叉感染的机会。做好相关防护工作的宣传教育，增强家属及陪护人员预防感染的意识和配合程度。

2）对可能存在感染的患者实施床旁隔离，并做好标识，对病情危重或免疫功能极为低下的患者做好保护性隔离，有条件应住层流室。

3）做好餐具的消毒工作。患者及家属应采取分餐制，以避免发生交叉感染。

4）保持个人卫生，勤洗澡，勤换衣，剪指甲。会阴和肛门每日彻底清洗，如有肛周感染者，每次便后用 1：5000 高锰酸钾坐浴 30 分钟左右，肛周脓肿者可用庆大霉素保留灌肠治疗，女患者每日 2 次冲洗会阴部。

（2）严密监测患者的体温变化：一旦发现患者出现发热的症状，应及时向医生报告，并按医嘱应用抗生素等药物对其进行对症支持治疗，同时密切观察患者的生命体征变化及降温的效果，指导患者多饮水、注意保暖，高热患者头部冷敷或冰袋置于两侧颈动脉部位，以降低颅内温度，补充足够量液体，注意电解质及酸碱平衡。

（3）保证休息和睡眠：适当限制活动量，促进机体免疫力增强。

（4）口腔护理：随着年龄增长，口腔各组织部分逐渐老化，血液病患者应用大剂量激素及化疗药物易引起口腔感染，常见部位为咽及扁桃体、颊部、舌面及舌下、牙龈。口腔护理分为三个阶段，即化疗前期、化疗中期、化疗后期。

1）化疗前期的口腔护理：①以预防为主，指导患者保持口腔清洁，嘱患者多饮水。②有义齿者，要注意勤清洗，保持义齿清洁；密切观察口腔情况，早发现、早治疗。③清晨、餐前、餐后及时漱口。

2）化疗中期的口腔护理：①漱口液的选择。漱口液是防治口腔溃疡最为简便、最有效的方法之一，漱口时常规采用中性 1：5000 呋喃西林溶液、复方氯己定、制霉菌素、2%～4% 碳酸氢钠等溶液交替使用。②雾化吸入。两性霉素 B 加 0.9% 氯化钠溶液。小剂量紫外线照射。

3）化疗后期的口腔溃疡护理：①轻度口腔溃疡。局部用药可增加药物浓度，并在溃疡面形成一层保护膜，减少局部刺激疼痛，常用药有冰硼散、甲紫和碘甘油等；局部吹氧疗法，即用 5～6L/min 氧气直接吹至溃疡面，疗效较为明显。②中度口腔溃疡。经 7～10 日治疗轻度口腔溃疡不能愈合，且又加重，疼痛加剧，加强口腔护理。a. 药物喷喉法：用高速气流从雾化器喷出药物，进入气管及肺泡，通常为庆大霉素、地塞米松。b. 补充 B 族维生素：可以减少溃疡的发生，在患者难以进食时，可辅助补充，给予支持治疗。c. 讲解各种漱口液的用法，每日由责任护士与患者沟通，使其保持良好的情绪，积极配合治疗。③重度口腔溃疡。大面积溃疡，黏膜脱落，给予 1：5000 呋喃西林溶液、复方氯己定、制毒菌素、2%～4% 碳酸氢钠、康复新液等溶液交替使用：重组表皮生长因子喷涂溃疡表面，促进皮肤与黏膜创面组织修复，加速创面肉芽组织生成和上皮细胞增殖，从而缩短创面的愈合时间，促进愈合及镇痛作用。用 0.5%～1.0% 普鲁卡因溶液含漱或利多卡因凝胶涂抹口腔黏膜，减轻疼痛；细致的口腔护理及耐心的解释能起到良好的心理治疗效果。

2. 化疗护理 化疗药物不但可引起全身反应，也可引起局部反应，易感染，易出血，对心、肝、肾等多脏器产生损害，以致出现各种并发症。护理要点如下。

（1）一般护理

1）心理护理：化疗药物可能引起恶心、呕吐、脱发等症状，给予安慰，告诉患者不要因此而恐慌，治疗结束后症状可缓解。

2）宜进食营养丰富、清淡可口、易消化、不带骨刺的食物，禁食坚硬及辛辣食品，以免损害口腔及消化道黏膜。

3）注意休息，少活动，不宜出入人群集中场所，因化疗期间全血细胞减少，机体消耗大，对于多发性骨髓瘤的患者更要注意，以免发生病理性骨折。

4）化疗期间要大量饮水，每日饮水量达 3000ml 以上，以稀释尿液，防止高浓度尿酸析出而发生肾结石和出血性膀胱炎。并可清洁口腔，防止口腔感染。

5）保持病室清洁，限制探视，防止交叉感染。注意个人卫生，保持皮肤清洁，防止皮肤感染。每日早、晚擦身。早起、晚睡、餐前后用 0.9% 氯化钠溶液含漱。

6）工作人员必须严格执行无菌操作规范。

7）大剂量化疗期间密切观察患者的血常规变化。

（2）输液护理

1）严格掌握输液速度，建立有效的静脉通路。选择血管时尽量选用粗、直、弹性较好的血管，由远心端向近心端，由背侧向内侧，左右臂交替使用的原则，避免在循环不良侧的肢体进行输注，避免反复穿刺同一部位，输液时可相对抬高该侧肢体，以增加静脉回流。

2）化疗药物外渗的处理：发生外渗或疑有外渗时，首先立即停止输入药液，并接注射器抽出 3~5ml 血液，再对渗出部位的组织进行封闭处理，越早越好，临床上常用 0.9% 氯化钠溶液 10ml + 地塞米松 5mg + 利多卡因 2ml 封闭，有阻止药物与组织细胞结合，阻断局部恶性传导的作用，因此降低化疗药物的毒性，减少局部损伤，减轻疼痛。在化疗药物外渗的 3 日内，局部冰敷，30 秒／次，3 次／日，可降低化疗药物的毒性而减轻对组织细胞的损害；可使用复方七叶皂苷钠凝胶涂抹、生土豆片外敷、舒康博水凝胶敷贴外贴。

第四节　伴发心血管、肾脏病等器官功能衰竭的血液系统危急重症的护理

一、心力衰竭

心力衰竭（heart failure，HF）指各种心脏结构或功能性疾病导致心室充盈和/或射血能力受损而引起的一组临床综合征。主要临床表现是呼吸困难、乏力和液体潴留。血液病患者严重贫血、化疗药物的心肌毒性、感染性休克，特别是老年恶性血液病患者，都是发生心力衰竭的危险因素。

（一）临床表现

1. **呼吸困难**　依据程度轻重依次表现为劳力性气促、高枕卧位、夜间阵发性呼吸困难、静息时气促和急性肺水肿。体液潴留可表现为下垂性水肿、浆膜腔积液。但是鉴别上述症状，特别是在老年人、肥胖者和妇女中尤为困难。不同观察者对心力衰竭患者有无症状的判断的一致性较低，至少在心肌梗死后数天内如此。

2. **外周水肿、静脉压升高和肝大**　是体循环静脉系统淤血的特征性体征，外周水肿和肝大并不特异，而颈静脉压力测定通常较为困难，而且很多患者即使是证实有心力衰竭，甚至是严重的心力衰竭也确实不存在颈静脉压的升高。通常认为严重心力衰竭患者常出现第三心音（S3），但它不是心力衰竭的特异性指标，且在不同检查者之间的一致性低于50%。肺部捻发音对心力衰竭的诊断并不特异，而且观察者的主观差异也很大。当出现多种心力衰竭体征如心尖冲动移位、水肿、静脉压升高及肯定的S3，同时存在适当的症状并结合病史，可有一定把握作出心力衰竭的临床诊断。通过这种方式所得到的诊断相对特异，但敏感性较低。

（二）护理评估

（1）评估患者一般状况：包括体温、心率、血压、血氧饱和度、营养状态及精神状态。

（2）评估患者有无基础心脏病史，有无呼吸困难、憋气、发绀等症状。

（3）评估患者有无肥胖、高血压、血脂异常、睡眠呼吸障碍，有无心脏毒性

药物包括抗肿瘤药物接触史、胸部放射史、吸烟、饮酒史。

（4）评估患者心功能分级，有无液体潴留（水肿）情况，颈静脉充盈程度，有无肝颈静脉回流征，有无腹水。

（5）结合血常规指标，评估患者是否存在贫血、感染及出血的风险。

（三）护理问题

1. **气体交换受损**　与肺循环淤血有关。
2. **心输出量减少**　与心脏负荷增加有关。
3. **体液过多**　与右心衰竭致体循环淤血、水钠潴留、低蛋白血症有关。
4. **活动无耐力**　与心输出量减少、组织缺血缺氧、四肢无力有关。
5. **清理呼吸道低效/无效**　与呼吸道分泌物增多、咳嗽无力有关。
6. **潜在并发症**　如肾衰竭、肺部疾病、心律失常和猝死危险、药物（如洋地黄）中毒危险、相关其他疾病的危险等。

（四）护理措施

1. 气体交换受损

（1）保持病房安静、舒适，每天通风2次，维持室内空气新鲜，同时注意保暖，保证患者充分休息。

（2）患者取半卧位或坐位，给予低流量氧气吸入。出现肺水肿应给予高流量吸氧6~8L/min，根据血气分析结果调整氧流量。

（3）鼓励患者咳嗽咳痰，保持呼吸道通畅。

2. 心输出量减少

（1）监护与抢救：给予心电、血压、呼吸监护，严密观察病情变化，监测患者体重。准确记录患者出入量，及时发现心律失常、电解质紊乱、洋地黄中毒、心搏骤停等先兆，以便及时抢救。在抢救初始应及时建立超过两条安全、通畅的静脉通路，以确保及时给予抢救药物。抢救过程中，护理人员要时刻保证静脉通路的畅通和稳定。

（2）观察及处理急性左心衰竭：如发现患者突发极度呼吸困难、面色发绀、恐惧、极度烦躁、大汗淋漓、咳嗽伴哮鸣音、咳大量粉红色泡沫样痰时，提示出现急性左心衰竭、应迅速将患者取端坐卧位，双足下垂，不仅可减少回心血量和肺淤血，还可增加膈肌活动幅度和肺活量。给予高流量吸氧，氧流量6~8L/min，严重者面罩加压吸氧。结合患者血常规及皮肤情况评估，必要时用四肢加压带

（或用血压计袖带、止血带代替），进行四肢轮换加压，每 15 分钟轮换放松其中一个，压力比舒张压略高即可，以减少静脉血液回流，减轻心脏前负荷，改善心力衰竭。使用血管扩张剂时应专人观察，密切注意血压变化，调节输液滴速。如心率增快，在原有基础上增加超过 20 次 / 分，血压下降，在原有基础上下降超过 20mmHg，应立即报告医生进行处理。

（3）遵医嘱指导患者用药，严密监测病情变化及药物副作用。

3. 体液过多

（1）长期使用利尿药者，应注意低钠、低钾症状的出现，如全身无力、反应差、腹胀、尿潴留等，若出现低钠、低钾征象，应按医嘱补充钾盐及放宽饮食中钠盐的限制。

（2）伴有水肿时应严格控制输液量和加强皮肤护理，以防发生压疮及感染。

（3）及时做好各项专科检查或治疗、护理，做好患者健康指导。协助患者生活护理，保持大便通畅。

4. 活动无耐力

（1）贫血导致的心力衰竭为高排量性心力衰竭，常规抗心力衰竭药物无效，甚至可加重病情。治疗缺铁性贫血、溶血性贫血、提高血红蛋白浓度可改善心肌收缩功能，病情严重者可给予浓缩红细胞输注，以减轻心力衰竭症状。

（2）给予低钠、易消化饮食，少食多餐，慢性心力衰竭者易出现消化道症状，饮食应色、香、味俱全，鼓励进食，但应避免进食过饱，需要时遵医嘱给予调节胃肠道功能的药物。

（3）轻度心力衰竭者可起床轻微活动，但需增加睡眠时间；中度心力衰竭者以卧床休息限制活动量为宜；严重心力衰竭者须严格卧床休息。

（4）根据患者病情制订详细的运动计划。从低运动量开始，逐渐缓慢增加运动强度。避免过度劳累。

（5）注意患者的情绪和心理状态，加强心理护理和健康教育，消除不良情绪。

5. 清理呼吸道低效 / 无效

（1）保持病房合适的温度和湿度，给予患者舒适卧位，给予患者低流量氧气吸入。

（2）给予患者清淡、易消化饮食。

（3）呼吸道感染是诱发心力衰竭的主要原因。应加强卫生宣教，注意保暖，避免受凉，防止感冒。

（4）必要时给予患者解痉化痰药物，促进患者咳嗽咳痰。

（5）保证抢救器械、药品及用物处于完好状态，以备随时抢救。

6. 预防并发症

（1）肾衰竭：早期识别急性心力衰竭患者合并的肾衰竭，可检测肾功能损伤标志物。中重度肾衰竭对利尿药反应降低，可出现难治性水肿，在应用多种大剂量利尿药并加多巴胺以增加肾血流仍无效时，宜行血液滤过。严重肾衰竭应行血液透析，尤其对伴低钠血症、酸中毒和难治性水肿者。

（2）肺部疾病：要选择有效抗生素。如慢性阻塞性肺疾病伴呼吸功能不全，在急性加重期首选无创机械通气，用于急性心源性肺水肿也很有效。

（3）心律失常：常见有新发心房颤动伴快速心室率或慢性心房颤动的急性心率加快，或单纯窦性心动过速；室性心律失常常见有频发室性期前收缩、持续和非持续性室性心动过速；非阵发性心动过速和房性心动过速伴房室传导阻滞也可见到。应及时纠正快速心律失常，无论是心房颤动或室性心动过速，恢复和维持窦性心律是急性心力衰竭治疗的基本措施。

（4）洋地黄中毒：使用洋地黄类药物应严密进行心电监护，了解患者心电图变化、心律失常的类型和洋地黄的中毒程度，严重者备好临时起搏器，组织有效的抢救。密切观察患者的神志、血压、脉搏、心率的变化，根据医嘱迅速建立静脉通道，急查血清地高辛浓度和血电解质。注意用药和饮食管理。

（5）及时处理相关的其他疾病：如低钾或高钾血症、低镁或高镁血症、低钠血症及代谢性酸中毒，均可能诱发心律失常，尽快纠正。

（五）健康教育

（1）指导患者根据心功能状态进行体力活动和锻炼。心功能 I 级患者可不限制日常活动，但要避免重体力劳动；心功能 II 级患者可不限制日常活动，但要注意多休息；心功能 III 级患者应限制日常活动，以卧床休息为主；心功能 IV 级患者应绝对卧床休息。

（2）进低盐、低脂、易消化饮食，少量多餐，忌过饱。避免吸烟、饮酒。

（3）保持大便通畅和充足睡眠。

（4）保持情绪平稳，避免焦虑、抑郁、紧张、过度激动，以免诱发心力衰竭。

（5）血液病患者免疫力低下，特别要注意预防感染及感冒，避免容易诱发心力衰竭的因素，尤其在流感季节或气候骤变情况下，减少外出，出门应戴口罩并适当增添衣服，少去人群密集之处。

（6）遵医嘱服药，不可随意加、减药量，出现不适应及时就诊。

（7）加强健康宣教，做好心理护理，提高患者战胜疾病的信心。

二、急性肾衰竭

急性肾衰竭（acute renal failure. ARF）简称"急性肾衰"，是由于各种病因引起的短时间内（数小时或数天）肾功能突然下降而出现的临床综合征。主要表现为血肌酐（Cr）和尿素氮（BUN）水平升高，水、电解质和酸碱平衡失调及全身各系统并发症。常伴有少尿（< 400ml/24h）或无尿（< 100ml/24h）。急性肾衰竭按病因可分为肾前性、肾性和肾后性三类。急性肾衰竭在血液病患者中多见于多发性骨髓瘤急性恶化，白血病，恶性淋巴瘤肿瘤细胞浸润，DIC 合并肾衰竭，革兰阳性菌及真菌感染、药物引起的肾衰竭，血液病伴发代谢障碍性肾衰竭等。

（一）临床表现

1. 少尿或无尿期

（1）水、电解质和酸碱平衡失调：主要表现为水中毒、高钾血症、高镁血症、高磷血症和低钙血症、低钠血症、低氯血症、酸中毒。

（2）代谢产物积聚：血中尿素氮、肌酐升高，表现为氮质血症，血中酚、胍等毒性物质增多，形成尿毒症。

（3）出血倾向：由血小板因子Ⅲ缺陷、毛细血管脆性增加、肝功能损害等引起。

2. 多尿期
在少尿或无尿后的 7 ~ 14 天，如 24 小时内尿量增加至 400ml 以上，即为多尿期的开始，每日尿量可达 3000ml 以上。尿量可突然增加、逐步增加或缓慢增加。此期易发生感染、上消化道出血及心血管的并发症。

（二）护理评估

1. 健康史
评估引起急性肾衰竭的原因，询问既往史，包括患病史及用药史等。

2. 病情评估
评估患者有无 24 小时尿量减少，伴或不伴体重增加、水肿；有无泡沫尿、肉眼血尿、浓茶色尿；有无高血压和心力衰竭、心律失常、肺水肿表现；神经系统有无意识障碍、躁动、谵妄、抽搐、昏迷等尿毒症脑病表现。

3. 实验室及其他检查
血清电解质测定（如 Cr、Ca^{2+}、K^+、Na^+）、尿一般检查（包括尿液的颜色、性质、气味、pH、尿比重等）、肾功能、肾脏影像学检查。

4. **心理 - 社会支持状况评估**　患者有无焦虑不安、恐惧等心理。家属及社会对患者的支持情况。

（三）护理问题

1. **营养失调**　与食欲缺乏、限制蛋白质摄入、透析和原发疾病等因素有关。

2. **有感染的危险**　与机体抵抗力降低及侵入性操作等有关。

3. **有水、电解质和酸碱平衡失调的危险**　与急性肾衰竭导致肾小球滤过功能受损有关。

4. **有皮肤完整性受损的危险**　与体液过多、抵抗力下降有关。

5. **恐惧**　与肾功能急骤恶化、病情重等因素有关。

6. **潜在并发症**　如高血压脑病、急性左心衰竭、心律失常、DIC、多脏器功能衰竭等。

（四）护理措施

1. **营养失调**

（1）饮食护理：给予优质蛋白，蛋白质摄入量应限制为 0.8g/（kg·d）、并适量补充必需氨基酸。饮食摄入应给予充足的热量，保持机体正氮平衡，尽可能减少钠、钾、氯的摄入量。

（2）对症护理：恶心、呕吐可遵医嘱使用止吐药，待舒适时再给予适量食物，并做好口腔护理，提供整洁、舒适的进餐环境和色、香、味俱全的食物，少量多餐。不能经口进食者可用鼻饲或静脉补充营养物质。

（3）监测营养状况：监测反映机体营养状况的指标是否改善。

2. **预防感染**　感染是急性肾衰竭的常见并发症，也是急性肾衰竭的主要死亡原因之一。护理中需要观察有无体温升高、寒战、疲乏无力、食欲缺乏、咳嗽、尿路刺激征、白细胞计数增高等。

（1）加强生活护理，做好皮肤黏膜清洁，尤其是口腔及会阴部皮肤卫生。

（2）严格无菌操作，对带管如留置静脉导管、留置导尿管等的患者，应密切观察导管部位是否存在感染情况。

（3）每日定时通风，保持病室环境清洁、温湿度适宜，尽量避免去公共场所。卧床患者应定时翻身，指导有效咳痰。

3. **预防水、电解质和酸碱平衡失调**

（1）休息与体位：应卧床休息以减轻肾脏负担，抬高水肿的下肢，昏迷者按昏迷患者护理常规进行护理。

（2）监测并及时处理水、电解质和酸碱平衡失调：①严格记录24小时出入液量，注意告知患者及家属出入量的记录方法及内容，以得到充分配合。观察有无体液过多的表现，如有无水肿、体重增加等。监测电解质的变化，发现异常及时通知医生处理。②观察患者有无代谢性酸中毒的征象，如疲乏、眩晕、嗜睡、感觉迟钝、烦躁不安等。观察有无高钾血症的征象，如脉律不齐、肌无力、心电图改变等。高钾血症者应限制钾的摄入，少用或忌用富含钾的食物。观察有无低钙血症的征象，如手指麻木、易激惹、腱反射亢进、抽搐等。如发生低钙血症，可摄入含钙量较高的食物，并可遵医嘱使用活性维生素D及钙剂等。观察有无低钠血症。如果患者为肿瘤溶解综合征引发急性肾衰竭，注意观察高磷血症、高尿酸血症的临床表现。

4. 预防皮肤完整性受损

（1）保持床铺干燥，被褥、衣裤应平整、柔软。水肿较重、长期卧床者应经常变换体位，动作轻柔，避免拖拉拽，防止发生压力性损伤。可协助年老体弱者翻身或用软垫支撑受压部位。必要时可使用气垫床。

（2）减少水肿患者侵入性操作，如不可避免肌内注射等操作时，应先将水肿皮肤推向一侧后进针，拔针后，延长穿刺部位按压时间。

（3）皮肤观察：密切观察皮肤状况，有无红肿、破损和化脓等情况发生。

5. 心理护理　患者多因病情进展迅速而出现难以接受、恐惧的心情，医务人员应及时向患者解释疾病治疗、护理及预后情况，体贴、关心患者，帮助树立战胜疾病的信心。

6. 预防并发症

（1）高血压脑病：监测生命体征及病情的变化，对于高血压者，密切监测血压变化，一旦出现血压急剧升高伴剧烈头痛，甚至有意识和神志改变者，立即通知医生，协助处理。

（2）急性左心衰竭：监测患者肝肾功能，注意控制输液速度和输液量。一旦出现粉红色泡沫样痰，警惕急性肺水肿，立即通知医生，配合抢救。

（3）心律失常：评估患者心律失常的类型及临床表现，鼓励患者养成健康的生活方式，保持心情舒畅，避免过度劳累。

（4）多脏器功能衰竭、DIC：观察病情变化，及时发现休克或重要器官功能衰竭的异常表现。定时监测患者的生命体征、神志和尿量变化，记录24小时出入量，观察皮肤的颜色与温湿度，有无皮肤、黏膜和重要器官栓塞的症状和体征。

监测凝血功能，注意有无黑便等消化道相关症状，警惕发生消化道出血及 DIC。

（五）健康教育

1. **疾病知识指导**　讲解此病基本知识，指导家属对患者的护理，避免加重病情的因素。保持愉快的心情，强调合理生活起居，保证充足的休息和睡眠，适当进行体育锻炼，避免剧烈运动。

2. **饮食指导**　告知患者饮食治疗的重要性，应严格限制蛋白质和水的摄入，保证足够热量。

3. **病情监测**　指导患者准确记录每天的尿量及体重，自我监测血压。

4. **预防感染**　指导患者根据病情和活动耐力进行适当活动，避免劳累，做好防寒保暖。室内空气保持清洁，开窗通风。注意个人卫生，指导患者养成良好的卫生习惯，保持口腔、鼻腔、会阴、肛周及皮肤清洁；减少探视，避免去公共场所，避免与上呼吸道感染者接触，监测体温变化。

5. **用药指导**　不可随意中断治疗，注意观察药物的不良反应。药物要在医生的指导下服用，切勿自作主张，因为大部分药物均从肾脏排泄，会增加肾脏负担，特别要避免使用对肾脏有损害的药物。

6. **定期随访**　定期复查肾功能、血清电解质等。

三、感染性休克

感染性休克（septic shock）指由于病原体（如细菌、真菌或病毒等）侵入人体，向血液内释放内毒素，导致循环障碍、组织灌注不良而引起的休克。血液病患者由于免疫力低下，容易出现各种感染，尤其是恶性血液病易发生严重感染而导致感染性休克，一旦发生，危及生命。

（一）临床表现

1. **休克代偿期**　由于机体存在自我代偿能力，在休克早期，患者交感－肾上腺轴兴奋，中枢神经兴奋性增高，表现为精神亢奋、烦躁，皮肤苍白、湿冷，心率、呼吸增快，尿量减少。此时，如果处理及时、得当，休克可较快得到纠正，否则，病情继续发展，进入休克抑制期。

2. **休克抑制期**　由于休克进一步加剧，各脏器血流灌注量下降，患者会出现神志变化，表现为神情淡漠、反应迟钝，甚至意识模糊或昏迷；出冷汗、口唇肢端发绀；脉搏细速、血压进行性下降。严重者全身皮肤、黏膜明显发绀，四肢厥冷，脉搏摸不清、血压测不出，尿少甚至无尿。若出现皮肤、黏膜瘀斑或消化道出血，提示已发生弥散性血管内凝血。

3. **休克难治期**　当休克抑制期持续较长时间后，休克进入难治期或不可逆期，使某些脏器的微循环淤滞更加严重。由于组织缺少血液灌注，细胞处于严重缺氧和缺乏能量的状况，引起细胞自溶并损害周围其他细胞，最终引起多个器官受损。

（二）护理评估

（1）询问患者病史，结合实验室检查及影像学检查，明确患者原发感染灶。

（2）评估患者是否存在粒细胞缺乏，患者血培养结果是否培养出阳性指标。

（3）评估患者是否存在皮肤软组织感染，如局部明显红、肿、痛表现，有无中心静脉导管相关性血流感染等。

（4）评估患者是否存在全身炎症反应综合征，典型临床表现包括发热、心率增快、过度通气甚至伴有神志不清。

（5）评估患者是否出现低血压或脉压减小、神志改变、尿量减少、皮肤温度降低或者花斑表现。

（三）护理问题

1. **组织灌注不足**　与循环血量不足、微循环障碍有关。
2. **体温过高**　与感染、毒素吸收等有关。
3. **气体交换受损**　与肺萎缩、通气/血流比例失调、DIC 等有关。
4. **营养失调（低于机体需要量）**　与禁食、感染后分解代谢增强有关。
5. **潜在并发症**

（1）有皮肤完整性受损的风险：与烦躁不安、长期卧床有关。

（2）有坠床的风险：与意识障碍、烦躁不安有关。

（3）有导管脱出风险：与意识障碍、出汗导致导管贴膜粘贴不牢有关。

（四）护理措施

1. **组织灌注不足**

（1）建立静脉通路：迅速建立静脉通路。记录 24 小时出入量，保持患者出入量平衡。

（2）合理补液：先晶后胶，根据患者的心肺功能及血压、中心静脉压监测结果等调整补液速度；准确记录输入液体的种类、数量、时间及速度，详细记录24小时出入量，为后续治疗提供依据。

（3）观察病情：动态观察患者意识状态、生命体征、皮肤、黏膜、周围静脉及毛细血管充盈情况、尿量等，实验室检查及血流动力学监测结果的变化。观察患者的呼吸状况，判断呼吸困难类型、监测血氧饱和度及动脉血气变化。

（4）协助患者采取中凹卧位休息。意识障碍、烦躁不安者可采取床旁约束措施，保证患者安全。

2. 体温过高

（1）定时测量体温变化，并记录，发热时给予药物或物理降温，遵医嘱给予抗生素静脉输入。

（2）在抗生素使用前采集血培养标本，并及时送检。

3. 气体交换受损

（1）遵医嘱给予氧气吸入，并适当调节氧流量。密切观察患者的缺氧症状，通过血气分析等指标适当调节氧流量及吸氧方式。

（2）若患者缺氧症状明显或氧饱和度降低通过单纯吸氧难以纠正，可以根据医嘱给予患者无创呼吸机辅助呼吸。

（3）保持呼吸道通畅，及时清理口鼻分泌物。若建立人工气道行机械通气，给予机械吸痰。给予吸氧，改善缺氧状况。

4. 营养失调

（1）指导患者进清淡、易消化、高热量、高蛋白、高维生素饮食，并保证饮食的干净卫生，保证满足正常的机体需要。

（2）对于禁食状态下的患者，根据医嘱给予胃肠外营养支持。

（3）静脉营养支持的患者尽量选择中心静脉给药，避免出现药液外渗。

5. 预防并发症

（1）预防皮肤黏膜受损：长期卧床者指导协助其定时翻身，并保持床单位整洁、干燥、无褶皱，必要时使用气垫床预防压疮。不能进食的患者保证口腔清洁，可使用漱口水漱口或进行口腔护理。

（2）预防坠床：意识清醒者指导其在床上活动，向家属讲解安全防护知识。意识不清者采取安全防范措施，如加床档保护，防止坠床。躁动患者给予适当的约束措施。

（3）预防导管脱出：指导意识清醒患者密切关注导管贴膜情况，尤其是在出汗较多时，发现贴膜粘贴不牢固、卷曲等情况及时告知护士给予更换。每班查看意识不清患者的贴膜情况，班班交接，出现异常及时给予处理，避免出现导管脱出情况。

（五）健康教育

（1）意识清楚的患者鼓励其卧床期间适当床上活动，加床档保护，保证患者安全。意识不清患者避免由于长期卧床而导致压疮发生，协助患者定时翻身。

（2）饮食以清淡、易消化为主，保证碳水化合物、蛋白质、脂类均衡摄入，同时保证饮食干净卫生。若患者可自行进食，做好手卫生，避免出现呛咳。禁食患者给予胃肠外营养支持。

（3）对于意识清醒的患者做好心理护理。

第五节　造血干细胞移植全程护理

造血干细胞移植（HSCT）是目前治疗白血病、淋巴瘤等血液系统恶性疾病的最有效方法，也是治疗某些免疫系统疾病、遗传性疾病、代谢疾病尤其是某些实体瘤的根本途径。在治疗过程中，护理质量是 HSCT 成功的关键环节，护理重点包括全环境保护措施的实施、干细胞采集及回输的护理、预处理期的护理、移植后并发症的观察与护理、心理护理。

一、全环境保护措施的实施

全环境保护（total environmental protection，TEP）指采取必要的措施，达到体内外环境的高度净化，从而预防和减少感染的发生，包括空间环境和人体环境净化两个方面。空间环境指患者所处的整个外部生活空间，尽管各医院根据具体环境与条件有不同的布局设置，但基本要求相同，即达到空间环境的最佳净化。人体环境包括患者的体表环境与体内环境，凡是能与空气直接接触的人体部位，如全身皮肤、指（趾）甲缝、毛发、眼、耳、鼻腔、口腔、咽部、呼吸道、肛周及会阴部均属体表环境，是微生物侵入机体的屏障；体内环境包括胃肠系统、循环系统、各组织器官及浆膜腔等，是内源性感染的主要场所。TEP 的具体内容是空气层流洁净室（laminar air flow bioclean room，LAFR）的应用，患者体表的无菌化护理，患者肠道净化，医护人员自身净化，系统的微生物监测。

1. **空气层流洁净室（LAFR）的应用** LAFR 的空气通过高效过滤器的过滤，可以清除 99.97% 以上的直径大于 0.3μm 的微粒和细菌，降低空气感染率，但高效过滤器本身并无灭菌功能，不能解决接触感染问题，因此 LAFR 的应用效果与科学的管理密切相关。建立 LAFR 环境规范化管理标准，对工作人员进行环境管理培训，培训合格者方可进入 LAFR 单独上岗。

2. **患者体表的无菌化护理** ①入住 LAFR 前 1 天协助患者剪短指（趾）甲，剃除全身毛发，清洁沐浴。②入室当天用 1∶2000 氯己定溶液药浴 15～20 分钟或皮肤清洗液淋浴，清洗时注意擦洗腋下、脐部、外阴部及皮肤皱褶处。③入室后每日用 1∶2000 氯己定溶液擦浴，更换无菌病号服，每次便后用 0.05% 聚维酮碘液坐浴，饭前、便后用手消毒液消毒双手。④五官护理：呼吸道感染在很大程度上是病原体从鼻咽部下行引起的。给患者用利福平和氯霉素眼药水交替滴眼，呋麻 / 氯霉素滴鼻液滴鼻，左氧氟沙星滴耳液滴耳，用 5% 碳酸氢钠和葡萄糖酸氯己定漱口液交替含漱，饭后行口腔护理。

3. **患者肠道净化** 患者入室后进无菌饮食，患者饭菜采用双蒸法消毒后食用，每次餐具也同时消毒。

4. **医护人员自身净化** 为减少工作人员自身带菌率，工作人员进入 1 室换鞋，洗手，更换无菌刷手服，戴一次性口罩、帽子，入 2 室；手消毒液消毒双手，换鞋，入 3 室；再次手消毒液消毒双手，穿无菌隔离衣、戴无菌手套，换鞋，入 4 室执行治疗、护理。

5. **系统的微生物监测** 按医院感染管理科要求，每季度对 LAFR 的空气、物品、使用中的消毒剂和医务人员的手进行微生物检测，要求达到 Ⅰ 类环境空气、物表、医务人员手卫生标准。另外，每位患者药浴后均取口、鼻、耳、腋窝、肛周及会阴部位拭子进行微生物检测。

二、干细胞采集及回输的护理

外周血造血干细胞移植具有采集简单方便、患者造血和免疫功能恢复快、节省费用等优点，已经成为越来越多恶性血液病患者的主要治疗手段。但在采集过程中会有不同程度的不良反应发生，如枸橼酸钠毒性反应、低血容量、发热反应、继发性贫血、血小板减少性紫癜、感染等。在外周血造血干细胞（peripheral blood stem cell transplantation，PBSC）采集前给予有针对性的护理干预，可以显著减少不良反应的发生率，并且有可能减少采集的次数，提高 PBSC 采集的质量，为顺利进行干细胞移植奠定基础。对干细胞采集者提供采集前、中、后的全程护理，以确保采集到高品质的造血干细胞。PBSC 回输护理依据供者不同可分为自体PBSC 回输和异基因 PBSC 回输。自体 PBSC 往往采集后需添加低温保护剂（含有二甲基亚砜）存放于 –80℃冰箱冻存，回输时经恒温水浴箱解冻后输入患者体内。冻存的造血干细胞回输不良反应有恶心、呕吐，呼吸困难，胸闷、胸痛，腹部不适，咽部不适、咽部异物感，肉眼血尿及心率减慢、血压增高等心血管变化。防冻剂二甲基亚砜（DMSO）是输注时产生不良反应的主要原因。自体 PBSC 回输过程患者出现过敏性休克，值得重视。异基因 PBSC 采集后直接输入受者体内，护理重点是观察有无变态反应，输注时避免浪费或损耗干细胞。

三、预处理期的护理

造血干细胞移植前，受者需要常规接受一个疗程超剂量的化疗和／或全身放射线照射，称为"预处理"。预处理的目的是尽可能地杀死体内的异常细胞或肿瘤细胞，破坏免疫系统为造血干细胞的植入提供条件，腾空造血细胞龛，以利于移植。预处理过程需要 10 天左右，患者的心脏、肾脏、肝，尤其是口腔及食管黏膜均受到不同程度损伤，此期间护士应评估患者的心血管、呼吸、消化系统功能，合理安排输液顺序及输液速度，同时告知患者坚持服药、呕吐后及时补药的重要性，以增加患者依从性。

1. **消化道症状的观察与护理**　所有患者均有不同程度的恶心、呕吐、食欲缺乏、腹泻等胃肠道症状，应遵医嘱于化疗药前给予止吐药，指导患者使用放松术以减轻恶心症状，同时调整饮食结构。

2. **神经系统毒性反应的观察及护理**　大剂量的白消安可以透过血－脑脊液屏障作用于中枢神经系统，诱发癫痫。因此，患者用药期间，护士应密切观察患者生命体征和意识状态，注意有无肢体麻木、抽动等先兆，仔细听取患者主诉，及早发现异常并通知医生给予相应处理；在癫痫样发作时，应立即采取相应措施，避免患者自伤。

3. **出血性膀胱炎的预防与护理**　在输注环磷酰胺前后，用超大剂量液体水化，并用美司钠解毒治疗，定期监测尿常规，应用呋塞米和碳酸氢钠碱化尿液保持尿 pH 6.8～7.5。鼓励患者大量饮水，24 小时尿量保持在 2500～3000ml/m²。用药期间还应密切观察患者尿色、尿量、尿 pH 及排尿时有无尿频、尿急、尿痛等膀胱刺激征，及时发现异常并通知医生。

4. 肝静脉闭塞病（hepatic venous occlusive disease，HVOD）的预防及护理 HVOD 的临床症状有黄疸、肝区疼痛、肝大、进行性体重增加、腹水、转氨酶增高等。在护理过程中应注意观察患者有无黄疸、腹痛、腹水等，每天早晚定时测体重和腹围，并详细记录。对并发 HVOD 患者密切观察生命体征、意识及黄疸的变化；对血氨偏高或有脑病的患者应限制蛋白质入量或禁食蛋白质；对伴腹水患者加强皮肤、黏膜护理，预防皮肤擦伤、破裂；遵医嘱给予利尿药，减少腹水，维持适宜的肾脏灌注。

四、移植后并发症的观察与护理

移植后并发症主要有感染、移植物抗宿主病（GVHD）、出血性膀胱炎（HC）、HVOD 等。

1. 抗感染的护理 患者在接受造血干细胞移植的预处理阶段经历了全身致死量的放疗、化疗，免疫功能受到抑制是发生感染的主要原因，感染机会明显增加，既存在与正常人一样的普通感染，同时又有机会感染的危险。虽然移植前患者已进行全身各系统检查，清除全身感染病灶，移植期间患者入住 LAFR，实行全环境保护，但由于移植治疗的特殊性，骨髓空虚期长，患者出现各部位感染的概率仍很高。将抗感染护理措施放在首位，重点抓以下环节：①严格执行全环境保护措施，包括 LAFR 的应用及维护；患者体表无菌化及体内环境的净化；工作人员自身的净化；系统的微生物监测。②中心静脉导管护理。③口腔、皮肤、饮食护理。

2. GVHD 的护理 GVHD 见于异基因移植患者。通过移植治疗，其移植物抗白血病（graft versus leukemia，GVL）效应对恶性疾病的治疗及防止移植后疾病复发发挥着关键作用，但是随之而发生的移植物抗宿主病，是供体免疫细胞针对宿主组织的反应，又是影响移植后生存的重要因素之一。增加急性 GVHD 可能性的因素包括年龄较大的受体/捐献者、性别不匹配。急性 GVHD 一般在移植后 100 天内发生，皮肤斑丘疹、瘙痒通常是 GVHD 最早出现的症状，口唇黏膜干燥是 GVHD 患者最常出现的症状，巩膜黄染、肝功能异常则是 GVHD 肝损害的表现，腹痛、腹泻提示肠道 GVHD 发生。急性 GVHD 的广泛类别还包括持续性、复发性或迟发性急性 GVHD。患者所发生的任何细微变化，护士均需及时分析，及时处置，报告结果。

（1）皮肤护理：保持皮肤的完整性，定期使用润肤剂。

（2）胃肠道护理：出现影响上消化道、下消化道及肝的消化系统功能的患者可能会出现多种症状，包括食欲缺乏、腹胀、恶心、频繁干呕或呕吐，以及与肝痛或肠道活动增加相关的腹部不适。护理工作中要帮助患者更快恢复和维持体重，确保充足的口服热量补充剂和严格的液体平衡，要少食多餐及摄入充足营养。如果仍未缓解，则需要考虑在短期内选择肠内营养或静脉全肠外营养来让肠道休息。

3. **出血性膀胱炎（hemorrhagic cystitis，HC）的护理**　HC 是造血干细胞移植后一种常见的并发症，早期（30 日内）多由药物损害膀胱黏膜引起，如 CTX、白消安，全身照射亦可损害膀胱黏膜导致 HC；晚期（30 日后）HC 与 GVHD、腺病毒感染有关。护理内容与上述预处理期护理中 HC 护理相同。

4. **肝静脉闭病的护理**　同上述预处理期护理中 HVOD 的预防和护理。

5. **心理护理**　心理护理是指医护人员在与患者的交流中，通过医护人员的语言、行为、态度、表情和姿势等，改变患者的心理状况和行为，促进其疾病的转归和恢复。HSCT 虽已为一项成熟的技术，但在整个移植的过程中，患者良好的心态、积极的配合同样是保证顺利完成移植、达到最终成功的关键因素。疾病本身已经给患者带来身体上的痛苦，由此更易产生焦虑、忧郁、恐惧等负性情绪，加之治疗所产生不适反应，这些对他们的身心健康产生消极影响。而且 HSCT 治疗所需的特殊环境，患者需在狭小的层流舱独居 1 ~ 2 个月，无亲人陪伴，机体易进入紧张、焦虑、恐惧的过度应激状态，如不及时实施心理干预，不但影响整个移植过程，而且会加重病情。因此，护士要把心理护理贯穿于整个过程，渗透到患者各个层面的需要，从满足患者饮食、睡眠的基本生理需要到爱及归属和自我实现的需要，使患者处于接受治疗的最佳生理、心理状态。

五、造血干细胞移植的重症监护

近几十年来，由于新疗法和支持性护理的改进，造血干细胞移植患者的预后得到了极大的改善，但有时仍需要入住 ICU 来治疗 HSCT 后可能出现的危及生命的情况。原因可能包括：感染继发呼吸衰竭、脓毒症需要大力支持、多器官衰竭、肾功能障碍、异体干细胞移植后出现移植物抗宿主病等。ICU 的治疗包括机械通气、支持重要功能、败血症/败血症休克的治疗、继续化疗。近年来，危重 HSCT 患者的短期和长期生存率都有显著改善。当血液病患者在病程早期就被送入 ICU

时，生存概率更大。早期入院可减少进一步的器官功能障碍，并通过提供及时和适当的器官支持来增加逆转现有器官衰竭的可能。

（一）护理评估

（1）评价患者呼吸是否通畅，血氧饱和度数值是否正常。

（2）评估患者意识、导管及皮肤等情况。

（3）监测患者生命体征及各项实验室检查结果。

（4）及时完成体格检查，目的在于发现致命性的生理异常。

（5）评估影像学检查，根据检查结果给予相应护理措施。

（二）护理问题

1. **组织灌注不足**　与大量失血、失液、体液分布异常、有效循环血量减少有关。

2. **体液过多**　与肝、肾、心功能损害及功能下降有关。

3. **体温过高**　与感染或本病发展有关。

4. **气体交换受损**　与微循环障碍、缺氧或呼吸型态改变、肺组织灌注量不足、肺水肿有关。

5. **皮肤完整性受损**　与微循环障碍、长期卧床受压或因分泌物、引流液等刺激皮肤有关。

6. **疼痛**　与组织损伤、缺血、缺氧、感染、炎症、肿瘤细胞浸润或压迫等有关。

7. **营养失调：低于机体需要量**　与禁食、腹泻、呕吐、营养物质吸收障碍、高热、机体代谢增加有关。

8. **自理缺陷**　与意识障碍、瘫痪、卧床、活动受限、活动耐力下降、舒适状态改变（头痛等）有关。

9. **有受伤的危险**　与意识障碍、贫血、长期卧床、患者年龄等有关。

10. **恐惧**　与未正确认识疾病、恐惧死亡有关。

11. **潜在并发症**　如 MODS、出血、感染、休克。

（三）护理措施

1. **组织灌注不足**

（1）取休克体位：头抬高 20°~30°，下肢抬高 15°~20°，以增加回心血量，同时做好保暖工作。

（2）补充血容量：快速建立两组及以上的静脉通路，及时、快速、足量补液治疗，在连续监测血压、中心静脉压、尿量等的基础上判断补液量。一般先晶后胶，纠正酸碱平衡失调，及时监测血压变化，根据结果进行对症治疗。

（3）观察病情变化：定时监测患者生命体征、血氧饱和度、中心静脉压、意识、口唇色泽、肢端皮肤颜色、温度、尿量及出入量等变化。

（4）用药护理：遵医嘱必要时使用血管活性药物，应从低浓度、慢速度开始，严密监测患者生命体征变化，避免药液外渗，积极处理原发病。

2. 体液过多

（1）了解水肿原因，给予对症支持治疗。

（2）注意保护水肿处皮肤，避免发生压伤和感染。使用枕头等辅助物品抬高水肿肢体，两腿避免交叉，定时更换体位，尽量避免在水肿侧肢体或部位进行注射或静脉输液。

（3）注意补液速度，防止肺水肿的发生。使用利尿药治疗水肿时，密切监测患者电解质水平，以免发生水、电解质失衡。

（4）及时准确记录病情变化和24小时出入量，注意观察尿量及排泄物的颜色、性状等，定期监测肝肾功能。

（5）做好饮食宣教，低蛋白血症患者须进富含优质蛋白饮食，肾性问题须限制水钠摄入。给予软食、流食，对消化道出血的患者暂禁食，并向其讲解原因，避免硬质食物，禁食生冷、辛辣食品，对过敏性紫癜的患者禁食疑似过敏的食物。

（6）评估患者压疮风险，预防压疮的发生。

3. 体温过高

（1）密切监测患者体温变化，每4小时监测1次，遵医嘱正确用药。

（2）严格执行无菌操作及消毒隔离制度，限制探视人员。

（3）高热患者予以物理降温，遵医嘱必要时使用药物降温，持续发热患者须监测血压、尿量变化，预防感染性休克。

（4）保持病室环境清洁、整齐，温、湿度适宜，及时更换潮湿衣物，做好患者皮肤护理，保持床单位清洁干燥，定时开窗通风，注意对患者的保暖。

（5）做好患者及家属预防感染的健康教育。

4. 气体交换受损

（1）保持室内温、湿度适宜，嘱患者绝对卧床休息，根据患者病情保持舒适体位。

（2）给予患者氧气吸入，保持呼吸道通畅，必要时给予呼吸机辅助呼吸，严密观察患者病情变化。

（3）遵医嘱给予雾化吸入，在患者血常规允许情况下，指导和示范有效咳嗽方法，以促进痰液排出。

（4）严密监测患者血氧饱和度及血气分析结果，及时通知医生，配合医生紧急救治。

5. 皮肤完整性受损

（1）有创面或伤口者，评估创面或伤口情况，遵医嘱正确给予换药，保持创面处皮肤清洁、干燥。

（2）严格按照无菌操作原则执行各项护理操作，做好危重患者的各项评估，加强基础护理和专科护理，确保管路安全，至少每2小时给予患者翻身1次，预防压疮。

（3）惊厥时用牙垫将上下牙隔开，避免咬伤舌头；对于意识不清、躁动患者给予床档保护，必要时使用约束带适当约束，须严密观察约束部位血液循环状况。

（4）保持床单干净、整齐、舒适，可提供气垫床等使患者减轻局部受压。

（5）保持患者鼻腔及口腔清洁卫生，根据患者情况，每日给予患者口腔护理2次，清醒者可协助其餐后漱口。

6. 疼痛

（1）评估患者疼痛的部位、性质、程度及时间、规律，做好疼痛评估及记录。

（2）通知医生，协助患者寻找疼痛发生的原因及诱因。

（3）评估患者对疼痛的耐受力，必要时遵医嘱使用镇静、镇痛药物，以减轻疼痛；告知患者及家属使用药物的副作用，注意防范不良反应。

（4）协助患者采取舒适体位，给予心理安慰，分散其注意力，减轻疼痛不适感。

7. 营养失调

（1）评估患者的营养状况与饮食方式，遵医嘱为患者提供正确的饮食指导。

（2）保证患者足够的摄入量，根据病情给予高热量、高蛋白质、高维生素、易吸收的流质饮食或遵医嘱给予营养支持治疗，做好胃肠营养管理及鼻饲护理。

（3）指导患者少量多餐，并给予足够的时间进食。

（4）提供良好的就餐环境，以增进患者食欲。

（5）禁食患者要遵医嘱静脉补充营养液体，加强营养支持治疗，定期监测血糖及电解质水平。

8. 自理缺陷

（1）评估患者缺乏自理能力的原因，如疼痛、高热等，并遵嘱给予对症支持治疗。

（2）评估患者自理缺陷的程度，制订护理计划。

（3）协助家属做好患者的生活护理，如进餐、尿便等，使用屏风遮挡保护患者的隐私。

（4）将用物放在便于患者拿取的地方，保证患者安全。

（5）做好患者的心理护理，鼓励并帮助其树立战胜疾病的信心。

9. 预防受伤

（1）嘱患者绝对卧床休息，使用床档保护，按时巡视，保证患者安全。

（2）固定陪护家属1人，给予患者家庭支持。

（3）加强生活护理，增加患者舒适感，减少其他不良因素对患者的刺激。

（4）加强安全防护，悬挂各类安全标识，做好宣教，避免跌倒坠床。

10. 心理护理

（1）每班评估患者情绪，了解患者及家属的心理状态，并采用适当的心理护理措施，做好心理护理，主动交流，耐心给予患者心理疏导。

（2）保持病室环境安静、整洁，温湿度适宜，创造良好的就医环境。

（3）指导患者进行自我心理调节，讲解疾病知识，正确认识疾病。

11. 预防并发症

（1）严密观察患者病情变化，必要时使用心电监护监测患者生命体征，观察患者的体温、呼吸、脉搏、血压、血氧饱和度、皮肤颜色、四肢末梢温度、毛细血管充盈时间等，特殊情况及时通知医生。

（2）备好抢救药品及仪器，配合医生进行紧急救治。

（3）正确执行各项医嘱，制订护理计划并落实，严格床旁交接班，做好护理记录。

（4）循环管理：休克患者须严格卧床（休克体位：将患者头和躯干抬高20°～30°，下肢抬高15°～20°），使用心电监护监测患者生命体征。建立两组静脉通路，遵医嘱正确给药，补充血容量，恢复有效循环血量。密切观察患者的皮肤颜色、瞳孔变化及尿量并记录24小时出入量。对于烦躁或神志不清的患者，应加用床档保护，以防坠床等意外伤害发生；必要时，四肢以约束带固定于床旁，注意观察末梢循环。

（5）呼吸道管理：予患者吸氧，及时清理气道中的痰液或分泌物，防止误吸。

严密观察患者的神志、意识、呼吸节律及频率情况，必要时遵医嘱使用呼吸机辅助呼吸，注意严格无菌操作。

（6）体温管理：每日 4~6 次监测患者体温，如患者高热须及时通知医生，遵医嘱应用物理或药物降温，注意保暖。保持患者口腔、皮肤清洁，注意个人卫生。给予患者补充营养和水分，保证水、电解质平衡。

（7）出血管理：①心理护理，关心体贴患者，消除孤独和恐惧感，以免加重出血。②观察全身状况及出血情况，测量血压、心率，注意意识状态清醒安静或烦躁不安。观察出血部位、持续时间、出血量及化验结果，如血小板计数、出凝血时间等。③休息活动指导，指导患者保持情绪稳定，注意劳逸结合，有出血倾向时，应卧床休息，避免情绪激动，勿用力排便，避免剧烈运动，预防外伤。

（四）健康教育

（1）老年危重患者须绝对卧床休息，保持舒适体位。

（2）向患者及家属讲解相关疾病的知识、治疗及护理方法，鼓励患者及家属参与医疗安全。

（3）饮食原则为清淡、易消化、营养均衡。饮食的种类应根据患者的病情适当选择，忌生、冷、硬、油腻和刺激食物，水果、蔬菜宜食用新鲜、应季食品。

（4）做好预防跌倒、坠床、压疮等意外事件相关教育。

（5）指导患者注意个人卫生，预防感染的发生。

（6）给予患者及家属心理支持，关心爱护患者，了解与疏导患者的不安情绪。对恶性、难治性疾病的患者，应遵守保护性医疗制度，特别警惕其情绪的异常变化，及时采取有效措施，以防意外发生。

（7）对于病危或临终患者的家属，应给予医疗照护。

第六节　外科相关血液系统危急重症的护理

一、下肢骨折并发脂肪栓塞

骨的完整性和连续性的中断称为骨折。病因一般包括直接暴力、间接暴力、肌拉力、疲劳骨折及骨病。骨折常见于恶性血液病，如白血病、多发性骨髓瘤

（MM）和淋巴瘤等，主要与肿瘤细胞的过度增生或局部浸润，导致骨髓腔压力增高、局部瘤块形成及压迫、骨质疏松或溶骨性破坏、病理性骨折等有关。

（一）临床表现

MM 骨病是 MM 患者的特征性临床表现之一，约 90% 的患者在疾病的进程中出现 MM 骨病，包括全身性骨质疏松、溶骨性破坏等，骨质疏松、溶骨性破坏严重时可发生病理性骨折。部分血液病患者因长期大量应用激素治疗也会造成钙流失增加，增加病理性骨折风险。

脂肪栓塞综合征是指脂肪颗粒阻塞血管腔而引起一系列病理生理改变的临床综合征，是创伤骨折后严重并发症之一。主要临床表现是呼吸困难、低氧血症、无颅脑损伤的神经症状和皮肤黏膜出血点等，其主要的发病时间是在伤后 24 ～ 72 小时。

（二）护理措施

1. 早期识别

（1）尽早评估患者是否为高危人群：根据脂肪栓塞综合征发生原因，尽早评估患者是否为高危人群（骨折、骨折手术、继发休克等），应给予重点关注。

（2）早期发现临床症状和体征的变化：脂肪栓塞综合征患者常有意识障碍、皮肤瘀斑、进行性低氧血症及呼吸窘迫表现。一旦患者出现缺氧症状，且呼吸通畅和一般吸氧无效时，应考虑脂肪栓塞发生的可能。其生命体征中，体温升高一般是第一个出现的症状，脉率可达 120 次 / 分以上，呼吸加快，血压下降。

（3）借助辅助检查手段：血气分析、CT 检查等有助于尽早发现，如血气分析显示氧分压下降，CT 显示双肺内有特异的暴风雪斑片状影。

（4）护士对其重点关注：密切观察其临床表现和生命体征变化，早期发现体温升高（＞38℃）、血氧饱和度持续下降、脉率增加（120 次 / 分以上）、血压下降（＜85/50mmHg），并通过血气分析和胸部 CT 检查识别脂肪栓塞综合征的发生。

2. 气道管理

对于下肢骨折并发脂肪栓塞综合征患者的气道管理应做到：①保持气道通畅，鼓励并协助患者进行有效咳嗽、咳痰。②给予气道湿化，保持呼吸道的温度和湿度。③给予有效镇痛，提倡预防性和多模式镇痛联合应用。④给予氧气吸入。⑤控制液体入量和滴速，以免加重心肺负担。⑥控制感染，吸痰时注意无菌操作。

3. 预防

（1）找出高危因素，有针对性地采取措施：如对于骨折患者，及时进行有效外固定，操作时注意手法轻柔，以免骨折固定不良，搬动时诱发脂肪栓塞综合征。

（2）药物预防：合理使用激素、蛋白酶抑制药等，如预防性静脉推注地塞米松。

（3）其他：如在术中降低髓腔内压力。

二、血液病合并急性肠梗阻的护理要点

肠梗阻（intestinal obstruction）指由于各种原因导致肠内容物不能顺利通过肠道，引起的腹痛、腹胀、恶心、呕吐、停止排气排便等一系列症状的急腹症。血液病患者疾病治疗过程中使用的化疗药物如硼替佐米、长春新碱，抗肿瘤辅助药如格拉司琼，可引起肠蠕动减慢、严重时发生麻痹性肠梗阻；不合理饮食习惯、高压饮食等使膳食纤维摄入不足及患者长期卧床可引起机械性肠梗阻，是血液病患者治疗过程中的严重并发症之一。

（一）临床表现

1. 粘连性肠梗阻表现

（1）以往有慢性梗阻症状和多次反复急性发作的病史。

（2）多数患者有腹腔手术、创伤、出血、异物或炎性疾病史。

（3）临床症状为阵发性腹痛，伴恶心、呕吐、腹胀及停止排气排便等。

（4）体检

1）全身情况：梗阻早期多无明显改变，晚期可出现体液丢失的体征。发生绞窄时可出现全身中毒症状及休克。

2）腹部检查应注意如下情况：①有腹部手术史者可见腹壁切口瘢痕。②患者可有腹胀，且腹胀多不对称。③多数可见肠型及蠕动波。④腹部压痛在早期多不明显，随病情发展可出现明显压痛。⑤梗阻肠袢较固定时可扪及压痛性包块。⑥腹腔液体增多或肠绞窄者可有腹膜刺激征或移动性浊音。⑦肠梗阻发展至肠绞窄、肠麻痹前均表现肠鸣音亢进，并可闻及气过水声或金属音。

2. 绞窄性肠梗阻表现

（1）腹痛为持续性剧烈腹痛，频繁阵发性加剧，无完全休止间歇，呕吐不能使腹痛、腹胀缓解。

（2）呕吐出现早而且较频繁。

（3）早期即出现全身性变化，如脉率增快、体温升高、白细胞计数增高，或早期即有休克倾向。

（4）腹胀：低位小肠梗阻腹胀明显，闭袢性小肠梗阻呈不对称腹胀，可触及孤立胀大肠袢，不排气排便。

（5）连续观察：可发现体温升高、脉搏加快、血压下降、意识障碍等感染性休克表现，肠鸣音从亢进转为减弱。

（6）明显的腹膜刺激征。

（7）呕吐物为血性或肛门排出血性液体。

（8）腹腔穿刺为血性液体。

（二）护理评估

1. 患者评估

（1）现病史：评估患者肠梗阻症状初始时间和严重程度。

（2）既往史、个人史：既往有无腹腔肠道疾病或血栓、肿瘤、腹部外伤和手术史，使用药物、精神状态、不良饮食习惯或饮食改变、排便习惯、活动情况等。

2. 病情评估

（1）评估生命体征，包括患者体温、脉搏、呼吸、血压、意识等。

（2）评估腹痛的性质、范围、部位、持续时间、疼痛程度。

（3）评估腹胀情况，肛门有无排气排便，肠鸣音及肠蠕动情况。

（4）评估呕吐物的颜色、性质和量。

（5）评估营养状态，血常规、电解质等化验结果。

（三）护理问题

1. **腹痛** 与梗阻的肠内容物不能运行或通过障碍，肠系膜受牵拉和肠蠕动增强有关。

2. **腹胀** 与梗阻的肠内容物不能运行或通过障碍有关。

3. **体液不足** 与禁食、呕吐、第三间隙积液造成血容量不足有关。

4. **潜在并发症** 如肠坏死、腹膜炎、感染性休克等。

5. **恐惧** 与腹痛、对疾病缺乏认识有关。

（四）护理措施

1. 腹痛

（1）密切观察患者的体温、脉搏、呼吸、血压、意识等，观察患者有无呕吐、腹部压痛或腹膜刺激征、腹部膨隆、停止排气排便等。

（2）密切观察患者腹痛的性质、部位、范围、持续时间及伴随症状；遵医嘱给予解痉药，并注意用药后的反应，慎用吗啡等镇痛药，以免掩盖病情。若腹痛加剧或有明显腹膜刺激征时，应警惕肠穿孔。

（3）给予患者舒适体位，取低半卧位，减轻腹肌紧张，有利于患者呼吸。

2. 腹胀

（1）胃肠减压：注意保持负压引流通畅，妥善固定胃管，防止导管脱落；观察引流液的颜色、性质和量并详细记录；加强口腔护理，每日检查患者口腔黏膜情况，督促其漱口，及时清洁口腔呕吐物，避免发生吸入性肺炎或窒息，必要时行口腔护理；如需胃管注药，应在注药后暂停减压 2 小时；保证鼻导管与胃管紧密连接，及时更换负压引流器，引流器不能放置高过患者水平位，防止倒流；拔管时防止患者误吸。

（2）灌肠、肛管排气：结合患者年龄、病情选择合适的灌肠液和剂量，灌肠过程中应注意观察患者有无心悸、憋气等不适，灌肠后尽量保留 10 分钟，促进肠内容物的排出。

（3）有腹水时每日监测体重及腹围变化。

（4）休息与活动：应根据患者病情适当安排休息和活动。长期卧床时，应协助患者床上被动活动，经常主动更换体位；可顺时针缓慢按摩腹部，避开膀胱区，促进肠蠕动；病情减轻后应鼓励患者积极下床活动，促进机体和胃肠功能恢复。

3. 酸碱失衡、体液不足

（1）根据患者脱水情况及有关的血生化指标合理安排输液计划，必要时给予肠外营养。维持患者水、电解质、酸碱平衡，满足机体需要量，准确记录 24 小时出入量。呕吐时防止发生窒息或吸入性肺炎。

（2）营养支持：肠梗阻初期应及早禁食、禁水，必要时给予肠外营养，以满足机体需要：待胃肠功能恢复后应以流食 – 半流食 – 普食为顺序循序渐进增加。应饮食规律，定时定量进餐，避免暴饮暴食。恢复后可进低脂肪、高纤维、易消化的食物，忌过硬、易产气食物。

4. 预防并发症

（1）预防肠坏死：①密切监测生命体征，观察病情变化，包括有无腹痛、腹

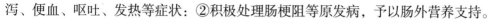

泻、便血、呕吐、发热等症状：②积极处理肠梗阻等原发病，予以肠外营养支持。

（2）预防腹膜炎：①密切监测生命体征，观察腹部症状和体征变化，包括体温、脉搏，有无腹部压痛、腹肌紧张和反跳痛、腹胀、恶心、呕吐等。②积极处理肠梗阻等原发病，避免腹部受伤。③遵医嘱合理使用抗生素，观察其疗效和副作用，纠正水、电解质紊乱。

（3）预防感染性休克：①密切监测生命体征，观察病情变化，包括脉搏、血压、呼吸、体温、意识状态、皮肤色泽及肢端温度、出入量。②做好个人卫生护理，注意手卫生控制感染，遵医嘱合理使用抗生素，现用现配，观察其疗效和副作用，纠正水电解质紊乱。

5. **心理护理**　肠梗阻患者需同时进行禁食和胃肠减压等治疗，容易出现紧张、恐惧、焦虑等情绪，护士应加强沟通，尽量满足患者的合理要求，关心、体贴患者，使其消除不良情绪，积极配合治疗。

（五）健康教育

（1）注意饮食卫生，不食不洁净、辛辣刺激性食物。不暴饮暴食，宜进高蛋白、高维生素、易消化的食物。

（2）每日定时排便，养成良好的排便习惯，保持排便通畅，老年人及小儿肠功能不全者有便秘现象，应注意通过调整饮食、腹部按摩等方法保持排便通畅，无效者可给予缓泻剂，必要时灌肠，促进排便。

（3）避免腹部受凉和饭后剧烈活动。若有腹痛、腹胀、停止排便排气等不适，及时告知医护人员。

（4）血液病患者应根据自身情况适当运动，如不能下床走动，可在家属协助下于床上被动活动，经常主动更换体位，促进胃肠道蠕动。

三、血液病合并急性胰腺炎的护理要点

急性胰腺炎（acute pancreatitis，AP）是多种病因导致胰酶在胰腺内被激活后引起胰腺组织自身消化、水肿、出血甚至坏死的炎症反应。急性淋巴细胞白血病（ALL）/淋巴母细胞淋巴瘤（LBL）患者在治疗过程中使用的药物门冬酰胺酶可引起 ASP 相关胰腺炎（ASP-associated pancreatitis，AAP）。在儿童中的发生率为 2%～18%。临床以急性腹痛、发热、恶心、呕吐及血、尿淀粉酶水平增高为特点，是常见的消化系统急症之一。临床上把急性胰腺炎分成轻症急性胰腺炎（水肿型）

和重症急性胰腺炎（出血坏死型）。重症胰腺炎会出现出血坏死的情况，病情进展快，常继发感染、腹膜炎、休克等，病死率高。

（一）临床表现

急性水肿型胰腺炎主要症状为腹痛、恶心、呕吐、发热，而出血坏死型胰腺炎可出现休克、高热、黄疸、腹胀、肠麻痹、腹膜刺激征及皮下出现瘀血、瘀斑等。

1. 一般症状

（1）腹痛：为最早出现的症状，往往在暴饮暴食或极度疲劳之后发生，多为突然发作，位于上腹正中或偏左。疼痛为持续性进行性加重，似刀割样。疼痛向背部、胁部放射。若为出血坏死型胰腺炎，发病后短时间内即出现全腹痛、急剧腹胀，同时很快出现轻重不等的休克。

（2）恶心、呕吐：发作频繁，呕吐物起初为食物胆汁样物；病情进行性加重，很快即出现肠麻痹，则呕吐物为粪样。

（3）黄疸：急性水肿型胰腺炎出现得较少，约占 1/4。而在出血坏死型胰腺炎则出现得较多。

（4）脱水：急性胰腺炎的脱水主要因肠麻痹、呕吐所致，而重型胰腺炎在较短的时间内即可出现严重的脱水及电解质紊乱。出血坏死型胰腺炎，发病后数小时至十几小时即可呈现严重的脱水现象，出现无尿或少尿。

（5）发热：由于胰腺大量炎性渗出，以致胰腺坏死和局限性脓肿等，可出现不同程度的体温升高。若为轻型胰腺炎，一般体温在 39℃ 以内，3～5 天即可下降。而重型胰腺炎，则体温常在 39～40℃，常出现谵妄，持续数周不退，并出现毒血症的表现。

（6）皮下瘀血、瘀斑：少数出血坏死性胰腺炎，胰液及坏死溶解的组织沿组织间隙到达皮下，并溶解皮下脂肪，而使毛细血管破裂出血，使局部皮肤呈青紫色，有的可融成大片状，在腰部前下腹壁，亦可在脐周出现。

（7）腹腔积液：胰腺的位置较深，一般轻型水肿型胰腺炎在上腹部深处有压痛，少数前腹壁有明显压痛。而急性重型胰腺炎，由于其大量的胰腺溶解、坏死、出血，则前、后腹膜均被累及，全腹肌紧、压痛，全腹胀气，并可有大量炎性腹水，可出现移动性浊音。肠鸣音消失，出现麻痹性肠梗阻。

（8）胸腔积液：由于渗出液的炎性刺激，可出现胸腔反应性积液，以左侧为多见，可引起同侧的肺不张，出现呼吸困难。

（9）腹部包块：大量的坏死组织积聚于小网膜囊内，在上腹可以看到一隆起性包块，触之有压痛，往往包块的边界不清。少数患者腹部的压痛等体征已不明显，但仍然有高热、白细胞计数增高及经常性出现类似"部分性肠梗阻"的表现。

2. 局部并发症

（1）胰腺脓肿：常于起病2～3周后出现。此时患者高热伴中毒症状，腹痛加重，可扪及上腹部包块，白细胞计数明显升高。穿刺液为脓性，培养有细菌生长。

（2）胰腺假性囊肿：多在起病3～4周后形成。体检常可扪及上腹部包块，大的囊肿可压迫邻近组织产生相应症状。

3. 全身并发症　常有急性呼吸衰竭、急性肾衰竭、心力衰竭、消化道出血、胰性脑病、败血症及真菌感染、高血糖等并发症。

（二）护理评估

1. 患者评估

（1）现病史：评估患者胰腺炎症状起始时间和严重程度。

（2）既往史、个人史：既往有无门冬酰胺酶治疗史、高脂饮食史；有无胆道疾病如胆石症、胆道梗阻、胆道感染，胰管堵塞相关疾病如结石、狭窄、肿瘤或蛔虫等；有无手术和外伤史、内分泌和代谢障碍、细菌或病毒感染、酗酒或暴饮暴食等不良饮食习惯。

2. 病情评估

（1）评估生命体征，包括患者体温、脉搏、呼吸、血压、意识等。

（2）评估腹痛的性质、范围、部位、持续时间、疼痛程度，是否伴有腹胀及腹胀程度。

（3）评估呕吐物的颜色、性质和量。

（4）评估营养状态，动态监测血、尿淀粉酶、血清脂肪酶、肝肾功能，血电解质、血糖、血气分析等化验结果，监测胰腺超声和CT影像学。

（三）护理问题

1. **腹痛**　与胰腺和其周围组织炎症，水肿或出血坏死有关。

2. **体温升高**　与胰腺自身炎症有关。

3. **酸碱平衡失调、体液不足**　与大量呕吐、禁食、胃肠减压导致血容量不足有关。

4. **活动无耐力**　与频繁呕吐导致水、电解质丢失有关。

5. **恐惧**　与腹痛剧烈，病情进展急骤有关。

6. 潜在并发症 如低血容量休克、多脏器功能衰竭（急性肾损伤、急性呼吸窘迫综合征等）。

（四）护理措施

1. 腹痛

（1）是该病首要表现和首发症状，应禁食禁饮，采取舒适体位，观察并记录腹痛的部位、性质和程度及发作的时间、频率，观察有无伴随恶心、呕吐、腹膜刺激征、肠麻痹、腹部膨隆、脐周皮肤青紫［库伦（Cullen）征］、腹部移动性浊音等。若出现持续呕吐、高热、明显腹胀、剧烈腹痛、反跳痛等情况提示病情恶化，应立即协助抢救。

（2）予以胃肠减压，防止病情发展，减轻胃肠道负担，降低消化酶对胰腺的自溶作用，减少胰腺的内外分泌。妥善固定胃肠减压管，保持胃肠减压通畅，防止脱落、扭曲、打折；及时倾倒引流液，观察引流液性质和量，更换负压引流器，保持管路的密闭性及负压，防止引流管堵塞或引流不畅，做好管路标志和护理；每日清洁鼻腔，每日 2 次口腔护理，并予以油膏涂抹鼻腔、口唇每日 3 次，防止干裂。

（3）必要时给予解痉镇痛药和抑制胰腺分泌或胰酶活性药等，如山莨菪碱、盐酸哌替啶、抑肽酶、奥曲肽等，禁用吗啡，以防引起奥迪（Oddi）括约肌（胆总管和胰管末端及壶腹部周围各有环形括约肌包绕，统称奥迪括约肌）痉挛，加重病情。

（4）观察用药前后患者疼痛程度、性质及特点有无改变。

2. 体温升高

（1）密切观察患者的体温、脉搏、呼吸、血压、意识等。

（2）遵医嘱及时采取退热方法，防止高热惊厥。药物降温时，密切观察患者用药后反应，避免过敏等不良反应发生。寒战及降温时要注意全身保暖，出汗后要注意及时更换衣物，以免引起感冒。

（3）遵医嘱合理使用抗生素，现用现配，防止感染性休克。

（4）保持室内温度、湿度适宜，每日定时空气消毒和开窗通风。严格执行无菌操作，注意手卫生，做好患者个人卫生护理，勤漱口，勤坐浴，保持皮肤清洁，每日更换衣物，必要时给予保护性隔离。

3. 酸碱平衡失调、体液不足

（1）严密观察患者病情，监测生命体征。

（2）维持水电解质平衡：禁食患者迅速建立有效的静脉通路，根据患者脱水情况及有关的血生化指标合理安排输液总量和速度，及时补充因呕吐、禁食所丢失的液体。维持有效循环血容量，必要时给予肠外营养，保持患者水电解质、酸碱平衡。准确监测和记录每日出入量、尿比重，观察患者有无软弱无力、口渴、神志不清等失水症状。动态观察实验室检查结果，如监测血 / 尿淀粉酶、血糖、血清电解质、肝肾功能、血气分析等。

（3）呕吐的观察及护理：观察患者呕吐的特点，记录患者呕吐的次数，呕吐物的性质、量、颜色、气味；遵医嘱给予止吐药，慢慢恢复正常饮食和体力。

（4）饮食护理：患者早期应禁食禁水，明显腹胀者予以胃肠减压，同时予以口腔护理和肠外营养支持。禁食期间，患者口渴可含漱或湿润口唇，待患者腹痛完全缓解、肠鸣音恢复正常、淀粉酶水平下降后可从少量低脂、低糖流食如米汤、藕粉等开始，逐渐增加浓度和容量，直至恢复正常饮食。但应避免刺激性强、产气多、脂肪和蛋白质丰富的食物，少食多餐，忌暴饮暴食，避免进刺激性辛辣食物，禁高脂饮食，以防疾病复发。

4. 活动与休息

（1）绝对卧床休息，降低机体代谢率，增加脏器血流量，促进组织修复和体力恢复，协助患者进行日常的生活活动。

（2）协助患者取弯腰、屈膝侧卧位，以减轻疼痛。

（3）患者呕吐时协助其坐起或侧卧，头偏向一侧，防止误吸。

（4）因剧痛辗转不安者应适当给予床档保护，防止坠床。

5. 心理护理

胰腺炎患者需禁食、胃肠减压，同时面对疼痛和体温升高等不适症状，容易出现紧张、恐惧、焦虑等情绪，护士应加强沟通。协助患者采取松弛疗法，分散注意力，保持情绪稳定。

6. 预防并发症

（1）低血容量休克：需严密监测生命体征，观察患者意识、面色、皮肤温湿度等情况，监测血压、心率和血氧饱和度的变化。如发现患者出现精神萎靡、皮肤湿冷、血压偏低等变化，应警惕休克的出现，立即报告医生并配合抢救：①迅速备好抢救用物。②患者取平卧位或中凹卧位，注意保暖，予以氧气吸入。③迅速建立静脉通路，按医嘱输注液体、血浆或全血以补充血容量，根据血压调整给药速度。④如循环衰竭持续存在，遵医嘱给予升压药。

（2）多脏器功能衰竭：重症胰腺炎患者注意有多器官功能衰竭的表现，如尿量减少、呼吸急促、脉搏细速。密切监测患者尿量、血钾及肾功能各项指标，严格控制输液量，警惕肾衰竭；维持有效的呼吸型态，保持呼吸道通畅，必要时给予氧气吸入，协助翻身和拍背排痰，警惕急性呼吸窘迫综合征的发生。

（五）健康教育

（1）向患者讲解疾病基本知识，指导家属对患者的护理，避免加重病情的因素。

（2）应用门冬酰胺酶治疗的患者应指导其用药前 3 天至用药结束后 2 周严格执行低脂饮食，降低急性胰腺炎发生率。

（3）注意休息，保持良好的心境，适当进行体育锻炼，增强抵抗力。

（4）合理饮食，养成规律进食习惯，禁高脂饮食，避免暴饮暴食，戒烟禁酒，腹痛缓解后，应从少量低脂、低糖饮食开始，避免刺激强、产气多、高脂肪、高蛋白饮食，以防疾病复发。

（5）指导并发糖尿病的患者进行饮食控制，并遵医嘱用药。

（6）定期复查，有胆道疾病者积极治疗。一旦出现左上腹剧烈疼痛、恶心、呕吐症状，应立即到医院就诊，以免延误病情。

参考文献

［1］ 冷亚美、牛挺、陈凤姣. 血液病临床护理手册［M］. 四川：科学技术出版社，2021.

［2］ 马新娟. 血液系统疾病护理规范［M］. 北京：中国协和医科大学出版社，2022.

［3］ 王建祥. 血液系统疾病诊疗规范［M］. 2 版. 北京：中国协和医科大学出版社，2020.

［4］ 黄晓军. 北京大学血液病研究所典型病例解析［M］. 3 版. 北京：北京大学医学出版社，2023.

［5］ 段霞，曾丽，姜金霞. 临床急危重症护理理论与实践［M］. 北京：人民卫生出版社，2022.

［6］ 谢兆霞，秦群，贺石林. 老年血液病诊疗学［M］. 湖南：湖南科学技术出版社，2021.

［7］ 吴桐，程斌. 肿瘤放化疗性口腔黏膜炎的防与治［J］. 中华口腔医学杂志，2022，57（4）：436–440.

（谭　颖　李　楠）

第四章

血液系统危急重症的
团队协作与管理

血液系统危急重症的治疗和管理需要多学科团队的协作和管理，以确保患者获得全面、高效的治疗和护理。本章将着重探讨团队协作与管理在血液系统危急重症患者护理中的关键作用。我们将介绍团队成员的角色和职责，以及如何有效地协调各个专业团队之间的合作。同时，我们还将讨论团队协作中可能遇到的挑战和解决方案，以及提高团队效能和患者护理质量的策略和方法。

此外，我们还将深入探讨危重患者院际转运的重要性和必要性。危重患者院际转运是指将血液系统危急重症患者从一个医疗机构转移到另一个医疗机构，以获得更专业、更适宜的治疗和护理。我们将介绍院际转运的指征和注意事项，以及在转运过程中可能面临的挑战和应对方法。通过全面讨论团队协作、管理和院际转运的相关内容，本章旨在为提高血液系统危急重症患者的护理水平和治疗效果提供重要的指导和参考。

第一节　多学科团队合作

一、多学科团队合作概述

多学科联合会诊（Multidisciplinary Team，MDT）或多学科诊疗模式，是一种医疗治疗模式，它由不同医学领域的专业医生和卫生保健专业人员组成的团队协作，通过定期会议，共同讨论患者的病情，提供全面的诊断、治疗和护理建议，以制定个性化的治疗方案。这种协作方法有助于避免过度诊疗和误诊，提高治疗的效果和患者的生活质量，特别适用于处理复杂疾病，如癌症、肾衰竭、心力衰竭等。

MDT 模式源自美国，起初在 20 世纪 90 年代出现，尤其在一些重要的癌症治疗中心得到了推广。这一模式随后传播到欧洲，尤其是在法国、英国、德国等医疗中心相对集中的国家广泛实施。在英国，MDT 已经成为癌症治疗的主要模式，政府要求所有确诊为癌症的患者必须接受专家团队的正式评审以确定治疗方案。到了 2010 年，英国有 1500 多个 MDT 会诊组。在中国，MDT 模式最早于 2007 年在个别医院的单一癌症诊疗中心实施，但自 2010 年左右开始，越来越多的三级医院逐渐引入这一模式，主要为处理疑难重症患者提供综合会诊。在 2022 年，中国国家卫生健康委员会印发了《医疗机构门诊质量管理暂行规定》，其中提出了加强门诊疑难病例管理，建立门诊疑难病例会诊制度的政策。这一政策鼓励医疗机构推行多学科（MDT）门诊，这意味着相对固定的专家团队将在特定的时间和地点提供 MDT 门诊服务。总的来说，MDT 模式是一种跨领域协作的医疗治疗方式，旨在提高治疗的质量、减少误诊误治，特别适用于复杂疾病，其特征如下。

（1）综合评估：每个成员都提供专业知识和技能，共同对患者进行综合评估。医生负责制订诊断和治疗计划，护士负责观察病情变化并提供基础护理支持，实验室技术人员进行实验室检查以获取必要的数据，药师提供药物治疗建议。

（2）协调治疗：多学科团队协作确保各项治疗措施得到协调和执行。医生与护士密切合作，共同制订治疗计划并监测患者的反应。实验室技术人员及时提供实验室检查结果，药师提供药物管理和监测。

（3）知识共享：多学科团队合作促进知识共享和专业经验交流。各个成员可以分享最新的研究成果、治疗方案和护理技术，以提高团队整体的护理质量和治疗结果。

（4）沟通协调：团队合作还涉及有效的沟通和协调。成员之间需要进行及时、准确的信息交流，确保关键信息传递不会延误或丢失。这有助于团队在高压环境下协调行动，迅速做出决策并提供紧急护理。

（5）患者中心护理：多学科团队合作的目标是提供以患者为中心的护理。每个成员都应以患者的需求和安全为优先，共同努力改善患者的生活质量和治疗结果。

（6）教育和支持：团队成员还负责向患者及家属提供教育和支持。医生和护士应解释诊断和治疗方案，回答他们的问题，并帮助他们应对心理和情绪上的困难。

（7）持续改进：多学科团队合作还鼓励持续改进和质量提升。团队成员应定期评估和审查其工作流程和实践准则，以寻找改进的机会。他们可以进行团队会议、学术讨论和病例研究，分享经验和反思实践，从而提高团队整体的效率和效果。

二、护士在血液系统危急重症的多学科联合会诊中的角色与职责

护士在血液系统危急重症团队中扮演着至关重要的角色。他们是患者护理的中心，直接与患者及家属进行密切接触。护士在团队合作中发挥着多项关键职责和角色。

（1）综合护理：护士负责对患者进行全面的护理。他们进行患者的身体状况评估、病情观察和记录，并监测生命体征的变化。护士通过与患者建立信任关系，了解其病情和需求，以便为患者提供个性化的护理。

（2）监测与干预：护士密切监测患者的病情变化，并及时采取干预措施。他们观察患者的体征、症状和治疗反应，评估患者的疼痛程度和舒适度，并根据需要调整治疗计划。护士还负责执行特定的护理操作，如静脉通路管理、引流管管理和伤口护理等。

（3）药物管理：护士负责准确、安全地管理和监测患者的药物治疗。他们核对药品的准确性和适用性，计算和调整剂量，并观察和记录药物的不良反应。护士还向患者及家属提供药物相关的教育和指导，确保患者正确理解和遵循药物治疗方案。

（4）病情沟通与教育：护士负责与患者及家属进行有效的沟通和教育。他们解释诊断、治疗过程和预后，回答患者及家属的疑问，并提供情绪支持。护士通过与患者建立密切的关系，帮助他们应对病情和治疗的不确定性，提高患者的治疗依从性和自我管理能力。

（5）危机处理与急救：护士在血液系统危急重症团队中必须具备处理突发情况和急救的能力。他们需要紧急处理患者的病情恶化、心搏骤停、呼吸困难等急危重症情况，并迅速采取适当的急救措施。护士需要熟练掌握基本的急救技能，如心肺复苏、气道管理和应急药物的使用，以确保患者在危急时刻得到及时救治。

（6）患者安全与感染控制：护士在血液系统危急重症团队中负责确保患者的安全和感染控制。他们严格遵守无菌操作和感染控制措施，执行手卫生、穿戴个人防护装备、消毒和清洁等措施，以降低患者感染的风险。护士还负责监测和报告任何感染迹象，并与团队成员共同制定和实施相应的预防措施。

（7）病情协调与转诊：护士在血液系统危急重症团队中担任重要的病情协调者的角色。他们与其他团队成员密切合作，协调患者的治疗计划和转诊安排。护士需要与医生、放射科、实验室和其他相关部门进行有效的沟通，确保患者得到及时的诊断和治疗。

（8）患者及家属支持：护士在血液系统危急重症团队中为患者及家属提供心理和情绪上的支持。他们倾听患者的需求和担忧，鼓励患者积极面对治疗过程中的困难，并提供相应的心理支持和安慰。护士还教育患者及家属如何应对并管理治疗相关的副作用和并发症，以提高患者的生活质量。

（9）教育与培训：护士在血液系统危急重症团队中承担着教育和培训的责任。他们为新入职的护士进行指导和培训，传授专业知识和技能，帮助他们适应和发展在重症环境中的工作能力。护士还定期参加专业培训和继续教育，不断更新和提升自己的专业知识，以适应不断变化的血液系统危急重症护理需求。

（10）团队合作与协调：护士在血液系统危急重症团队中发挥着团队合作和协调的关键作用。他们与医生、其他护理人员、放射科、实验室和药剂师等各个专业团队成员紧密合作，共同制订和执行患者的综合护理计划。护士在团队中发挥积极的沟通和协调作用，确保信息的及时流动和协作的顺畅进行。

（11）质量改进与研究：护士在血液系统危急重症团队中积极参与质量改进和研究工作。他们收集和分析临床数据，评估护理实践的有效性和安全性，并提出改进建议。护士还参与研究项目，推动护理实践的创新和发展，以提高患者的治疗结果和护理质量。

总之，护士在血液系统危急重症团队中承担着多项重要的角色和职责。他们是患者护理的核心，通过全面的护理、监测与干预、药物管理、病情沟通与教育、危机处理与急救、患者安全与感染控制、病情协调与转诊、患者及家属支持、教育与培训、团队合作与协调、质量改进与研究等方面的工作，为患者提供高质量的护理服务。护士的专业知识、技能和责任感对于患者的康复和治疗结果至关重要。通过密切的团队合作和协调，护士能够与其他团队成员共同努力，为患者提供全面而综合的护理，以提高患者的生活质量和治疗效果。

三、护理多学科团队模式研究

（一）护理多学科团队模式简介

护理多学科团队模式是一种协作性的医疗实践方法，旨在为患者提供综合的、高质量的医疗护理。这一模式的核心特点是将不同专业背景的护理专业人员纳入多学科团队，以共同制订和提供患者的护理计划。护理 MDT 模式致力于提供个性化的、全面的病患护理，以满足患者的生理、心理和社会需求。

护理 MDT 团队通常包括注册护士、护士专家、护理师、实践护士、康复师等不同背景和专业的护理专业人员。他们会与医生、治疗师、社会工作者和其他医疗专业人员密切协作，共同努力确保患者获得最佳的医疗照顾。护理 MDT 的目标是提供持续关怀、协调护理，提高患者的生活质量和治疗结果。

护理 MDT 模式的发展是医疗领域向更全面、个性化护理转变的一部分。这种团队方法有助于最大限度地满足患者的需求，并在多种医疗领域中产生积极的治疗结果。这一模式的不断进步将继续推动医疗领域的发展，以满足不断变化的患者需求。护理 MDT 模式的发展在临床实践中已经有一段时间，并且在不同医疗领域取得了成功。以下是一些护理 MDT 模式的进展。

1）癌症护理：在肿瘤学领域，护理 MDT 已成为标准实践。肿瘤 MDT 通常由肿瘤医生、外科医生、放射肿瘤医生、护士、营养师等专业人员组成。他们共同制订治疗计划，确保患者在癌症诊断和治疗中得到全面护理。

2）慢性病管理：护理 MDT 在慢性病管理中也发挥着关键作用，如糖尿病、心脏病、慢性阻塞性肺疾病等。护理团队与医生合作，监测患者的病情，提供教育和支持，以改善患者的生活质量。

3）老年照护：在老年照护中，护理 MDT 模式有助于综合考虑老年患者的生理和心理需求。这些团队通常包括护理师、社会工作者、康复治疗师和心理健康专家。

4）精神健康：精神健康护理 MDT 处理各种心理健康问题，如抑郁症、焦虑症等。护理专业人员与精神科医生、心理治疗师一起工作，提供综合治疗。

（二）护理多学科团队模式与专科护士模式区别

护理 MDT 模式和专科护士虽然都与提供护理相关，但它们有一些显著的不同之处。

1. MDT 模式 vs. 专科护士

（1）MDT 模式是一种协作性护理模式，涉及多个卫生护理专业人员，如医生、护士、社会工作者、心理医生等，共同制订护理计划，以满足患者的多方面需求。MDT 的目标是综合不同专业的知识，为患者提供全面的护理，通常用于处理复杂的疾病和情况，如癌症治疗、移植、慢性病管理等。

（2）专科护士是具有高度专业化知识和技能的注册护士，他们通过额外的培训或学历获得了某个特定领域的专业知识，如心脏护理、儿科护理、神经科护理等。他们专注于特定患者群体或特定的医疗领域，提供高质量的专业护理。专科护士通常与 MDT 协同工作，以确保患者获得最佳的专业护理。

2. 范围

（1）MDT 模式是更广泛的护理协作模式，通常涵盖多个护理领域和专业。它的关注点在于整合不同专业的知识，以改善患者的综合护理。

（2）专科护士的职责更专门化，通常限定在特定领域或患者群体。他们在自己的领域内深入研究和提供护理。

3. 目标

（1）MDT 模式的主要目标是提供综合的、跨学科的护理，以满足患者的多样化需求。这包括医疗、心理、社会和情感方面的需求。

（2）专科护士的目标是提供高度专业化的护理，专注于特定疾病、症状或患者群体。他们的目标是成为特定领域的专家，提供最佳的专业护理。

4. 培训

（1）MDT 模式中的团队成员来自不同的专业领域，具有各自的培训和背景。他们通过协作和交流来整合知识，共同制订护理计划。

（2）专科护士通常需要接受额外的专业培训，以获得特定领域的专业知识。他们通常持有与其专业领域相关的认证或资格证书。

（三）护理 MDT 模式目前发展的前景与困境

护理 MDT 模式在中国的发展面临一些挑战，但也有广阔的前景。

1. 发展困境

（1）文化和教育差异：中国的医疗文化和护理教育体系可能与西方国家不同。MDT 模式需要跨学科协作，这可能需要改变传统的医疗文化和推动护理教育的改革。

（2）资源不足：中国的医疗系统可能存在资源短缺的问题，包括医生、护士

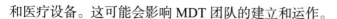

和医疗设备。这可能会影响 MDT 团队的建立和运作。

（3）法规和政策挑战：中国的医疗法规和政策可能需要适应 MDT 模式的需求。这包括隐私法规、数据共享和跨学科协作的监管问题。

（4）教育和培训：培养一个能够有效参与 MDT 工作的专业团队需要广泛的培训和教育。培训计划的开发和实施可能需要投入大量的时间和资源。

2. **发展前景**

尽管护理 MDT 模式在中国面临一些困境，但它具有广阔的前景，可以提高患者护理质量、优化资源利用、提高护理专业发展、促进医疗创新、提高患者满意度并改善慢性病管理。

（1）提高患者护理质量：护理 MDT 模式可以改善患者的综合护理，确保他们得到全面的医疗和支持。这有望提高患者的护理质量和治疗结果。

（2）优化资源利用：MDT 模式有助于更好地协调和管理医疗资源，包括人力资源和医疗设备。这可以提高效率，降低成本。

（3）提高护理专业发展：MDT 模式为护士提供了更多参与决策和协作的机会。这有望提高护士的专业满意度和职业发展机会。

（4）医疗创新：MDT 模式有望促进医疗创新，通过不同学科之间的交流和合作，有助于推动新的治疗方法和护理实践的发展。

（5）提高患者满意度：通过提供更全面的护理和更好的信息共享，MDT 模式可以提高患者对医疗系统的满意度。

（6）疾病管理：MDT 模式适用于各种慢性病管理，包括癌症、糖尿病、心血管疾病等。这有助于提高慢性病患者的护理效果。

四、血液系统疾病领域中 MDT 相关指南介绍

（一）英国国家卫生与临床卓越研究所 MDT 指南

国家卫生与临床优化研究所（National Institute for Health and Care Excellence，NICE），是英国政府部门，成立于 1999 年。NICE 的使命是提供有关卫生和护理领域的独立、权威、证据基础的建议，旨在改善英国公民的健康、预防疾病和提高护理质量。NICE 的工作影响范围广泛，从临床治疗指南到公共卫生政策，甚至对药物的评估和批准。

NICE 指南是 NICE 的核心工作之一，对于英国的医疗和护理实践至关重要。

这些指南旨在提供可证明的、经过权威审查的、综合的临床建议，以支持医疗专业人员和决策者在各种医疗情境下做出最佳决策。它们对医疗护理的多个方面都产生广泛影响，包括但不限于以下几点。

（1）临床实践：NICE 指南提供了基于最新证据的建议，以帮助医疗专业人员更好地诊断、治疗和管理患者。这有助于确保患者得到高质量的医疗护理。

（2）政策制定：政府、卫生服务提供者和医院管理者可以使用 NICE 指南来制定卫生政策和提高医疗服务的效率。这些指南有助于分配资源，确保患者获得最佳护理。

（3）药物评估：NICE 还负责评估新药物和治疗的成本效益，以确定它们是否应该在公共卫生服务中使用。这有助于确保新治疗方法符合经济可行性。

（4）患者教育：NICE 指南对患者也很重要，因为它们提供了易于理解的信息，协助患者更好地了解他们的疾病和治疗选择。

在血液肿瘤领域，NICE 指南发挥着关键作用，通过为多学科团队（MDT）提供明确的指导，促进了患者的护理和治疗的质量改进。NICE 指南确保血液肿瘤MDT 的有效运作，以提供最佳的医疗护理，增强患者的生存率和提高生活质量。它还有助于确保多学科团队合作无障碍，以应对复杂的血液肿瘤疾病。下面的章节将详细介绍 NICE 指南在血液肿瘤 MDT 中的规定。

1. NICE 中关于多学科团队（MDT）的说明 多学科团队（MDT）是由来自不同医疗和护理领域的专业人员组成的团队，他们联合起来共同评估、诊断、治疗和管理患者的疾病。这种跨领域的协作模式旨在确保患者获得全面和最佳的医疗护理。在血液肿瘤护理中，MDT 的作用至关重要。

2. NCIE 中关于 MDT 在血液肿瘤的作用

（1）综合评估：MDT 成员从各自专业领域的角度综合评估患者的病情。这包括临床医生、血液病理学家、护士和其他专业人员的参与，以确保全面理解患者的情况。

（2）诊断和治疗计划：MDT 会基于集体专业意见，制订确切的诊断和个性化的治疗计划。这包括药物治疗、放疗、骨髓移植等各种治疗选择。

（3）协作决策：一个成功的 MDT 建立了透明和合作的氛围，各成员可以分享他们的专业知识和建议，共同决定最佳治疗途径。这有助于消除信息碎片化，确保患者得到一致的建议。

（4）监测和调整：患者的病情和治疗反应通常需要密切监测。MDT 会定期审查患者的进展，并根据需要进行治疗计划的调整。这种持续的协作有助于确保患者在整个疾病过程中获得最佳的医疗护理。

（5）支持和管理：除了临床治疗，MDT 还关注患者的生活质量和心理健康。社会工作者、丧亲辅导员和其他支持人员通常也是 MDT 的一部分，以提供全面的支持和管理。

在血液肿瘤护理中，MDT 是确保患者得到高质量医疗护理的关键要素。通过汇集各种专业知识和经验，MDT 可以制订最佳治疗计划，提供全面的护理，并确保患者在整个治疗过程中得到支持。这个跨领域协作模式有助于提高患者的生存率和生活质量，使他们更好地应对血液肿瘤的挑战。

3. **NICE 指南在血液肿瘤 MDT 中的各成员的职责说明** NICE 指南针对血液肿瘤 MDT 提供了明确的规定，以确保患者得到最佳的医疗护理。这些规定涵盖了 MDT 核心成员的需求和职责，以及 MDT 的职责。下面是 NICE 指南中涉及的一些规定的概述。

（1）核心成员的需求和职责：根据 NICE 指南，血液肿瘤 MDT 应包括核心成员，如血液肿瘤学家（至少两名，涵盖各种肿瘤类型）、血液病理学家、专科护士、姑息治疗专家，以及支持团队会议和提供秘书支持的工作人员。这些核心成员的角色包括提供诊断信息、制订治疗计划、提供患者支持，以及确保 MDT 会议的顺利运行。

（2）MDT 的职责：MDT 的职责在 NICE 指南中明确定义，包括审查所有新诊断，制订治疗计划，评估患者的疾病范围，考虑放疗的适当性，以及处理治疗过程中的反应。此外，MDT 还需要讨论停止治疗的情况，审查临界病症报告，与初级医疗团队和其他支持团队协作，提供患者支持，并记录必要的数据以进行审计。

4. **扩展的 MDT 成员** NICE 指南还提到了扩展 MDT 成员的角色。这些扩展成员包括移植团队的临床成员、微生物学家、药剂师、血管通路专家、骨科医生和其他专家。这些专业人员不一定需要在每次 MDT 会议上出席，但 MDT 应该能够联系他们以获取必要的专业知识和建议。他们在处理特定患者病例或问题时，提供宝贵的支持，确保患者得到全面的医疗护理。

5. **MDT 会议的有效性** MDT 会议的有效性对于确保患者得到最佳医疗护理至关重要。NICE 指南强调了提高 MDT 会议效率的多种因素，包括以下几点。

（1）适当的设施：MDT 会议需要适当的物理设施，包括足够的房间和桌子空间，以及设备，如病理切片和成像结果的查看设备。

（2）主席的角色：每次 MDT 会议都应有一名指定的主席，他们负责会议的顺利进行。主席的角色可以由 MDT 成员之间轮换，以鼓励平等互动和公开讨论。

（3）协调员的作用：MDT 会议需要协调员来安排会议、通知出席者、提供相关信息，并记录会议内容，以确保跨领域合作的顺利进行。

6. 本地服务的发展 NICE 指南强调围绕 MDT 开发本地服务的重要性。这包括在本地拥有足够数量的血液肿瘤学家，确保高强度治疗的住院患者在一家医院接受治疗，同时也要满足所有安全提供治疗的标准。此外，本地服务的发展还需要团队指定哪些患者在何处接受治疗，并明确规定各医院的治疗安排。

（二）欧洲血液和骨髓移植协会手册关于 MDT 团队中护理人员的规定

欧洲血液和骨髓移植协会（European Society for Blood and Marrow Transplantation，EBMT）手册是一本权威的医学参考书，专注于造血干细胞移植（Hematopoietic Stem Cell Transplantation，HSCT）和相关的细胞治疗。该手册由 EBMT 发布，旨在为临床医生、护士、研究人员和其他医疗专业人员提供详尽的信息和指南，以支持造血干细胞移植和相关治疗的实践。EBMT 手册中包括了护理有关的章节，涵盖护理 MDT 团队的组成、护理师的角色、静脉通路装置管理、早期和急性并发症管理、疼痛管理、GVHD 管理等，下面是 EBMT 手册关于 MDT 团队中护士职责的部分内容。

1. MDT 团队中护士的职责 护士在多学科团队中承担重要的责任，以确保患者接受最佳的治疗和照顾。他们的职责包括以下几条。

（1）患者评估和监测：护理人员需要定期评估患者的身体状况、生命体征、疼痛程度，以及与治疗相关的不适症状。他们应该密切监测患者的病情，及时报告任何异常。

（2）护理计划的制订：护理人员应根据患者的具体需求和治疗计划，制订个性化的护理计划。这包括口腔护理、感染控制、疼痛管理等。

（3）感染控制：在 HSCT 过程中，感染风险极高。护理人员需要采取严格的感染控制措施，包括无菌技术、隔离措施和卫生规程的遵守，以减少感染的风险。

（4）药物管理：护理人员需要安全地管理各种药物的给药，包括抗生素、镇痛药物和其他治疗药物。正确的药物管理对于患者的安全至关重要。

（5）支持性护理：护理人员需要为患者提供身体、心理和情感上的支持。他们可能会与患者交流，提供信息，减轻焦虑和疼痛，促进患者的心理健康。

2. MDT 团队中护士的素质 为了胜任 MDT 团队中的护理角色，护理人员需要具备以下素质。

（1）专业知识：护理人员必须具备造血干细胞移植领域的专业知识，包括移植过程中可能遇到的并发症和护理需求。

（2）技能和培训：他们需要获得相关的技能和培训，以便在高压环境中提供高质量的护理。这包括感染控制、药物管理、疼痛管理等方面的技能。

（3）团队合作：护理人员必须能够有效地与 MDT 团队中的其他成员，包括医生、营养师、心理医生等合作。多学科合作是提供综合护理的关键。

（4）关怀和同理心：护理人员需要表现出关怀和同理心，理解患者及家属的需求，并提供情感上的支持。

（5）不断学习：他们需要持续学习和更新知识，以跟上治疗和护理领域的最新发展，确保提供最佳的护理。

3. **护理人员在 HSCT 中的关键作用**　护士在造血干细胞移植（HSCT）过程中的关键作用，特别涉及静脉通路装置（VAD）的管理，以及早期和急性并发症的处理等。

（1）静脉通路装置：护士在 VAD 的管理中发挥重要作用。这包括不仅在 VAD 插入后的护理和维护，还要关注患者的福祉和安全。护士需要了解如何选择适当的 VAD，根据治疗计划中所使用药物的性质，以及患者的静脉状况来选择最合适的 VAD。这还包括对家庭输液治疗的选择。

（2）早期和急性并发症：护士需要识别并处理早期和急性并发症，如中性粒细胞减少、肠道通透性增加等。这些并发症可能导致感染、口腔黏膜炎、脓毒症、疼痛等。护士需要监测患者的生命体征，及时发现感染迹象，采取预防措施，提供合适的治疗和支持。

1）口腔黏膜炎（OM）：OM 是一种常见的早期并发症，特征是口腔黏膜的炎症和溃疡。护士需要对口腔状况进行评估，制订个性化的护理计划，采取预防措施，提供疼痛管理，并在需要时进行治疗。

2）脓毒症：脓毒症是一种严重威胁生命的疾病，通常由感染引起。护士需要采取严格的感染控制措施，包括良好的手卫生、隔离措施、口腔和皮肤护理，以及适时的抗生素治疗。早期识别和治疗是关键。

3）疼痛：护士需要评估和管理与 HSCT 相关的各种疼痛，包括由黏膜炎引起的口腔疼痛、骨痛、腹痛等。个性化的疼痛管理计划是必要的。

（3）移植物抗宿主病（GVHD）：GVHD 是 HSCT 后的一种长期并发症，与免疫重建异常相关。护士需要提供复杂的护理，包括支持性护理、症状缓解和监测。

（三）《中国淋巴瘤多学科诊疗模式实施指南》

《中国淋巴瘤多学科诊疗模式实施指南》是一份由中国抗癌协会淋巴瘤专业委员会、中国医师协会肿瘤医师分会和中国医疗保健国际交流促进会肿瘤内科分会联合制定的指南。它的出台背景和具体政策规定如下。

1. 背景

（1）复杂的淋巴瘤疾病：淋巴瘤是一种病理分型和临床表现非常复杂的恶性肿瘤。根据 WHO 的分类，淋巴造血系统恶性肿瘤被分为 170 多个类型，这要求精准的病理诊断和治疗。

（2）快速进展的诊断和治疗技术：近年来，淋巴瘤的病理诊断和治疗技术取得了显著的进展，包括正电子发射计算机断层扫描（PET/CT）的广泛应用、靶向治疗药物的出现及放射治疗技术的精确度提高。

（3）需求更高程度的诊疗规范：这些进步需要更高程度的诊疗规范化，以确保患者获得最佳治疗。同时，需要应对淋巴瘤的多样性，包括病理分型、临床表现和治疗方案的不同。

（4）多学科合作的需求：淋巴瘤的多学科团队协作对于解决这一复杂疾病的挑战非常关键，可以提供精确的诊断和个体化的治疗方案。

2. 具体政策规定

（1）建立淋巴瘤多学科诊疗模式的必要条件

1）患者群体要求：医院需要具有一定规模的稳定淋巴瘤患者群体，确保足够的病例数量来支持多学科的专业化诊断和治疗。

2）多学科团队：MDT 团队成员需包括来自病理科、影像诊断科、肿瘤内科或血液科、放射治疗科等专业领域的医师。成员至少需要具备副高级别以上职称，每个专业组成员应有 2 ~ 3 名。

3）知名或权威专家：至少在 1 ~ 2 个专业组中需要拥有具有院内、地区或全国知名度或权威性的专家，这些专家在各自领域具有广泛的专业影响力。

（2）MDT 平台建设

1）专业科室组成：MDT 团队应由肿瘤内科或血液科发起和牵头组织实施。专业科室组成需包括肿瘤内科或血液科、放射治疗科、病理科、影像诊断科、外科等，也可邀请分子诊断和流式细胞检测分析专家参与。

2）成员组成和职责要求：MDT 团队成员分为首席专家、团队助理和会诊讨论专家。首席专家负责团队建设和领导，团队助理协调会诊讨论，会诊讨论专家提供病例诊疗建议。

（3）MDT 的设施要求

1）会议场地：MDT 会议需在固定的、安静的、独立的空间举行，确保为每位参加 MDT 的成员提供座位，座位布局方便病例展示和讨论。

2）设备要求：MDT 会议场地需配备医院内网连接的电脑设备和高清投影设备，以便显示患者的影像学、病理学和实验室检查结果。建议备有录入、打印和存储 MDT 讨论意见的电脑、打印机和文件柜。

（4）相关制度建设

1）MDT 会诊讨论病例的要求和申请：详细说明患者需要多学科医师讨论的诊疗问题，包括复杂病例和治疗中出现的重要问题。规定申请 MDT 会诊的程序，包括住院和门诊患者的不同情况。

2）MDT 会诊讨论的收费：指出对于会诊讨论的收费情况，根据是否涉及患者诊疗决策和患者的知情同意来决定是否收费。

3）MDT 会诊讨论记录：规定建立 MDT 讨论记录的要求，包括记录的内容和存档，以及记录的打印和交患者的规定。

（5）质量保证和可持续发展

1）MDT 会诊讨论的时间和成员：规定定期进行 MDT 会议的频率，如每 1～2 周举行 1 次，以及 MDT 团队成员的要求，至少每次会议要有各个专科的人员参加。

2）MDT 会诊讨论病例的登记和总结：强调建立档案，对患者的治疗和转归进行随访和分析的重要性。

3）学术交流和多学科协作研究：鼓励医生通过 MDT 分享病例经验和进行多学科合作研究。

4）虽然该指南可能没有详细描述护理团队的要求，但在实际医疗实践中，护理团队通常扮演着协助、照料、康复和教育患者的角色。护士、护理师和其他医护人员在多学科团队中与医师、病理学家、影像医师等专家协同合作，确保患者获得全面的医疗护理。护理团队通常负责监测患者的生命体征、提供药物管理、协助在医疗程序中的患者，为患者提供康复和心理支持，并教育患者进行疾病管理和自我照顾。

第二节　危重症患者的院际转运与协调管理

危重症患者的院际转运在医疗体系中扮演着至关重要的角色，随着医联体建设的不断完善，转运模式的更新迭代，对患者的移动性需求不断增加。然而，这一过程中危重症患者院际转运安全面临的挑战亦日益凸显。我们参考《危重症患者院际转运专家共识（2022版）》，旨在明确定义危重症患者、规范转运流程、确保信息连续性等方面的要点。

（一）基本概念

1. **危重症患者**（critically ill patient）　在原有或没有基础疾病的前提下，由于某一或某些原因造成危及患者生命、器官功能短暂或长期发生病理生理障碍，需要呼吸、循环等生命支持手段的患者。

2. **院际转运**（interhospital transfer）　医疗单位根据患者病情需要、患者和 / 或其家属意愿、医疗资源的可及性，将在本单位诊疗的患者转到另一医疗单位进行诊疗或处理的过程。在此过程中，以救护车转运方式为主体。

（二）危重症患者院际转运目的及原则

危重症患者院际转运的目的是多方面的：首先，通过转运，旨在让患者能够接受到更为专业和有效的治疗措施，以期改善其预后。其次，考虑到患者及家属的意愿，满足患者的转运需求，是一个重要的转运目标。最后，危重症患者的院际转运也有助于医疗资源的更有效利用。

在进行危重症患者院际转运时，需遵循一系列的原则。这包括确保以患者为中心，建立在知情同意、全面评估和充分准备的基础上，综合考虑患者的病情及其家属的意愿。尤其需要对经过获益风险评估的危重症患者进行院际转运，以此保障患者及转运人员的安全。

然而，在进行危重症患者院际转运时，也存在相对的禁忌证。首先，在出现紧急情况，如呼吸、心搏骤停，或有紧急气管插管的指征时，应该立即进行紧急处理，而不适合进行院际转运。其次，如果患者的主要脏器功能无法维持，存在随时可能发生心搏骤停的风险，如血流动力学不稳定，也是禁忌进行院际转运的情况。最后，当转运人员、设备和工具无法保证转运的基本安全时，同样需要谨慎考虑是否进行危重症患者的院际转运。这些原则和禁忌证的遵循有助于确保危重症患者院际转运的安全性和有效性。

（三）危重症患者院际转运流程

1. **危重症患者院际转运决策的确定**　建议以最大限度挽救患者生命为出发点，充分评估转运的必要性，结合患者病情、转运获益与风险评估、患者和/或其家属知情同意进行转运决策。建议转运决策由患者、家属、转出单位、转运单位、接收单位（以下简称"三方单位"）共同进行。

2. **危重症患者院际转运的评估分级**

（1）病情评估：生命体征相对稳定的危重症患者可以考虑转运；血流动力学不稳定，不能维持气道通畅的危重症患者不宜转运。需考虑医疗水平、患者治疗需求、患者和/或其家属主观诉求等因素进行决策。

（2）转运评估：包括转运的方式、患者类型、距离、时间、缓急、路况、费用等方面。需根据患者病情、转运距离、天气情况、经济条件等因素，由转运单位与患者和/或其家属共同决策。

（3）风险评估：根据患者病情评估分级和转运评估分级综合评定。

3. **危重症患者院际转运中的沟通联络**　建议三方单位互相沟通患者病情、治疗所需仪器及药物、患者和/或其家属需求、转诊原因，协调转运方式、转运出发时间、预计到达时间。提供固定可用的联系电话，以实时沟通联络。转运前10分钟再次与接收单位沟通，确认是否做好接收准备。根据患者需求，接收单位应提前联络相关科室、部门工作人员。

4. **危重症患者院际转运的准备工作**

（1）患者准备：于转运流程启动前，将患者生命体征维持在相对稳定状态。建议设置标准化的《危重症患者院际转运核查单》。

（2）转运人员准备：由至少两名有丰富危重症患者救护、转运经验的专业人员进行护送。

（3）转运设备准备：标准化的配备标准，包括监护仪、除颤仪等仪器，以及心脏复苏药物、血管活性药物、镇静药物等药品。

5. **加强危重症患者院际转运中的安全**

（1）患者安全：持续监测生命体征，注意管路安全，合理安排患者体位，妥善固定转运设备，及时处理外界环境对患者的影响。

（2）路途安全：综合考虑天气、路况、氧气储备等因素，合理规划转运路线，确保行驶安全。

（3）其他安全：了解患者及家属的心理变化及需求，提高工作人员自身的安全意识，做好应对或更改转运路线的准备。

6. **危重症患者院际转运的应急管理工作** 建议转运单位制定应急处理方案及管理式清单，以处理病情变化、设备故障、运输事件等各类紧急情况。

7. **危重症患者院际转运过程中患者信息交接的连续性** 建议三方单位医护人员口头和书面进行信息交接，使用标准化的《危重症患者院际转运核查单》规范信息交接。借助信息化技术，在保证信息安全的基础上，进行院际转运信息平台建设。

8. **危重症患者院际转运工作的总结与评价** 建议定期召开院际转运工作总结分析讨论会，对转运工作的进展、结局进行监测。提议对参与危重症患者院际转运的人员进行临床培训，培养其转运相关知识、急救技能、设备使用、应急能力等。通过持续总结与评价，可推进院际转运体系建设，提高患者治疗的连续性，实现医疗资源的有效利用。为不能满足院际转运需求的环节，建议加强建设投入，逐步建立更加规范化的危重症患者院际转运方案。

（四）护士在血液系统危重症患者的转运与协调管理中扮演着不可或缺的角色

护士不仅需具备专业的护理技能和知识，还需要具备卓越的沟通、协调和紧急事件处理能力。通过积极参与团队合作、全面评估、安全监护、文档记录、家属支持与教育及转运后的过渡与接收等职责，护士能够确保危重症患者的转运过程安全、顺利和高效。护士的专业素养和贡献对于提升危重症患者的护理质量和病情转归至关重要。以下是护士在危重症患者转运与协调管理中的职责和任务。

1. **评估与准备** 护士负责对患者进行全面评估，包括病情稳定性、生命体征监测、必要的检查和治疗措施等。护士还需准备转运所需的设备和药物，确保其可靠性和充足性。

2. **沟通与协调** 护士与转运团队、医生和其他护理人员之间进行紧密的沟通与协调，确保转运计划的顺利执行。护士负责向转运团队提供患者的相关信息，如病情描述、治疗方案和特殊需求，以便他们能够做出适当的准备。

3. **安全与监护** 护士在转运过程中负责患者的安全与监护工作。他们持续监测患者的生命体征、氧合状态和病情变化，及时采取必要的干预措施，确保患者的稳定性和安全性。

4. **紧急事件处理** 在转运过程中，可能会出现紧急情况，如心搏骤停、呼吸困难或严重出血等。护士需要具备紧急事件处理的技能和知识，能够快速反应并采取适当的急救措施，以保障患者的生命安全。

5. **文档与记录** 护士负责转运过程的文档和记录工作。他们需要详细记录患者的病情、转运过程中的监测数据和干预措施，以便于后续的评估和回顾。护士还需确保所有的转运文件和资料的准确性和完整性，以便与目标医疗机构或接收团队进行有效的信息交流。

6. **家属支持与教育** 护士在危重症患者转运过程中还需向家属提供支持与教育。他们需要与患者家属进行沟通，解释转运的目的和过程，提供必要的安抚和支持，并回答他们的疑问和关注。护士还可以向家属提供有关患者病情、治疗计划和后续护理的教育，以增强他们的理解和参与度。

7. **转运后的过渡与接收** 护士负责协助患者转运后的过渡与接收阶段。他们需要与接收医疗机构或团队进行沟通，将患者的转运信息和资料传递给接收方，并确保顺利交接。护士还需对患者进行再评估，调整和计划后续的护理措施，以确保患者得到持续的高质量护理。

8. **质量改进与反馈** 护士在危重症患者转运与协调管理中也扮演着质量改进和反馈的角色。他们需要参与 MDT 团队会议和评估活动，分享转运中的经验和教训，提出改进建议，并协助改进转运流程和标准，以提升转运质量和安全性。

参考文献

［1］ Hematological cancers：improving outcomes（NG47）. NICE，2016. http：//www.nice.org. uk/gnidance/ng47.

［2］ European Society for Blood and Marrow Transplantation（EBMT）. Nurses Group Education. EMBT 7th.

［3］ 中国抗癌协会淋巴瘤专业委员会，中国医师协会肿瘤医师分会，中国医疗保健国际交流促进会肿瘤内科分会. 中国淋巴瘤多学科诊疗模式实施指南［J］. 中华肿瘤杂志，2021，43（2）：163-166.

［4］ 危重症患者院际转运专家共识组，国家急诊专业质控中心. 危重症患者院际转运专家共识（2022）［J］. 中华急诊医学杂志，2022，31（1）：17-23.

（郭轶先）

第五章 血液系统危急重症患者的康复治疗

血液系统危急重症，如白血病、贫血等，常伴随着严重的生理和心理障碍，对患者的健康和生活质量构成严重威胁。因此，血液系统危急重症患者的康复治疗显得尤为关键。本章将深入探讨该领域的重要性、目前研究的主要方向及未来的发展趋势。

血液系统危急重症所导致的生理功能障碍，不仅需要及时的医学治疗，更需要全面而个体化的康复治疗。康复治疗在这一领域的重要性体现在提高患者的生活质量、减缓疾病进展、降低并发症风险等多个方面。通过科学合理的康复治疗，可以最大限度地促进患者康复，提高其生活自理能力，减轻身心负担。在当前的研究中，重点集中在以下几个方面：首先，通过综合运用先进的医学科技，如远程监护和人工智能辅助诊疗，提高康复治疗的效果和效率。其次，强调跨学科的合作，使医护人员更好地沟通协作，提供更全面、综合的康复服务。再次，对血液系统危急重症康复的科研力度逐渐增加，深入探讨康复治疗的最佳实践，推动领域的发展。最后，建立更完善的社会支持体系也成为研究的重要方向，包括心理健康服务、社区康复等。

展望未来，血液系统危急重症患者的康复治疗将更加个体化，科技的应用将成为推动康复效果的强大引擎。跨学科合作将更加密切，为患者提供更全面的医疗服务。在康复科研方面，将更加注重实际操作，推动康复治疗的实践更为科学化。同时，社会支持网络的建立将进一步完善，为患者提供更全面的关怀，从而提高血液系统危急重症患者的康复成功率。

第一节　康复的概念和重要性

一、康复的定义

康复是一种综合性、个体化的针对病患所致的功能障碍的治疗方法，旨在协助血液系统危急重症患者实现身体、心理和社会方面的全面康复。它涉及康复医护团队与患者及家属的密切合作，通过科学的评估和制订个性化的康复计划，全面关注患者的康复需求。

二、血液系统危急重症患者康复的关键意义

1. **提高生存率与生存质量**　康复治疗通过有效的康复策略，可以提高血液系统危急重症患者的生存率，并改善其生存质量。不仅仅是延长寿命，更是提高患者在康复后的生活质量。

2. **减轻身体和心理负担**　康复治疗有助于减轻患者在疾病治疗和恢复过程中的身体负担，同时关注心理健康，降低患者的焦虑和抑郁水平。

3. **促进功能恢复**　通过康复训练和生理功能康复治疗，患者有望提高身体功能，增强自理能力，更好地融入社会。

三、康复治疗对患者生活质量的影响

1. **生理功能的改善**　康复治疗通过生理功能训练和康复措施，有助于患者体能的改善，增强身体各系统的功能。

2. **心理社会层面的关怀**　康复治疗注重心理社会因素，通过心理支持、心理治疗等手段，提升患者的心理健康水平，帮助其更好地适应疾病和治疗。

3. **康复护理的全程关注**　康复治疗是一个全程的过程，不仅关注急性期的治疗，更注重长期的康复。通过全程护理，患者在康复的各个阶段都能得到适当的关怀。

第二节　血液系统危急重症患者的评估与康复规划

一、患者康复评估工具

1. 生理功能评估

（1）体温：检测患者的体温，以评估是否存在发热或低温等异常情况。

（2）心率：监测患者的心率，了解心脏功能的稳定性和患者的循环状态。

（3）呼吸频率：记录患者的呼吸频率，评估呼吸系统的功能和氧气交换情况。

（4）血压：测量患者的血压，用于评估心血管系统的健康状况。

2. 功能状态评估

（1）自理能力：评估患者在日常生活中的自理能力，包括进食、洗漱、穿衣等基本生活技能。

（2）运动功能：观察和记录患者的运动能力，包括步态、肢体活动范围等，以便了解患者的运动康复需求。

（3）沟通能力：评估患者的语言和沟通能力，以便提供适当的康复支持。

3. 心理社会评估

（1）焦虑与抑郁：使用标准评估工具（如 HADS 等）评估患者的焦虑和抑郁水平。

（2）社交关系：了解患者的社交支持系统，评估其在康复过程中的社会支持情况。

4. 康复需求评估

（1）物理康复：确定患者在康复过程中需要进行的物理治疗和康复训练。

（2）职业康复：评估患者是否能够回归工作，以及需要哪些职业康复支持。

（3）心理康复：了解患者的心理康复需求，包括应对慢性病、面对手术等心理压力的支持。

二、康复目标的制定与调整

1. **明确康复阶段性目标** 根据患者的当前状况和康复阶段，制定短期和中期的康复目标，如提高特定生理指标、改善日常生活能力等。

2. **制定个性化的康复目标** 因患者个体差异较大，康复目标应当充分考虑患者的个性化需求，制定更符合其实际情况的目标。

3. **随时调整康复目标** 康复是一个动态的过程，患者的状况可能随时发生变化，因此需要不断调整康复目标，以确保其切实可行。

三、康复计划的制订

1. **综合康复计划** 综合考虑生理功能、心理、社会等多方面因素，制订全面的康复护理计划，确保每个方面都能够得到关注。

2. **制定详细的措施** 在康复护理计划中明确制定详细的护理措施，包括生理监测、康复训练、心理支持等，确保康复目标的实现。

3. **明确康复计划的时间表** 合理分配康复时间，确保每项护理措施都能够在适当的时间得到实施，形成系统性的康复计划。

四、血液系统危急重症患者的康复计划

（一）AL 的康复计划

1. **一般饮食及生活指导**

（1）提供多样化、高热量、高蛋白质、富含维生素的饮食。

（2）以易消化、易吸收的流质或半流质饮食为主，少量多餐。

（3）补充足够的水分和盐分，防止腹胀、腹泻和便秘。

（4）增加动物血制品和肉类摄入，如动物内脏、蛋黄、瘦肉、鱼等。

2. **预防疾病指导**

（1）强调预防感冒的重要性，特别关注气候变化时的衣物调整。

（2）及时治疗感冒，防止因感染导致白血病复发。

（3）提供诊断后的及早治疗信息，详细解释化疗过程和可能的并发症。

3. **骨髓抑制的康复**

（1）严格无菌技术操作，预防继发感染。

（2）提供口腔护理、肛门护理，预防口腔感染和肛门感染。

（3）定期复查血常规，根据变化调整治疗计划，暂停用药时给予相应的补血药物。

（4）观察和处理可能的出血倾向，保持适宜的室内温湿度，减少外伤风险。

4. 贫血的饮食及生活指导

（1）考虑贫血的问题，制订适当的运动计划，避免过度劳累。

（2）提供饮食方案，包括花生、红枣、枸杞、阿胶等有益于造血功能的食物。

（3）教育患者在起床和行动时注意动作幅度，避免引起大脑供血不足。

5. 教育和计划

（1）提供关于 AL 的详细信息，包括治疗过程、副作用和生活方式调整。

（2）制订个性化的康复计划，明确康复目标和时间表，激励患者积极参与。

6. 随访和监测

（1）定期评估患者的生存质量，关注康复进展和潜在问题。

（2）进行白血病相关的化验监测，及时调整治疗计划。

7. 家庭支持

（1）制订家庭康复计划，鼓励家属提供积极的支持和帮助。

（2）向家庭成员提供白血病相关知识，促进对患者的理解和支持。

（二）淋巴瘤的康复计划

1. 饮食和生活指导

（1）在放疗期间，维持合理的营养，多摄取高热量、高蛋白、高维生素的食物。

（2）避免食物刺激，限制食盐，保持水分摄入，减轻肾脏负担。

（3）针对发热和多汗，采用物理降温方法，如冰袋、酒精擦浴，保持皮肤清洁和干燥。

（4）在化疗期间，密切监测患者病情，加强环境卫生，特别关注个人卫生，预防体癣和股癣的发生。

（5）鼓励充足的休息和睡眠，进行适当的锻炼，增强体质，避免感冒和受凉。

2. 失用综合征的康复

（1）进行定期的关节活动训练，避免长时间卧床引起的肌力低下和关节挛缩。

（2）实施康复训练，包括活动关节、伸展肌肉及肌力训练，预防失用综合征的发生。

3. **肌力低下和关节挛缩的康复**

（1）采取措施避免卧床不起，进行肌肉收缩，维持最大肌力。

（2）进行肌力训练，防止肌力下降。

（3）在床上进行关节活动训练，进行热敷和拉伸肌肉，预防和改善关节挛缩。

4. **活动耐力下降的康复**

（1）实施适当的运动训练，从低负荷、短时间的步行开始，逐渐增加运动强度和时间。

（2）鼓励患者进行适度的有氧运动，提高运动耐力。

5. **肺功能低下的康复**

（1）鼓励患者尽早离床，进行主动的康复训练，包括坐位到站立的训练。

（2）提供呼吸锻炼，如深呼吸和咳嗽练习，以增强肺功能。

（3）定期进行体位改变，实施排痰和体位排水，预防肺部感染。

6. **直立性低血压的康复**

（1）进行适当的运动，如踝关节背屈运动、脚尖交叉站立等，以促进血液循环。

（2）鼓励多饮水，穿戴弹性长筒袜或使用腰带，逐渐从床上运动开始。

7. **教育和计划**

（1）提供详细的关于淋巴瘤的信息，包括治疗过程、可能的副作用和康复训练的重要性。

（2）制订个性化的康复计划，确保患者能够全面参与。

8. **随访和监测**

（1）定期评估患者的康复进展，监测生理指标的变化。

（2）根据患者的情况调整康复计划，确保全面实现康复目标。

9. **家庭支持**

（1）制订家庭康复计划，向家属提供支持和协助。

（2）教育家庭成员关于淋巴瘤的知识，促进对患者的理解和支持。

（三）多发性骨髓瘤的康复计划

1. **日常生活中的注意点**

（1）骨质疏松和病理性骨折

1）床上活动，协助患者定时更换体位，避免剧烈活动。

2）对骨折部位进行固定，关注截瘫患者的肢体位置。

3）鼓励深呼吸训练，预防呼吸功能不全。

（2）高钙血症的管理

1）监测血钙和血磷水平，多饮水，使用利尿药。

2）控制体位变换，避免过度活动，减轻骨质疏松。

（3）病理性骨折的处理

1）及时确定骨折状态，避免康复训练引发骨折。

2）避免冲击活动，以缓慢床上活动为主。

2. 预防骨质病变的指导

（1）长期使用药物导致的骨质疏松

1）对于使用激素类药物的患者，进行骨密度检查。

2）向骨密度降低的患者提供康复训练，缓解疼痛，改善生活能力。

（2）放疗和化疗的康复训练

1）同时进行康复训练，缓解疼痛，提高日常生活能力。

2）多方面结合治疗，包括肢体运动、呼吸训练、排便和排尿护理及营养摄取。

3. 康复训练前的评估

（1）全身骨转移、神经功能障碍和骨折风险的评估

1）确定骨转移部位，避免冲击活动，减轻负载。

2）与专科医生沟通，制定个性化的康复训练方案。

（2）康复训练中的监测

1）定期评估血常规数据，确保患者适合进行康复训练。

2）根据血常规的具体数值调整康复训练计划。

4. 康复训练的详细措施

（1）针对疼痛缓解的措施

1）在康复治疗师的指导下进行腰部拉伸和肌肉柔韧性训练。

2）调整脊椎位置，维持良好的姿势和功能位，锻炼腹背肌肉。

（2）针对肢体功能训练的措施

1）进行上肢训练，提高活动范围，减轻穿脱衣物时的疼痛。

2）加强下肢肌力，进行等长收缩的肌力训练，预防跌倒。

5. 康复计划的时间表

（1）根据患者状况调整训练强度。

（2）根据患者的具体情况，决定是否进行康复训练。

（3）多方面结合康复训练，但在不适症状出现时停止。

（四）再生障碍性贫血的康复计划

1. 生理因素考虑

（1）饮食指导

1）蛋白质补充：建议摄入富含动物蛋白质的食物，如鲫鱼、瘦肉、禽蛋、鸡肉等，以支持血细胞增殖和再生。

2）辅助吸收的食物：强调适量摄入铁、叶酸、维生素 B_{12}，包括新鲜蔬菜、水果、动物内脏等

3）维持全面的营养：补充维生素 B_6、维生素 B_1、维生素 K 和维生素 C，以提高免疫功能和改善贫血。

（2）预防措施

1）感染和出血风险：提醒患者关注体温变化，定期监测血小板水平。

2）避免使用对骨髓造血有抑制的药物，减少接触放射线。

3）避免骨质疏松：长期使用激素类药物的患者，定期检查骨密度，根据结果调整活动量。

2. 功能因素考虑

（1）日常生活及活动指导

1）休息与卧床：急性期患者，特别是血小板低于 $20 \times 10^9/L$ 时，实施绝对卧床休息。避免过多活动，减轻疲劳感。

2）活动调整：对慢性轻、中型再生障碍性贫血患者，活动应以不感到疲劳为宜，在医生和治疗师指导下逐渐调整。

（2）精神障碍指导

1）精神评估：定期进行精神状态评估，了解患者的精神健康状况。

2）心理支持计划：提供专业的心理咨询服务，协助患者面对疾病的心理冲击。鼓励患者参与支持小组，分享经验，减轻心理负担。

3. 心理社会因素考虑

（1）与患者建立良好的医患关系，提供情感支持。

（2）及时沟通解释，帮助患者树立战胜疾病的信心，积极配合治疗。

4. 康复计划的时间表

（1）定期评估和调整

（2）制定康复计划的时间表，确保每项措施都能在适当的时间得到实施。

（3）根据患者的具体状况调整康复计划。

（五）血友病的康复计划

1. 生理因素考虑

（1）出血防控

1）运动前凝血因子注射：在进行任何运动之前，确保患者注射足够的凝血因子，以预防出血。

2 运动选择和限制：避免过度运动和高危险度的活动。鼓励非对抗性的运动，如游泳、散步、打高尔夫球等。

（2）护具的使用：提供适当的护具，如护膝、护踝等，以降低运动中受伤的风险。

（3）急性期护理

1）RICE 原则：即患肢休息制动（rest）、冰敷（ice）、局部压迫（compression）、抬高患肢（elevation）。

2）关节或肌肉出血急性期，实施休息、冰敷、局部压迫和抬高的原则。

3）确保及时输注凝血因子，控制和预防出血。

2. 功能因素考虑

（1）个体化的训练计划：康复治疗师根据患者的身体状况和关节病变程度制订个体化的康复训练计划。逐步从被动活动过渡到主动运动，防止肌力下降和关节功能障碍。

（2）物理治疗：进行关节活动功能障碍的定期评估，制定物理治疗方案。利用物理治疗手段改善关节活动度、减轻关节肿胀和疼痛。

（3）负重运动：在不影响关节健康的前提下进行负重运动，保持良好的骨密度。避免剧烈对抗和碰撞的运动，以减少受伤风险。

3. 康复训练过程中的监测

（1）生理监测：定期检查凝血因子水平，确保在康复训练期间维持在保护水平。根据需要进行 X 线检查，评估关节状况。

（2）逐步增加训练强度：根据患者的适应情况逐渐增加运动训练的强度。监测患者的症状和生理指标，确保训练的安全性。

4. 心理社会因素考虑

（1）心理支持

1）心理评估：进行心理评估，了解患者的心理状态和应对能力。提供专业的心理支持和咨询服务，帮助患者面对疾病的挑战。

2）康复计划的沟通：与患者沟通康复计划，明确康复目标，激发患者的康复信心。

（2）社会支持：鼓励患者参与支持小组，分享经验，减轻心理负担。

5. 康复计划的时间表

（1）定期评估和调整。

（2）制订康复计划的时间表，确保每个阶段的康复目标得到实施。

（3）根据患者的具体状况定期评估和调整康复计划。

（六）免疫性血小板减少症康复计划

1. 生理因素考虑

（1）出血风险管理

1）定期生理监测：监测患者的血小板计数，定期评估出血风险水平。根据监测结果调整治疗方案，确保维持适当的血小板水平。

2）药物管理：严密监控免疫抑制药物的使用，确保药物剂量和疗程遵循医生的指导。注意药物的副作用，尤其是出血风险增加的情况。

（2）饮食和营养管理

1）提供富含铁、维生素 K 和蛋白质的饮食，以促进血小板的生成和功能。

2）避免摄入可能影响血小板功能的食物和中草药。

2. 功能因素考虑

（1）康复训练

1）适度的体力活动：制订个体化的康复训练计划，包括适度的体力活动，以提高整体身体状况。

2）避免过度运动，减少外伤导致的出血风险。

（2）关节和肌肉功能训练

1）进行关节和肌肉功能的定期评估，制订相应的训练计划。

2）强调安全性和逐渐递增的训练强度，以预防运动相关的出血。

3. 心理 – 社会因素考虑

（1）心理支持

1）心理评估：进行心理评估，了解患者的心理状态和情绪反应。提供专业的心理支持和心理治疗服务，帮助患者应对疾病带来的心理压力。

2）教育和信息共享：提供关于疾病、治疗和康复的详细信息，以增加患者对疾病的了解。鼓励患者参与康复计划的制订，增强治疗的合作性。

（2）社会支持

1）推荐患者参加支持小组，与其他患者分享经验和情感。

2）鼓励社交活动，减轻患者可能感受到的孤独和焦虑。

4. 康复计划的时间表

（1）定期评估和调整

1）医疗评估：按照医生的建议，定期进行疾病状态的全面评估。

2）根据评估结果，调整康复计划，确保适应患者当前的生理和心理状态。

（2）监测和反馈

1）定期监测血小板计数和其他相关生理指标，及时发现并处理任何异常。

2）提供患者及家属相关监测数据的培训，增加治疗依从性。

（3）康复训练的逐步推进

1）逐步增加康复训练的强度和复杂性，根据患者的适应情况进行调整。

2）确保训练过程中的安全性，防范运动相关的潜在风险。

第三节　血液系统危重症的康复团队合作

随着中国老年人口的快速增长，康复护理成为未来医疗体系中不可或缺的一环。本节将深入探讨血液系统危重症的康复团队合作，强调康复团队的构建、协作模式及运作机制。目前血液系统危重症康复治疗面临多重难点。首先，这类疾病（如白血病、贫血等）的复杂性不可忽视。治疗过程中需要考虑多个器官系统的功能障碍，使得康复治疗面临更加复杂和多样化的情况。其次，患者常因病情或治疗导致免疫系统低下，容易感染，因此康复治疗在防控感染的前提下进行，增加了操作的难度。再次，部分患者接受的药物治疗可能导致贫血、出血等副作用，康复治疗必须在治疗效果和药物不良反应之间取得平衡。随着精准医学的发展，血液系统疾病治疗逐渐向个体化、精准化发展，康复治疗也需要更加个体化，充分考虑每位患者的独特情况。最后，治疗过程中患者及家属可能面临心理压力，这要求康复治疗不仅关注生理方面的治疗，还要重视患者及家属的心理健康，为其提供全方位的支持和关怀。这些难点使得血液系统危重症的康复治疗变得复杂而具有挑战性。

　　总体而言，未来血液系统危重症的康复治疗将在科技、协作和个体化方面取得新的突破，为患者提供更好的生活质量。首先，个体化康复治疗将成为未来的重要趋势。随着精准医学的发展，康复方案将更加个体化，基于患者的基因、病史等信息，制订出更为精准的康复计划，以最大限度地满足每位患者的独特需求。其次，科技的广泛应用将为康复治疗带来新的可能性。先进的医疗科技，如远程监护、人工智能辅助诊疗，将提高康复治疗的效果和效率，为患者提供更加先进和便捷的治疗方式。再次，跨学科合作将得到加强，医护人员之间的沟通与协作将更为紧密，实现跨学科的综合治疗，提供更全面、综合的康复服务。康复科研的深入将推动领域的发展，加大对血液系统危重症康复的科研力度，深入探讨康复治疗的最佳实践，将不断推动康复领域的前进。建立更完善的社会支持网络也是未来的重要方向，包括心理健康服务、社区康复等，使患者在治疗过程中得到更全面的关怀。最后，教育和预防将成为康复治疗的重要环节，加强对公众血液系统健康的教育，推动疾病的早期预防，减少危重症的发生，从而降低康复的难度。

一、康复团队构建

　　血液系统危重症的康复团队是多学科协同作战的典型代表。该团队的构成模式主要包括物理医学与康复医师（physiatrist）的领导，以及成员如物理治疗师、作业治疗师、言语治疗师、心理治疗师、假肢与矫形器师、文娱治疗师、康复护士、职业咨询师和社会工作者。

　　1. 康复医师的角色
　　（1）负责患者的临床治疗和康复计划制订。
　　（2）参与实施治疗，对住院患者进行查房或会诊。
　　（3）主持各类会议，包括康复疗效评价和病例讨论。
　　2. 康复团队其他成员的角色
　　（1）物理治疗师：进行躯体功能评估和运动训练。
　　（2）作业治疗师：进行作业评估和训练，指导 ADL（日常生活活动）训练。
　　（3）言语治疗师：评估和治疗言语、认知和吞咽障碍。
　　（4）心理治疗师：进行心理评定和疏导，改善心理功能。
　　（5）假肢与矫形器师：进行假肢和矫形器的评定、装配和训练。
　　（6）文娱治疗师：通过文体活动促进身心康复。

（7）康复护士：提供基础和康复护理，进行康复卫生知识宣传。

（8）职业咨询师和社会工作者：提供职业咨询、家庭和社区联络。

二、康复团队运作机制

康复团队采用康复协助治疗组的运作模式。整个过程分为初评、治疗计划制订、治疗执行、中期评估、治疗调整、阶段性总结等多个阶段。每周召开康复团队会议，由康复医师主持，对每个患者的治疗进展和决策进行讨论。

（1）初评：由康复医师完成，制订康复计划和目标。

（2）治疗执行：各专业治疗师按照计划实施治疗。

（3）中期评估：召开治疗组会，对计划的执行结果进行评价、修改、补充。

（4）治疗调整：根据中期评估的结果，对治疗计划进行调整。

（5）阶段性总结：治疗结束时，召开治疗组会，总结康复效果，并为下一阶段治疗或出院后的康复提出意见。

三、团队合作的优势

（1）专业分工细化：每个团队成员都有清晰的角色，可以充分发挥各自专业优势。

（2）综合处理：不同专业的知识和技能相互融合，综合治疗效果更为显著。

（3）高水平专业技术：团队成员间交流融合，提高了整体康复医疗的质量。

（4）社会支持在慢性病及残疾患者康复中的关键作用：社会支持，特别是由职业咨询师和社会工作者提供的支持，在慢性病及残疾患者的良好康复中扮演着关键的角色。在康复过程中，医护团队通过与患者及其家庭深入沟通，了解家庭资源的状况。这包括评估可利用的家庭内、外资源的状况和丰富程度。当家庭内资源不足时，医生应起到协调作用，帮助患者和家庭寻找可利用的外部资源。这种协作努力有助于应对患者家庭面临的压力事件，渡过危机，最终维护患者及其家庭成员的身心健康。社会工作者和职业咨询师的介入能够为患者提供职业咨询，协助解决康复过程中可能出现的职业问题。通过社会工作者与患者及其家庭的联络，社区资源的合理调配可以更高效地实现。这种基于社区的照顾模式有助于有针对性地提供社区居民所需的健康照顾，进一步促进患者的康复。通过充分利用社区资源，可以更全面、更贴近实际需求地支持患者的家庭，使患者在康复过程中得到更全面的关爱。

四、结论与展望

构建强大的康复团队，实现多学科协同作战，是提高血液系统危重症患者康复效果的关键。未来的挑战包括不断完善团队合作模式、提高团队协作效率，并随时更新康复团队的构成以适应患者需求的变化。科学而高效的团队合作，将为我国康复医学的发展迎来新的高峰。

参考文献

[1] UNOKI T, HAYASHIDA K, KAWAI Y, et al. Guidelines of Early Mobilization and Rehabilitation in Intensive Care of the Japanese Society of Intensive Care Medicine. Japanese Clinical Practice Guidelines for Rehabilitation in Critically III Patients 2023（J-ReCIP 2023）. J Intensive Care. 2023 Nov 7；11（1）：47. doi：10.1186/s40560-023-00697-w.PMID：37932849；PMCID：PMC10629099.

[2] STOUT NL, SANTA MINA D, LYONS KD, et al. A systematic review of rehabilitation and exercise recommendations in oncology guidelines. CA Cancer J Clin. 2021 Mar；71（2）：149–175. doi：10.3322/caac.21639.Epub 2020 Oct 27.PMID：33107982；PMCID：PMC7988887.

[3] PAUL KL. Rehabilitation and exercise considerations in hematologic malignancies. Am J Phys Med Rehabil. 2011 May；90（5 Suppl 1）：S88-94. doi：10.1097/PHM.0b013e31820be055. PMID：21765268.

[4] TAM S, KUMAR R, LOPEZ P, et al. A longitudinal multidimensional rehabilitation program for patients undergoing allogeneic blood and marrow transplantation（CaRE-4-alloBMT）：Protocol for a phase II feasibility pilot randomized controlled trial. PLoS One. 2023 May 16；18（5）：e0285420. doi：10.1371/journal.pone.0285420.PMID：37192195；PMCID：PMC10187908.

[5] 中国临床肿瘤学会（CSCO）中国抗淋巴瘤联盟，中国医师学会血液科医师分会. 中国淋巴瘤患者全程管理模式专家共识（2021年版）[J]. 中华血液学杂志，2021，42（5）：364–368. DOI：10.3760/cma.j.issn.0253-2727.2021.05.003.

[6] 中国血友病协作组，中国罕见病联盟血友病学组. 中国血友病骨骼肌肉并发症康复评估与治疗专家共识[J]. 罕见病研究，2022，1（4）：420–427. DOI：10.12376/j.issn.2097-0501.2022.04.010.

（郭轶先　李　妍）

第六章 血液系统危急重症护理技术操作规范

第一节 经外周静脉穿刺的中心静脉导管置管技术操作

经外周静脉穿刺的中心静脉导管（peripherally inserted central catheter，PICC）指经上肢贵要静脉、肘正中静脉、头静脉、肱静脉、颈外静脉（新生儿还可通过下肢大隐静脉、头部颞静脉、耳后静脉等）穿刺置管，导管尖端位于上腔静脉或下腔静脉的导管。PICC 宜用于中长期静脉治疗，可避免药物刺激和药物外渗造成的静脉炎、组织损伤等并发症，也可避免患者因反复静脉穿刺所带来的痛苦。

一、护理评估

1. 医护人员了解患者的年龄、病情、过敏史、血常规、凝血功能、意识状态、心理反应、合作程度。

2. 评估患者静脉治疗方案、药物性质、穿刺部位的皮肤情况和静脉条件，了解患者既往静脉穿刺史、有无相应静脉损伤。在满足治疗需要的情况下，尽量选择规格较细的单腔导管（对于成年患者，考虑选择占静脉直径 ≤ 45% 的导管）。

3. 评估患者有无 PICC 置管禁忌证

（1）有血栓史、血管手术史的静脉不应置管。

（2）患有上腔静脉压迫综合征不宜置管。

（3）放疗部位不宜进行置管。

（4）接受乳房根治术或腋下淋巴结清扫的术侧肢体、锁骨下淋巴结肿大或有肿块侧、安装起搏器侧不宜进行同侧置管。

（5）慢性肾脏疾病拟行动静脉瘘的患者。

4. 医护人员向患者充分解释 PICC 的目的、方法、置管过程、置管后注意事项等，征得患者同意并签署"PICC 置管知情同意书"。

二、操作前准备

1. **患者准备** 做好清洁卫生，清洗双臂；根据病情，患者宜戴口罩、帽子。

2. **操作者准备** 洗手，戴一次性口罩、帽子。

3. **物品准备**

（1）PICC 专用无菌穿刺包（弯盘 2 个、大棉球 6 个、镊子 2 把、小药杯 2 个、隔离衣 1 件、大单 1 个、治疗巾 1 个、孔巾 1 个、无菌手套 2 副、直剪 1 把、纱布数块、透明敷料）、PICC、10ml 注射器 2～3 支、生理盐水、导管固定装置、2% 葡萄糖酸氯已定溶液或有效碘浓度 > 0.5% 聚维酮碘溶液，2% 利多卡因及 1ml 注射器 1 支。

（2）塞丁格（简称 MST）穿刺套件（导丝、21G 钢针、20G 套管针、皮肤扩张器、专用解剖刀）、超声机 1 台及相关附件。

4. **环境准备** 置管室洁净、宽敞、安静，光线充足。

三、操作步骤

1. **核对医嘱** 操作者持执行单与医嘱进行核对，确认无误并查看相关化验报告。

2. **知情同意** 操作者核对患者信息，确认已签署知情同意书。

3. **取舒适体位** 协助患者平卧，术侧手臂外展与躯干成 90°，手臂与身体在同一水平面，充分暴露穿刺区域。

4. **选择穿刺血管** 在未扎止血带的情况下，评估静脉的直径、走行、形状和压缩性；评估拟穿刺静脉的深度，测量拟穿刺血管的直径；选择导管与静脉比例 ≤ 45% 的导管。在穿刺点处做好标记。

5. **测量预置管长度和臂围** 嘱患者平卧，术侧手臂外展 90°，测量穿刺点至右胸锁关节向下至第 3 肋间；测量双侧臂围（肘窝以上 10cm 处），并记录。

6. **清洁** 应用 75% 酒精进行整臂清洁，以穿刺点为中心，顺时针、逆时针交替进行擦拭 3 次，自然待干。

7. **消毒** 宜用 2% 葡萄糖酸氯己定溶液进行整臂消毒，以穿刺点为中心，"回"字形用力擦拭消毒 3 次；也可使用有效碘浓度不低于 0.5% 的聚维酮碘溶液以穿刺点为中心整臂消毒，顺时针、逆时针交替进行擦拭 3 次，自然待干后方可穿刺。

8. **建立最大化无菌屏障** 操作者穿无菌隔离衣，戴无菌手套，患者手臂下铺无菌治疗巾，无菌大单覆盖患者全身，穿刺点局部铺孔巾。

9. **预冲** 预冲 PICC 及相关配件，检查导管完整性及通畅性，并将导管完全浸泡在生理盐水中（可根据患者病情使用 0 ~ 10U/ml 肝素生理盐水预冲浸泡导管）。

10. **穿刺**

（1）助手协助将超声探头涂抹无菌耦合剂连同导线套上无菌罩。

（2）将适宜型号的导针架安装到探头上，将穿刺针放入导针架，针尖斜面朝向探头，注意针尖不要超过导针架。

（3）操作者在穿刺点上方结扎止血带，嘱患者握拳。

（4）将探头垂直放在手臂预穿刺部位，贴紧皮肤，锁定预穿刺血管，使其显像于超声仪屏幕上，将血管移至屏幕中心的圆点标记上。必要时进行局部麻醉。

（5）边看超声仪屏幕，边用钢针缓慢进行穿刺，当确认穿刺针进入血管后，观察针鞘中的回血，回血顺畅后，将导丝通过针鞘送入血管 5 ~ 10cm。手持钢针，缓慢与导针架分离，移开探头。松开止血带，嘱患者松拳。

（6）回撤钢针，体外导丝保留 10 ~ 15cm，如在送入导丝过程中遇到阻力需要回撤导丝时，切记要将钢针和导丝一起回撤，以避免锐利针尖损伤导丝，甚至割断导丝。

11. **置入导管**

（1）如为前端开口式导管应修剪导管至适宜长度。

（2）给予局部麻醉，用专用解剖刀沿穿刺点导丝上方切割皮肤，切忌将导丝切断。

（3）沿导丝送入插管鞘，注意握紧导丝再边旋转边用力推进，直至插管鞘完全进入血管。

（4）拧开插管鞘上的锁扣，分离内外鞘，同时将内鞘和导丝一起撤出，检查导丝的完整性。

（5）将导管自插管鞘缓慢、匀速置入至预测长度。

12. **固定导管**　撤出插管鞘，撕裂插管鞘。缓慢匀速撤出支撑导丝。如为三向瓣膜导管应修剪导管长度，保留体外导管 5cm，安装连接器及延长管。抽回血确定导管位于静脉内，安装无针接头。使用 10ml 及以上注射器抽取生理盐水脉冲式冲管并正压封管。用导管固定装置固定导管，并以穿刺点为中心、无张力粘贴透明敷料固定导管，敷料外注明日期、外露长度、操作者姓名。

13. **确定导管位置**　通过 X 线拍片确定导管尖端位置。

14. **填写"PICC 穿刺记录单"**　记录穿刺静脉、穿刺日期、置管长度、导管尖端位置、导管型号及双侧臂围等。

四、腔内心电图定位法用于 PICC 尖端定位

目前 PICC 尖端定位的金标准是置管后胸部 X 线定位。但该方法由于胸部 X 线片的清晰程度不同，有时难以辨别导管尖端位置，对于胸部 X 线片上导管尖端的理想位置目前还存在争议。同时，该方法须在 PICC 置管术后进行，无法进行导管位置的实时调整，可能延误患者用药时机，而且增加了辐射暴露机会，在后续调整导管位置时，也可能增加导管污染的机会，同时也增大了护士工作量。

因此，一些新的定位技术成为研究的热点，其中就包括腔内心电图定位法（EKG）。Pittiruti 等首次将 EKG 技术成功用于前端开口导管及前端封闭的三向瓣膜式 PICC 尖端定位。后续大量研究证明，经心电图引导 PICC 尖端定位准确率高，有良好的安全性和可靠性。EKG 根据置管过程中心房 P 波的变化来判定导管尖端的位置。采用导管内金属导丝或推注生理盐水两种方法引导出心电图 P 波变化来指导尖端定位。当 PICC 尖端接近右心房时，P 波逐渐升高，到达右心房入口时 P 波振幅最大，当 PICC 尖端进入右心房时，出现双向 P 波及倒置 P 波。

五、指导要点

（1）术后指导患者按压穿刺部位 15～20 分钟，防止穿刺部位出血。

（2）告知患者术后适当活动，但避免手臂剧烈运动，避免静脉炎及血栓发生。

（3）告知患者术后如出现疼痛、肿胀等不适症状时，及时通知医护人员做对症处理。

（4）告知患者穿刺部位保持干燥，贴膜松动或潮湿时及时通知医护人员，及

时处理。

（5）告知患者置管侧手臂可做适当活动，但避免提过重物品，减少上举动作。

（6）告知患者留置 PICC 期间可以淋浴，但应避免盆浴。淋浴前用塑料膜在穿刺部位缠绕 2~3 圈，上下边缘用胶布封闭，如有浸水应请护士进行换药（也可使用 PICC 防水保护套）。

（7）告知患者带管期间，每 5~7 天到二级以上医院进行导管维护。

六、注意事项

（1）操作过程中必须遵循无菌操作原则，严格执行手卫生。

（2）PICC 置管应由经过专业知识与技能培训、考核合格且工作 5 年以上的临床护士进行操作。

（3）接受乳房根治术或腋下淋巴结清扫的术侧肢体、锁骨下淋巴结肿大或有肿块侧、安装起搏器侧不宜同侧置管；上腔静脉压迫综合征患者、放疗部位不宜置管；有血栓史、血管手术史的静脉不应置管；宜选肘部或上臂静脉作为穿刺部位，避开肘窝、感染及有损伤的部位。

（4）穿刺首选贵要静脉，次选肘正中静脉，最后选头静脉。尽量选择 B 超引导下 PICC 置管术。

（5）送入引导导丝时，如有阻力不可强行推进。

（6）当插管鞘送入困难时，可在穿刺处切开一小切口，手术刀面斜面向上以免损伤静脉。

（7）PICC 置管后 24 小时内更换敷料，如有渗血、敷料松动时立即更换。

（8）如非耐高压导管，严禁使用 10ml 以下注射器冲封管、给药。

（9）无菌透明敷料无张力固定，无菌敷料注明日期、外露长度、操作者姓名。

（10）慢性肾脏疾病有动静脉瘘的患者，避免在同侧肢体置入中长导管和 PICC。

（11）记录穿刺静脉、置入长度、导管尖端位置。

七、并发症的护理

1. **静脉炎** 因血管机械性刺激、导管型号选择不当、置管技术不当及穿刺侧肢体过度活动等导致。因此置管时应轻柔、缓慢操作，根据患者实际情况选择合适型号、材质的导管，穿刺侧肢体避免过度活动，由技术娴熟的医生操作。若发生静脉炎，适当抬高患肢，局部热敷，用多磺酸粘多糖乳膏（喜辽妥）涂抹外部皮肤，若症状未好转需立即拔管。

2. **感染**　表现为周围皮肤红肿热痛，甚至是脓性分泌物等，因此需严格按照无菌操作规范，置管前需充分洗手，消毒隔离，减少不必要人员走动。病房环境清洁、消毒，及时更换贴膜。对感染者需及时换药，可予莫匹罗星软膏涂抹。

3. **渗血**　穿刺点渗血是置管常见现象，置管前需评估患者凝血功能，置管 24 小时限制肢体活动，以沙袋压迫局部 30 分钟，减少血肿、渗血的发生。24 小时后更换敷料一次，可使用藻酸盐敷料或氯己定敷料，吸收渗血预防感染，同时可减少护理工作量。若局部渗血超过吸收敷料范围后，需及时更换，严格执行无菌操作。

第二节　输液港维护技术操作

输液港（PORT）日常维护非常重要，如果维护不当，可引起各种并发症，如导管堵塞、感染等。在临床应用中合理地对输液港进行维护和护理，可有效降低并发症的发生，提高护理效果，达到安全输液的目的。

一、护理评估

（1）评估患者无损伤针使用天数，正常使用的输液针每 7 天更换一次。

（2）评估患者的治疗情况，根据静脉治疗需要选择是否重新插针。

（3）评估患者的病情、年龄、意识状态、自理能力及合作程度。

（4）评估输液港埋置处情况（伤口是否愈合，有无红肿、疼痛、渗液等），局部皮肤是否清洁。

（5）向患者及家属解释操作目的、注意事项、配合方法。

二、操作前准备

1. **护士准备**　衣帽整洁，流动水洗手，戴口罩、帽子。

2. **物品准备**　PORT 专用护理包（孔巾、治疗巾、手套、剪口纱布、75% 酒精棉棒、2% 葡萄糖酸氯己定棉棒或 0.5% 聚维酮碘棉棒、透明贴膜、免缝胶带）、无针接头、无损伤针、20ml 注射器、10ml 生理盐水 2 支、消毒凝胶、污物桶，检查所有无菌物品有效期。

3. **环境准备** 环境清洁、安静、光线充足、避免人员走动。

三、操作步骤

1. **准备工作** 操作者核对医嘱，查看"输液港监测记录表"，协助患者摆放舒适体位，头偏向对侧，做好解释。上臂植入式输液港需测量肘窝上 10cm 处双侧臂围。快速手消毒，按照无菌原则打开专用护理包，铺无菌巾于手臂下方（上臂植入式输液港用）。

2. **皮肤清洁** 以输液港座为中心，用 75% 酒精棉棒清洁皮肤，如更换无损伤针，应避开穿刺点周围 1cm，顺、逆时针交替进行，共 3 次，充分清洁毛囊根部。

3. **皮肤消毒** 以穿刺点为中心，用 2% 葡萄糖酸氯己定溶液（年龄 < 2 个月的婴儿慎用）或有效碘浓度不低于 0.5% 的聚维酮碘棉棒，"回"字形用力擦拭消毒，共 3 次，消毒范围大于贴膜，消毒剂应充分待干。

4. **建立无菌区域** 快速手消毒，将 20ml 注射器、无针接头、无损伤针以无菌技术置于无菌区。生理盐水消毒瓶口后打开备用。戴无菌手套，铺孔巾，20ml 注射器抽取生理盐水，与无针接头和无损伤针连接，排气备用。

5. **穿刺无损伤针** 触摸到港体，用非主利手的拇指、示指和中指固定港体，形成三角区，主利手持无损伤针，避开原穿刺针眼，以针头斜面与输液港连接液体外流通路的相反方向垂直刺入，有落空感后针头再向下刺入 0.1 ~ 0.2mm，当感觉针尖触底时即已达储液槽底部，抽回血，以脉冲式注入生理盐水，确认导管通畅，夹闭无损伤针小夹子，分离注射器。

6. **固定** 以穿刺点为中心、无张力覆盖无菌贴膜，免缝胶带妥善固定无针输液接头及延长管。如儿童或皮下脂肪较薄的患者，插针后无损伤针在体外暴露过多，需使用纱布保护固定无损伤针（将纱布置于无损伤针蝶翼与皮肤之间）。撤除孔巾，脱去手套。快速手消毒。在无菌记录胶带上记录换药日期、时间、操作者姓名，并粘贴在透明贴膜边缘处。

7. **结束工作** 整理用物，协助患者取舒适体位。处理垃圾，流动水洗手，处理医嘱，做好维护记录。

四、指导要点

（1）告知患者使用输液港输液期间每 7 天更换 1 次无菌敷料及无损伤针。观察输液港周围皮肤有无发红、胀、热、痛等炎性反应，若有异常及时通知护士。

（2）告知患者贴膜周围皮肤应保持清洁干燥，贴膜卷边、松动、潮湿应及时更换。

（3）告知患者输液过程中如感觉颈部肿胀、不适，及时通知护士。

（4）告知患者避免剧烈运动，避免外力撞击港体，防止针头刺穿港座或注射座翻转。

（5）告知患者非耐高压输液港行 CT 造影检查时禁止使用输液港注射高压对比剂，防止导管破裂。输液港港体为钛合金材质的，行 MRI 检查前请告知检查医生。

（6）告知患者治疗间歇期至少每 4 周生理盐水冲洗导管 1 次，必要时使用肝素盐水封管。建议 3~6 个月复查胸片 1 次。

五、注意事项

（1）严格无菌操作技术，认真执行手卫生，确保所有无菌物品在有效期内。

（2）每日观察输液港注射座及周围皮肤有无红肿、疼痛、渗血、渗液等情况。

（3）观察输液港置入侧肩部、颈部及同侧上肢有无水肿，上臂植入式输液港需监测臂围，询问患者有无麻木、疼痛等症状。

（4）触摸注射座的位置，如发现异常，可能发生注射座翻转，请勿随意调整，及时通知医生处理。

（5）输液前宜通过抽回血来确定输液港导管在静脉内，输液时注意观察流速，发现流速下降应及时查找原因，防止导管堵塞。

（6）冲封管

1）注射器选择：冲管及封管时必须使用 10ml 以上注射器进行操作。

2）冲管时机：治疗间歇期至少每 4 周盐水冲洗导管 1 次，必要时使用肝素盐水封管。连续输液时，每 8~12 小时用生理盐水脉冲式冲管；经导管取血、输注血制品、肠外营养（PN）等高黏质液体后应彻底冲管，如输注过程中流速减慢应增加冲管频次，避免导管堵塞。

3）冲管时针尖斜面应背对输液港注射座与体内导管的接口，以便更有效地冲洗注射座内的血液及药物残留。

4）冲、封管遵循 ACL（access-clear-lock）原则：同 PICC 冲管。

（7）操作时必须使用专用无损伤针。根据输注液体、皮下组织厚度、正确选择无损伤针型号，连续输液的无损伤针应至少每 7 天更换 1 次。

（8）插针时动作轻柔，发现针尖达港座底部后，切忌过分用力、左右摇摆针头，以免损伤输液港底座或使针尖弯曲形成倒钩。

（9）粘贴敷料时采用无张力方法，避免医用粘胶相关性皮肤损伤。

第三节　嵌合抗原受体 T 细胞治疗护理

嵌合抗原受体 T 细胞治疗（又称 CAR-T 细胞治疗）是治疗肿瘤的新型精准靶向疗法。嵌合抗原受体（chimeric antigen receptor，CAR）是指由可结合抗原的单链抗体可变区，铰链跨膜区和胞内信号传导结构域构成的重跨膜分子，是一种人工构建的可识别特异性抗原的受体。通过各种载体在体外将 CAR 基因转入 T 细胞中所制备的表达 CAR 分子的 T 细胞成为嵌合抗原受体 T 细胞（CAR-T cell）。CAR 分子识别肿瘤抗原的过程是非主要组织相容性复合体（major histocompatibility complex，MHC）依赖性的，CAR-T 通过 CAR 分子特异性识别肿瘤抗原后即发生活化，通过释放穿孔素、颗粒酶 B 等实现对肿瘤细胞的特异性杀伤作业。CAR-T 的诞生是人类与肿瘤的斗争史中具有里程碑意义的事件。此技术最早由泽利格·埃沙尔（Zelig Eshhar）在 1989 年公布，2010 年以后在医学领域得到迅猛发展。多项临床试验均证实 CAR-T 可有效地治疗多种难治 / 复发性 B 细胞恶性血液病，如急性 B 淋巴细胞白血病（B-ALL）、多发性骨髓瘤（MM）及复发 / 难治性套细胞淋巴瘤等。

一、CAR-T 细胞采集的护理

（一）护理评估

（1）患者病情、年龄、意识、心肺功能、自理能力、过敏史、合作程度、饮食、睡眠情况。

（2）评估患者实验室结果是否符合采集标准。

（3）局部皮肤情况，有无皮疹、破损。

（4）患者输液治疗史、血管通路情况、血管特征。

（5）环境是否安静、整洁、温湿度适宜、光线适中。

（二）操作前准备

1. **环境准备**　室内安静、整洁，光线适中；温湿度适宜，空气臭氧消毒机／紫外线照射30分钟，更换床单。

2. **用物准备**　治疗盘、血细胞分离机、备用电源、一次性全封闭管路、抗凝剂、按需备外周静脉留置针、输液贴、止血带、导管预冲器、细胞保存液、生理盐水，备好心电监护仪、吸氧装置、常规抢救药物等。

3. **人员准备**

（1）患者准备：签署血细胞分离知情同意书；留置合适的血管通路；血常规及凝血功能检测结果；排空尿便，卧床，暴露血管通路部位。

（2）护士准备：仪表整洁，洗手，戴口罩、帽子。

（三）操作步骤

（1）安装管路，选择细胞收集程序，根据医嘱输入参数。

（2）生理盐水预充管路、排气，检测机器性能；使用复方枸橼酸钠（ACD-A）作为血液抗凝剂。

（3）根据患者血管情况建立并连接静脉通路装置，形成闭合通路，给予心电监护、血氧饱和度监测，密切监测生命体征。

（4）密切观察机器运行情况，根据血常规结果调整抗凝剂比例，及时处理报警和不良反应。

（5）处理量达预定值，回输完体外血液后撤机。结合细胞采集结果和患者具体情况决定是否继续保留血管通路。如无须保留则拔针后局部按压15～30分钟，保持穿刺部位干燥、清洁，24小时内避免淋浴。

（6）协助患者穿好衣物，整理床单位。

（7）留取标本送实验室，对细胞进行计数检验。

（8）处理用物，洗手，记录。

（四）指导要点

（1）指导患者配合医护人员检测血液指标。

（2）患者需保持轻松愉悦心情，避免焦虑。

（3）采集当日早餐需进清淡、易消化饮食。

（4）为预防直立性低血压，术后4小时要注意卧床休息，起床动作宜缓慢。

（五）注意事项

（1）如经评估外周血管条件欠佳者需提前于股静脉或锁骨下静脉处留置双腔深静脉导管。

（2）采集过程中密切监测病情变化，重视患者主诉；全程陪护，及时处理机器报警。

（3）严格执行无菌操作原则。

（4）将所有的采集物注入专用血袋中，摇匀、静置，4℃低温运输。

（5）为预防低钙综合征，在每完成一个循环血量后可遵医嘱使用10%葡萄糖酸钙注射液静脉注射。

二、CAR-T细胞预处理护理

（一）护理评估

（1）患者病情、年龄、意识、心肺功能、自理能力、合作程度。

（2）药物过敏史，患者对疾病及化疗药物的了解程度。

（3）血管通路选择：根据药物性质及患者意愿选择中心静脉留置导管或外周浅静脉留置导管，并取得患者或家属知情同意。

（4）评估血管通路性能：中心静脉导管位置正确、通畅，贴膜完好，外露导管无回血、无打折，穿刺点无红肿、疼痛及渗血渗液，接头连接完好。

（5）输液架、化疗泵/输液泵性能良好。

（6）环境安静、整洁、温湿度适宜、光线适中。

（7）评估预处理方案、药液性质、质量、配制时间。

（二）操作前准备

1. **环境准备**　环境安静、整洁、温湿度适宜、光线适中。

2. **用物准备**　PDA、治疗盘、化疗前辅助用药、已配制的化疗药（外套透明聚乙烯包装袋）、精密输液器、PE手套、橡胶手套、消毒液、棉签或酒精棉片、弯盘、垃圾桶、锐器盒、输液泵、专用输液器、心电监护仪（必要时）、特殊用药标志。

3. **人员准备**

（1）患者准备：协助患者排尿，穿刺侧肢体保暖。

（2）护士准备：仪表整洁，洗手，戴口罩、帽子。

（三）操作步骤

（1）核对。携用物至患者床旁，用两种以上方式进行身份识别，核对药物。

（2）解释。向患者解释化疗方案及给药目的，取得配合。

（3）化疗前用药指导。告知患者药物名称、作用、输注时间、不良反应及注意事项（不知病情者执行保护性医疗）。

（4）告知患者及家属使用监护仪、输液泵／化疗泵的目的及配合要点。

（5）血管通路应用。最佳途径为中心静脉导管，使用浅静脉留置针需按照留置针穿刺流程规范置管。

（6）再次核对患者、化疗药物、PDA 信息，使用化疗前辅助用药。

（7）化疗药物更换。戴手套，更换化疗药物（药袋保持在水平位，无菌方法插入输液管）。

（8）根据患者年龄、病情及药物性质调节滴速，针对性给予健康教育。

（9）根据预处理方案完成化疗。

（四）指导要点

（1）指导患者在预处理期间如有不适及时告知医护人员，遵医嘱予以处理。

（2）指导患者饮食清淡易消化，营养均衡，禁止辛辣、刺激食物。

（3）患者及陪护熟知预处理期间化学药物的输注过程、注意事项及配合要点。

（五）注意事项

（1）化疗药物使用前后生理盐水脉冲式冲管后方能连接其他药物输注，防止药物发生配伍禁忌。根据化疗方案中药物使用顺序输注化疗药物，交代患者输注药物时间、可能出现的不良反应及配合要点。

（2）接触化疗药物时戴双层手套，内层为 PVC 手套，外层为橡胶手套。

（3）预处理方案实施过程中密切监测患者的病情变化，包括血常规、血生化、意识状态、生命体征、尿量、胃肠道反应等。

三、CAR-T 细胞回输护理

（一）护理评估

（1）评估患者的原发病情况（治疗史、活检或穿刺结果、神经系统症状、疾病状态、影像学检查）。

（2）评估患者预处理方案和效果。

（3）评估患者的生命体征、血氧饱和度、心理、全身各系统有无异常表现，是否存在活动性感染、心律失常是否能用药物控制、有无躯体疼痛等不适及实验室检查结果。

（4）评估输注的细胞种类、单位、数量。

（5）评估患者血制品输注史。

（二）操作前准备

（1）环境准备：环境清洁、宽敞，有条件者入住层流病房或无菌病房。

（2）用物准备：CAR-T 细胞、监护仪、吸氧装置、常规急救药物及器材、抗过敏药物（遵医嘱）、生理盐水、输血器、水浴箱。

（3）人员准备

1）患者准备：嘱患者适量饮水；以清淡、易消化软食为主，多食富含维生素、蛋白质的食物；控制陪护探视，做好保护性隔离。

2）医护人员：细胞输注团队（包括医生、护士）；责任护士加强与医生等沟通，再次明确输注时间，以便双人配合。

（三）操作步骤

1. **协调与交接** 再次确认输注时间，实验人员将 CAR-T 细胞送至病房后，与责任护士进行严格的交接及查对，由医生 / 实验人员负责解冻。

2. **输注前核对** 由两名医护人员对 CAR-T 细胞及患者相关信息进行核对，包括输注前预处理方案实施情况等。

3. **输注前细胞准备** 解冻过程不超过 3 分钟，解冻后的细胞充分轻轻摇匀，以免细胞凝聚，检查有无细胞团块。

4. **床边输注**

（1）双人携用物至床前。

（2）用两种以上方式核对患者信息。

（3）连接心电监护，测量体温、脉搏（心率）、呼吸、血压，询问患者感受。

（4）连接输血器、生理盐水开通静脉通路。

（5）双人床边再次核对细胞及患者信息。

（6）遵医嘱给予输注前用药。

（7）输注细胞，调节输注速度，一般需要 30 分钟内回输完毕。

（8）输注完毕，使用 10～30ml 生理盐水冲洗输液袋、冲管。

（9）处理用物，输注完毕的细胞袋和输血器放置在专用冰箱保存 24 小时以备质检分析。

（10）洗手、记录。

（四）指导要点

（1）指导患者保持轻松愉悦心情，避免焦虑。

（2）输注过程中指导患者如有不适及时告知，如患者感觉到呼吸有大蒜样气味、胸闷等不适，及时表达。

（3）指导患者尽量避开细胞输注期间进食或饮水。

（五）注意事项

1. **静脉通路**　尽量避免使用一次性钢针，防止输注过程中外渗造成细胞浪费。调节输注速度，开始缓慢滴注（15～20 滴／分），15～20 分钟后患者无任何不适可调至 40～60 滴／分，具体输注时间根据产品说明书，一般为解冻后 30 分钟内输注完毕。

2. **遵医嘱准备抢救用药**　备托珠单抗注射液、糖皮质激素等以应对细胞因子释放综合征严重并发症，遵医嘱备抗过敏药物如 10% 葡萄糖酸钙、对乙酰氨基酚和苯海拉明或其他 H_1- 抗组胺药等。

3. **输注中护理**　输注过程中需专人护理，如果患者感觉到呼吸有大蒜样气味，为防冻液二甲基亚砜在体内代谢后的产物，嘱患者张口呼吸以减轻不适；可予以鼻导管吸氧，流量为 3L/min，根据 SpO_2 调节氧流量，如果 SpO_2 不能维持，将氧流量调节至 5L/min，并改用面罩吸氧，防止鼻导管对鼻黏膜的损伤。

4. **输注后监护**　细胞输注结束后，继续予以心电监护，持续监测至全部 CAR-T 细胞输注完毕 24 小时无异常为止。

四、CAR-T 细胞回输后护理

（一）注意事项

（1）输注后继续做好病情监测，包括患者神志、血压、体温、呼吸、心律、心率、血常规、血液生化、炎性标志物等，每班交接和记录。

（2）指导患者做好口腔、肛周、环境卫生，根据情况给予患者入住层流病房或无菌病房行保护性隔离。

（3）告知患者输注后 8 周内不可以从事驾驶和危险职业等活动，如重型或有潜在危险的机械操作。

（二）常见并发症护理

护理人员需严格根据 CAR-T 细胞治疗时间表执行护理计划，做好并发症的观察和护理工作。

1. **细胞因子释放综合征（CRS）** CRS 是 CAR-T 治疗后最常见的并发症，其发病率为 30%～100%，是体液中多种细胞因子大量释放而导致的临床综合征，是引起急性呼吸窘迫综合征和多器官功能衰竭的重要原因。常发生于输注后 7～14 天，也有少数患者可能出现在输注后的 7 天内或 14 天后。CRS 的发生主要是由于 CAR-T 细胞的激活，导致效应细胞因子如 γ 干扰素、肿瘤坏死因子 -α 和白细胞介素 -2 的释放，这些分子反过来能够激活单核 – 吞噬细胞系统，并诱导产生广泛的促炎症细胞因子，从而导致 C 反应蛋白升高，有时还会导致高铁血红蛋白血症。CRS 主要症状包括心血管系统的心动过速、心律失常、低血压性休克等；呼吸系统的胸闷、憋喘、呼吸困难、肺水肿、肺炎等；肾脏系统的肾功能不全、电解质紊乱等；消化系统的恶心、呕吐、转氨酶和胆红素水平升高、腹痛、腹泻等；造血系统的中性粒细胞减少、贫血、血小板减少、凝血功能异常等；肌肉系统的肌酸激酶水平升高、乏力、肌痛等。

（1）病情观察：对所有行 CAR-T 细胞治疗的患者，护士参与患者治疗方案的讨论，知晓患者发生 CRS 的危险因素，确定高危人群，每日进行重点交接班。给予心电监测，加强巡视，严密监测患者的生命体征，每 2 小时一次。在回输前常规检测血清 C 反应蛋白、白细胞介素 -6、铁蛋白等指标，回输后每日至少检测 1 次，及时预测重度 CRS 的发生。护士每日查看患者血清 C 反应蛋白、白细胞介素 -6、铁蛋白等检测结果并记录，一旦确诊，及时配合医生处理，关注治疗效果。

（2）症状管理

1）发热：发热是 CRS 最常见的症状，应密切监测患者体温变化，积极配合医生给予退热处理。可采取物理降温和药物降温。①物理降温：在大动脉处冰敷、温水擦浴等。血液系统肿瘤患者因血小板水平低、凝血功能障碍等问题，故禁止酒精擦浴。超高热或高热持续不退的患者可使用冰毯降温，但应注意观察患者耐受程度，防止体温过低或冻伤。②药物降温：主要使用非甾体抗炎药，如洛索洛芬钠片、双氯芬酸钠，慎用糖皮质激素。药物降温前后应注意观察患者血压变化，尤其是患者大量出汗时须提高警惕，防止低血压休克发生，同时应注意保持患者皮肤清洁、干燥，及时更换床单和衣物。当患者出现严重的 CRS 症状时，可酌情选择白细胞介素 -6 受体阻滞剂托珠单抗静脉注射。

2）低血压：给予持续心电监测，一旦发现患者心率增快、血压下降，应立即通知医生进行处置；绝对卧床休息，取休克体位，注意意识变化，准确记录 24 小时出入量，同时做好肢体保暖；遵医嘱在综合考虑患者心功能情况下，快速静脉补液以扩充血容量；如果以上措施仍不能有效纠正低血压或血压仍持续下降时，可遵医嘱使用血管活性药物，其间密切观察患者血压变化，待血压稳定后，根据患者情况逐渐减量、停药。

3）低血氧：患者主诉胸闷或血氧饱和度＜95% 时，需根据缺氧程度，遵医嘱给予氧气吸入，其间注意持续监测血氧变化，保持呼吸道通畅。遵循氧疗原则由低浓度到高浓度逐渐过渡，必要时给予面罩吸氧。吸氧后低氧血症如果仍得不到纠正的患者或动脉血气分析确定有呼吸衰竭的患者，应给予无创呼吸机辅助通气，调节合适的呼吸参数并指导患者配合；当缺氧症状威胁到气道安全时应进行气管插管、气管切开给予有创呼吸机辅助通气，同时做好呼吸机辅助呼吸患者的护理。

4）疼痛护理：部分 CRS 患者回输 CAR-T 细胞后会出现不同部位、不同程度的疼痛。应适时对患者的疼痛进行评估：轻度疼痛（≤3 分）时，每日评估 1 次；中度疼痛（4~6 分）时，每班评估 1 次，疼痛时随时评估，可给予非甾体抗炎药镇痛，并观察疗效及时复评；重度疼痛（≥7 分）时，每班评估 1 次，疼痛时随时评估，可遵医嘱给予布桂嗪、哌替啶、芬太尼、吗啡等药物镇痛，使用毒麻药品时注意观察药物依赖性和成瘾性，停药时注意逐渐减量，防止突然停药导致戒断症状。

（3）用药护理：具体如下。①糖皮质激素：糖皮质激素可有效降低细胞因子水平，迅速控制患者临床症状，对于重度 CRS 患者可酌情使用。由于糖皮质激素为免疫抑制药，在降低细胞因子水平的同时也会大幅降低 CAR-T 细胞数量，从而减弱治疗效果。故医生开具此类医嘱时，护士须谨慎，确认无误后方可执行。严格遵医嘱按时、按量给药，不随意更改剂量，关注患者血糖、夜间睡眠等情况，给予对症处理。②细胞因子拮抗药：托珠单抗溶液呈澄清半透明状，2~8℃冰箱冷藏保存。配制前检查药液是否含有颗粒物或颜色改变；用0.9%氯化钠注射液混匀，小心倒置以免产生气泡；现配现用；输注期间观察患者是否有高血压的发生，输注完毕观察患者有无头痛、皮疹、变态反应，一旦出现异常，立即配合医生处理。

2. **免疫效应细胞相关神经毒性综合征**（immune effector cell-associated neuro-toxicity syndrome，ICANS） 发生机制尚不明确，可能与CAR-T细胞对隐性中枢神经系统抗原的识别和脱靶细胞毒性有关。典型的神经毒性（neurotoxicity，NT）表现为中毒性脑病，伴有注意力降低、语言障碍、书写障碍等早期表现；其他包括思维混乱、方向障碍、焦虑、失语症、嗜睡和震颤、肌无力、失禁、精神迟钝、颅内压升高、视盘水肿和脑水肿。

（1）护士应熟练掌握ICANS发生的时机及高风险因素，对在预处理结束后出现高级别CRS时、持续不退的高热时以及之前存在中枢神经系统病变的患者，每班对患者进行观察与判断，尤其注意神志、意识及性格行为的改变，班班交接，并随时观察处理后的疗效及转归。

（2）抬高床头30°，避免患者误吸并增加脑静脉回流。

（3）床边备好开口器及牙垫，必要时开放气道、防止舌咬伤。

（4）遵医嘱给予冬眠合剂等镇静药，其间注意观察患者体温、意识、瞳孔，做好头部降温以保护脑细胞。

（5）做好各种护理风险评估，如预防跌倒/坠床、预防管道滑脱等。

（6）根据症状分级酌情遵医嘱使用白细胞介素-6受体阻滞剂、糖皮质激素、利尿药等，严重时可行床旁血浆置换术治疗。

3. **感染** 感染也是CAR-T细胞治疗最常见的副作用之一。大多数感染出现在CAR-T细胞输注后30天内，多为细菌感染，还有少量是呼吸道病毒感染。超过30天，病毒感染占主导地位，包括呼吸道病毒感染、巨细胞病毒血症和肺炎。晚期感染可反映长期免疫球蛋白缺乏（在第90天高达46%）及淋巴细胞减少。预防感染发生应做到给予保护性隔离，做好环境护理，严格执行探视制度；仔细观察口腔黏膜及肛周皮肤变化。感染发生时，遵医嘱使用抗生素，必要时留取患者血培养标本，可多次、多部位进行采样；同时做好用药护理及发热时护理。

4. **肿瘤溶解综合征** 肿瘤溶解综合征（TLS）是由各种原因造成患者肿瘤细

胞大量破坏，细胞内物质快速释放入血，代谢产物在体内蓄积，引发高钾血症、高磷血症、高尿酸血症和低钙血症等突出症状，严重时可发生急性肾衰竭的综合征。对 TLS 患者实施护理时要严密观察心率、心律变化，追踪各项检验指标及肺部神经系统征象，患者体重指数、腹围、出入量等，必要时给予连续性肾脏替代疗法（CRRT）治疗。

第四节　保护性隔离技术

保护性隔离（protective isolation）亦称反向隔离，是指预防高度易感患者受到来自其他患者、医务人员、探视者及病区环境中各种条件致病微生物的感染，而采取的隔离措施。简单来说，就是以保护易感人群作为制订措施的主要依据而采取的一种隔离方式。

一、适用范围

适用范围为造血干细胞移植、接受化疗、严重烧伤、早产儿、器官移植、免疫缺陷等患者。

二、病房管理要求

（1）应尽量在病区末端设置隔离病室，且具良好的密闭性；或建立局部保护区域。

（2）患者入住隔离室前，室内进行湿式清洁，室内物品彻底擦拭消毒。

（3）隔离病区应设置缓冲间，且两侧门不能同时开启，以减少区域之间的空气流通。

（4）室温控制在 20 ~ 22℃，湿度尽量保持 50% ~ 60%。

（5）室内物品摆放尽量简单，物体表面应光滑、无孔，易于擦洗。

（6）走廊和病房不应铺设地毯，病房内的物品摆放尽量简单，禁止摆放干花和鲜花、盆栽植物等。

（7）所有进入室内物品均应达到消毒灭菌要求。

（8）定期进行环境卫生学监测，空气和物体表面细菌数应达到Ⅱ类病房环境标准。

（9）患者衣服、床单位每周更换 1～2 次，枕芯、棉褥、床垫定期消毒，被血液、体液污染时及时更换。

（10）病室物表、地面、床单元每日使用 500mg/L 含氯消毒液擦拭消毒。清洁工具如拖把、水桶、抹布等为专用工具。

（11）患者出院、转科或死亡后，病室必须进行终末消毒处理。

三、医护人员管理

（1）医护人员进入病房均需戴口罩、帽子，穿隔离衣、换拖鞋（鞋套），流动水彻底清洗双手或使用手消液消毒双手。

（2）患者的治疗操作尽量集中进行，一切诊疗及护理操作严格遵循无菌操作要求。

（3）医护人员患有或怀疑患有呼吸道疾病或咽部带菌者，应避免接触患者。

四、患者管理

（1）患者尽量置单间内，专人护理，实施标准预防。

（2）患者进入病室前，应沐浴更衣。

（3）患者的餐具、杯子等必须专用，并做好清洗、消毒工作。

（4）注意饮食卫生，未经消毒的食物和水不能饮用。

（5）勤洗手，勤换内衣裤，保持个人卫生。

第五节　治疗性血细胞分离护理

一、饮食准备

（1）分离前一天应清淡饮食，可以食牛奶、蛋类等富含钙质的食物，分离当日不宜空腹，避免低血糖。

（2）分离后血小板会有不同程度的降低，饮食以温、软、易消化为宜，不能饮酒，避免吸烟，少食油脂类食物，注意饮食卫生。

二、心理准备

（1）分离过程和献血相似，不会对自身的疾病产生影响，但比献血时间长，只需躺在床上配合。

（2）多数患者都会紧张，在分离之前要做好宣教，以免操作过程中出现任何不适影响治疗。

三、静脉选择

（1）为保证分离过程顺利，最小可选择 18G 留置针，血管条件好的选择粗直的贵要静脉，如果血管条件不好，一般会选择股静脉置管。

（2）股静脉置管需要保证大腿根部穿刺部位皮肤清洁干燥，避免潮湿，如果有导管脱落、出血情况，及时通知医生处理。

四、常规准备

（1）操作前一天清洁穿刺部位皮肤，注意休息，保持良好的睡眠。

（2）采集当日不能空腹，尽量排空大、小便，避免操作过程中活动不便。

五、物品准备

（1）护士根据治疗需要遵医嘱准备药物、管路、器械等。

（2）患者需要准备好尿壶、便盆。

（3）治疗时间较长，应提前准备好水杯，还可以准备一些饼干、糖果等食物，防止出现低血糖。

（4）病房温度控制在 26℃左右，避免患者受凉。

第六节　血浆置换术护理

血浆置换术（PE）是利用血液单采技术从患者血液循环中清除或减少病理性血浆成分，包括一些病原学抗原、抗体、免疫复合物、致病因子、毒素等，而将合格的正常人新鲜冰冻血浆、白蛋白、代血浆或晶体溶液作为置换液回输给患者，以达到治疗疾病的方法。将患者血液引入血浆交换装置，将分离出的血浆弃去，并补回一定量的血浆，借以清除患者血浆中抗体、激活免疫反应的介质和免疫复合物。

一、术前护理

1. **心理护理**　血浆置换治疗是一项危重状态下的特殊治疗，患者及家属都有巨大的心理压力，担心手术失败或术中意外，严重时心烦焦虑、失眠，加之费用昂贵，必要时需做多次，患者及家属对其疗效、安全性多持有怀疑态度，加之患者病情较重，易有恐惧、悲观等多种不良心理。针对这些情况，应根据患者的不良心理状态给予安慰和劝解，向家属或患者讲解血浆置换治疗的必要性、治疗方法及大概手术过程、术中配合、可能有的不适及医护人员的应对措施等，让患者心中有数，消除其恐惧心理，取得理解及配合，使其有一个平静的心态接受治疗，以保证术前休息并做好相关准备。

2. **术前准备**

（1）详细了解患者基本资料，如病情、诊断、药物过敏史。

（2）因治疗时间长，术中不适宜活动，要嘱患者排空大、小便。

（3）详查患者血管状态，血浆置换治疗依赖通畅稳定的体外血液循环，体外循环顺畅治疗就顺利，否则会延误治疗甚至使治疗中断。治疗前要仔细查看外周血管情况，选好作为血液出路的桡动脉或足背动脉，作为血液回路的周围大静脉，用内瘘穿刺针在严格无菌操作下行直接动静脉穿刺，尽量避免反复穿刺以免形成血肿。

（4）检查机器设备的运行情况。

二、术中护理

1. **各项操作要求循序渐进**　首先要求打开设备电源、进行管路安装检查。抗过敏药物必须在异体血浆进入前 10～20 分钟应用，以免第一袋血浆过敏而药物尚未发挥作用。每个患者对体外循环的适应性差别很大，加之血管情况、治疗方法、设备运行等不同，血浆置换治疗的每一个步骤都要以稳步进行、循序渐进为原则。如有时患者血流较慢，但循环 10～20 分钟后血流即可逐渐达到要求的标准，不可匆忙另行穿刺，以免给患者带来痛苦、引起紧张甚至影响下次治疗。在操作过程中，护士应严格消毒隔离，防止交叉感染，熟练、灵活处理问题，沉着冷静，给患者以安全信赖感。

2. **密切观察**

（1）患者的观察：严密监测生命体征，每 15～20 分钟记录 1 次，观察患者有无面色苍白、胸闷、气促、出冷汗、脉细速等表现。注意观察有无寒战、唇麻、手足麻木、荨麻疹等，针对原因给予及时处理。

（2）机器工作状态观察：如报警应及时排除。先关声音，以免造成患者的紧张，再查找原因，给予排除。如出现出血不良，立即减速，另行穿刺，停机时间不可太长。密切观察引血速度、静脉压、动脉压、跨膜压的变化、处理情况，以有利于医师准确、客观地判断病情，了解治疗过程，判断预后，也能有效地预防医疗纠纷。与病区护士详细交接患者生命体征是否稳定，维持用药的药物用法及穿刺部位的压迫和有无出血及血肿。

三、术后护理

（1）安置于床上，压迫穿刺部位，防止出血，穿刺处分别予以敷料，无菌纱布卷加压包扎 1 小时左右，拆除加压胶布时要轻压纱布卷，观察 10 分钟后完全拆除并观察穿刺部位血液循环情况。

（2）建立静脉通路，确保输液通畅，常规给予白蛋白，以补充丢失的蛋白，必要时给予呋塞米以减轻水肿。

（3）测量生命体征，观察神志变化。

（4）准确记录尿量，防止发生电解质紊乱。

（5）观察患者有无血浆变态反应，及时给予对症处理。

（6）严密观察病情变化，做好交接班和护理记录。

参考文献

［1］ 冷亚美，牛挺，陈凤姣. 血液病临床护理手册［M］. 四川：科学技术出版社，2021.

［2］ 马新娟. 血液系统疾病护理规范［M］. 北京：中国协和医科大学出版社，2022.

［3］ 王建祥. 血液系统疾病诊疗规范［M］. 2版. 北京：中国协和医科大学出版社，2020.

［4］ 黄晓军. 北京大学血液病研究所典型病例解析［M］. 2版. 北京：北京大学医学出版社，2023.

［5］ 黄河，徐开林，周剑锋. CAR-T细胞免疫治疗学［M］. 北京：人民卫生出版社，2021.

（李　楠　谭　颖　祖凤雪）

第七章 危急重症患者的功能支持

第一节　机械通气

一、概述

机械通气（mechanical ventilation，MV）是借助呼吸机建立气道口与肺泡间的压力差，给呼吸功能不全的患者以呼吸支持，即利用机械装置来代替、控制或改变自主呼吸运动的通气方式。机械通气作为目前危急重症患者常见的器官功能支持手段，已普遍应用于麻醉、各种原因所致的呼吸衰竭及大手术后的呼吸支持与治疗中。机械通气的正确使用，能够预防和治疗呼吸衰竭、挽救或延长患者的生命；反之若使用不当，可加重患者病情使其恶化，甚至危及生命。

（一）原理

呼吸的原理在于建立大气-肺泡压力差。机械通气患者由于各种疾病影响，吸气时不能有效建立大气-肺泡压力差，必须借助呼吸机产生的正压建立气道口与肺泡间的压力差，进而完成吸气动作，而呼气动作与正常人相同。机械通气时产生的肺内正压影响肺通气血流比例、肺循环阻力和静脉血回流等，进而对呼吸、循环、胃肠和肝肾等器官功能产生影响。

（二）分类

机械通气按呼吸机与患者的连接方式可分为有创机械通气和无创机械通气。

1. **有创机械通气**　呼吸机通过经口/鼻气管插管、喉罩、经气管切开插管等人工气道与患者连接。

2. **无创机械通气** 不需建立人工气道，呼吸机通过口鼻罩、鼻罩等方式与患者连接。

（三）目的

1. **改善通气功能** 通过气管插管或气管切开维持呼吸道通畅，通过呼吸机正压通气维持患者足够的潮气量，保证代谢所需的肺泡通气量。

2. **改善换气功能** 使用呼气末正压（positive end-expiratory pressure，PEEP）等方法可防止肺泡塌陷，使肺内气体分布均匀，改善通气血流比例，减少肺内分流，改善氧运输，纠正低氧血症。

3. **减少呼吸功耗** 使用机械通气可减少呼吸肌做功，降低呼吸肌耗氧量，缓解呼吸肌疲劳。

二、有创机械通气

（一）有创正压通气技术

呼吸机通过经口/鼻气管插管、喉罩、经气管切开插管等人工气道与患者连接，为患者实施有创机械通气。

1. **适应证** 只要患者出现呼吸功能障碍，引起严重缺氧或二氧化碳潴留，均需要机械通气治疗。

2. **禁忌证** 机械通气的禁忌证是相对的，在出现致命性通气和氧合障碍时，应积极处理原发病（如尽快行胸腔闭式引流、积极补充血容量等），同时不失时机地应用机械通气。相对禁忌证：①肺大疱和未经引流的气胸。②低血容量性休克未补充血容量。③严重肺出血。④气管食管瘘等。

3. **操作方法**

（1）医务人员准备：建立包括医生、护士、呼吸治疗师、营养师等在内的治疗小组，敏锐地观察和判断患者的疾病状态，动态调整治疗方案和机械通气方案，及时、正确处理机械通气过程中出现的突发情况。

（2）患者准备：①明确患者的基本情况，包括年龄、性别、身高、体重、诊断、病情、既往病史和对呼吸机支持的特殊要求等。②向清醒患者解释使用呼吸机的目的、注意事项等。③根据患者病情和治疗需求建立合适的人工气道，如气管插管、气管切开等。④选择舒适的体位，若无禁忌建议床头抬高30°～45°。

（3）呼吸机准备：①根据患者基本情况选择合适的呼吸机、呼吸机管道、过滤器和湿化装置等。②连接呼吸回路、电源和气源。③设置呼吸机支持模式、参数和报警限。④用模拟肺测试呼吸功能否正常工作或机器自检各功能部件有无故障。⑤检测呼吸机是否正常工作，各功能部件无故障后关机备用于床旁，在呼吸机醒目处标记"备用"。

（4）物品准备：床旁常规备吸引装置、给氧装置和简易呼吸器，以备紧急时行吸痰、给氧和人工呼吸等。

（5）模式选择：常用通气模式包括控制通气、辅助通气、辅助/控制通气、同步间歇指令通气、压力支持通气、持续气道正压等。

1）控制通气（control ventilation，CV）：呼吸机完全代替患者的自主呼吸，呼吸频率、潮气量或吸气压力、吸呼比、吸气流速由呼吸机控制，呼吸机提供全部的呼吸功。适用于严重呼吸抑制或呼吸停止的患者，如呼吸因素所致心搏骤停、严重脑外伤等情况。

2）辅助通气（assist ventilation，AV）：依靠患者的自主吸气触发呼吸机按预设的潮气量或吸气压力进行通气支持，呼吸功由患者和呼吸机共同完成。该模式通气时可减少或避免应用镇静剂，保留自主呼吸以减轻呼吸肌萎缩，改善机械通气对血流动力学的影响。适用于呼吸中枢驱动正常的患者，如 COPD 急性发作、重症哮喘等。

3）辅助/控制通气（assist-control ventilation，ACV）：是辅助通气（AV）和控制通气（CV）两种模式的结合，当患者自主呼吸频率低于预置频率或患者吸气努力不能触发呼吸机送气时，呼吸机即以预置的潮气量及通气频率进行正压通气，即 CV。当患者的吸气能触发呼吸机时，以高于预置频率进行通气，即 AV。

4）同步间歇指令通气（synchronized intermittent mandatory ventilation，SIMV）：是自主呼吸与控制通气相结合的呼吸模式，在触发窗内患者可触发和自主呼吸同步的指令正压通气，在两次指令通气之间触发窗外允许患者自主呼吸。SIMV 能与患者的自主呼吸同步，减少患者与呼吸机的对抗，减低正压通气的血流动力学影响，用于长期带机患者的撤机。

5）压力支持通气（pressure support ventilation，PSV）：属部分通气支持模式，是患者在自主呼吸的前提下，当患者触发吸气时，呼吸机以预设的压力释放出气流，患者每次吸气都能接受一定水平的压力支持，以克服气道阻力，减少呼吸做功，增强患者吸气能力，增加吸气幅度和吸入气量。主要用于机械通气的撤机过渡。

6）持续气道正压（continuous positive airway pressure，CPAP）：是在自主呼吸条件下，整个呼吸周期内气道均保持正压，患者完成全部的呼吸功，是呼气末正压（positive end expiratory pressure，PEEP）在自主呼吸条件下的特殊技术。用于通气功能正常的低氧患者，可防止气道和肺泡的萎陷，增加肺泡内压和功能残气量，增加氧合，改善肺顺应性，降低呼吸功。CPAP 过高可增加气道压，减少回心血量，出现低血压、气压伤等表现。

（6）参数设置：机械通气参数设置时应注意设置参数与实际输出参数可能不同，同时应考虑不同参数之间的相符关系，根据患者病情、治疗需求与目标等合理设置参数。

1）潮气量（tidal volume，TV）：通常依据体重选择（5～12ml/kg，并结合呼吸系统的顺应性、阻力进行调整，避免气道平台压超过 30～35cmH$_2$O。在压力控制通气模式时，潮气量主要由预设的压力、吸气时间、呼吸系统的阻力及顺应性决定。最终应根据动脉血气分析进行调整。

2）吸气压力（inspiratory pressure，Pi）：一般成人先预设 15～20cmH$_2$O，小儿 12～15cmH$_2$O，然后根据潮气量进行调整。原则上以最低的吸气压力获得满意的潮气量，避免出现气压伤和影响循环功能。

3）呼吸频率（respiratory rate，RR）：呼吸频率的选择根据分钟通气量、目标 PaCO$_2$ 水平进行，一般成人通常设定为 12～20 次 / 分。

4）吸气时间（inspiratory time，Ti）与吸呼比（I∶E）：基于原发疾病、自主呼吸水平、氧合状态、血流动力学及人 – 机同步性，吸气时间一般为 0.8～1.2 秒，吸呼比为 1∶（1.5～3.0）。

5）峰值流速（peak flow）：采用容量控制通气时，通过调节峰值流速来调节吸气时间，Vr = 峰值流速 × 吸气时间。理想的峰流速应能满足患者吸气峰流速的需要，成人常用的流速设置在 40～60L/min，根据分钟通气量和呼吸系统的阻力和肺的顺应性调整，流速波形在临床常用减速波或方波。

6）触发灵敏度：一般情况下，压力触发常为 –1.5～–0.5cmH$_2$O，流速触发常为 2～5L/min。灵敏度过高会引起与患者用力无关的误触发，灵敏度过低会增加患者的吸气负荷，消耗额外呼吸功。

7）吸入氧浓度（FiO$_2$）：机械通气初始阶段，可给予高浓度的氧（甚至是纯氧）以迅速纠正严重缺氧，以后依据目标 PaO$_2$、PEEP 水平、平均动脉压（mean arterial pressure，MAP）水平和血流动力学状态，酌情降低 FiO$_2$ 至 50% 以下，并设法维持 SpO$_2$＞90%，若不能达到上述目标，即可加用 PEEP、增加 MAP、应用镇静药或肌松药。若适当 PEEP 和 MAP 可以使 SpO$_2$＞90%，应保持最低的 FiO$_2$。

8）呼气末正压：设置 PEEP 的作用是使萎陷的肺泡复张，增加功能残气量，提高肺顺应性，改善通气和换气功能。PEEP 常应用于以 ARDS 为代表的 I 型呼吸衰竭，一般初设在 $5cmH_2O$，然后根据氧饱和度进行调整，直至获得满意的氧饱和度。PEEP 可增加胸膜腔内压，设置过高易出现气压伤、低血压等表现。

9）报警参数：包括压力报警、呼出潮气量报警、呼出分钟通气量报警、呼吸频率报警、窒息时间报警等（表 7-1）。

表 7-1 报警参数

报警参数	气道压力	呼出潮气量	呼出分钟通气量	呼吸频率（次 / 分）	窒息时间（s）
上限	吸气峰压 +（5 ~ 10）cmH_2O	VT 实测 + 1/3VT 实测	MV 实测 + 1/3MV 实测	35	30
下限	吸气峰压 –（5 ~ 10）cmH_2O	VT 实测 –1/3VT 实测	MV 实测 – 1/3MV 实测	6 ~ 8	15

（7）有创机械通气患者的观察：应注意评估机械通气效果，及时发现相关并发症，提高机械通气的安全性。机械通气患者病情观察的重点包括以下几点。

1）呼吸功能：观察呼吸节律、呼吸深度，评估有无呼吸困难、人机对抗等。机械通气患者缺氧时可出现脉搏、呼吸增快，需严密观察。注意气道压力、呼出潮气量、SpO_2，评估通气和氧合状况；观察患者皮肤黏膜、口唇和甲床。二氧化碳潴留时可出现皮肤潮红、多汗和浅表静脉充盈。口唇和甲床青紫提示低氧血症。当患者病情严重必须给予高浓度氧时，应避免长时间吸入，氧浓度尽量不超过60%，同时密切观察有无氧中毒所致肺损伤出现。加强营养支持可以增强或改善呼吸肌功能。

2）循环功能：机械通气可使胸腔内压升高，静脉回流减少，心脏前负荷降低和后负荷增加，出现心输出量降低，组织器官灌注不足，表现出低血压、心律失常、末梢循环灌注不良、尿量减少等。

3）意识：缺氧和 / 或二氧化碳潴留所致意识障碍患者，若呼吸机支持适当，患者意识状况应逐渐好转。若意识障碍程度加重，应考虑呼吸机支持是否适当或患者病情发生变化。因此，应严密观察患者意识状况，出现异常及时通知医生处理。

4）血气分析：机械通气 30 分钟后应做动脉血气分析，以评估机械通气的效果和是否需要调整呼吸机模式和参数。若治疗有效，患者血气分析结果应趋于正常。若治疗无效，血气分析结果显示无改善或继续恶化。在机械通气治疗过程中，需根据患者病情严密监测动脉血气状况。

5）体温：观察气道分泌物量、色、性状和气味，评估肺部感染变化情况。患者出现呼吸机相关性肺炎和原有肺部感染恶化时，可出现体温异常改变，应严密监测，及时报告医生。

6）神经功能：包括镇静水平、神经肌肉阻滞剂的使用情况、疼痛、谵妄、焦虑、代谢和生理障碍及创伤和气管插管引起的生理限制。神经功能评估在有创机械通气患者中起着关键作用，主要目的是了解患者神经系统的功能状态并及时发现异常。常用的神经功能评估工具有格拉斯哥昏迷评分法（GCS）或躁动 – 镇静评分（Richmond Agitation-Sedation Scale，RASS）。

格拉斯哥昏迷评分法：包括睁眼反应、语言反应和运动反应 3 个计分项目。睁眼反应项目依次计分为：4 分 = 自发睁眼，3 分 = 语言吩咐睁眼，2 分 = 疼痛刺激睁眼，1 分 = 无睁眼；语言反应项目依次计分为：5 分 = 正常交谈，4 分 = 言语错乱，3 分 = 只能说出（不适当）单词，2 分 = 只能发音，1 分 = 无发音；运动反应项目依次计分为：6 分 = 按吩咐动作，5 分 = 对疼痛刺激定位反应，4 分 = 对疼痛刺激屈曲反应，3 分 = 异常屈曲（去皮层状态），2 分 = 异常伸展（去脑状态），1 分 = 无反应。GCS 评分满分 15 分，分值越高，则意识状态越好；相反，分数越低则意识障碍程度越重。15 分表示意识清楚，12 ~ 14 分为轻度意识障碍，9 ~ 11 分为中度意识障碍。8 分以下为昏迷。

RASS 评分法：见表 7-2。

表 7-2　RASS 评分表

分数	分级	描述
+4	有攻击性	非常有攻击性，暴力倾向，对医务人员造成危险
+3	非常躁动	非常躁动，拔出各种导管
+2	躁动焦虑	身体激烈移动，无法配合呼吸机
+1	不安焦虑	焦虑紧张，但身体活动不剧烈
0	清醒平静	清醒自然状态
−1	昏昏欲睡	没有完全清醒，声音刺激后有眼神接触，可保持清醒超过 10 秒
−2	轻度镇静	声音刺激后能清醒，有眼神接触，< 10 秒
−3	中度镇静	声音刺激后能睁眼，但无眼神接触
−4	深度镇静	声音刺激后无反应，但疼痛刺激后能睁眼或运动
−5	不可唤醒	对声音及疼痛刺激均无反应

7）其他：观察有无消化道出血、腹胀，评估肠鸣音变化情况；严密监测尿量，准确记录出入量；观察有无水肿、黄疸，监测转氨酶有无异常；评估心理状况，有无紧张、焦虑；评估意识状况，有无谵妄等。

（8）常见报警原因与处理：报警功能是呼吸机必备的功能之一，引起呼吸机报警的原因很多，有的报警需要立即处理，否则会危及患者生命，如高压报警、窒息报警等。常见报警信息、原因及处理见表7-3。

表7-3　常见报警信息、原因及处理

报警类别	原因	处理
电源报警	停电，电源松脱，掉闸，蓄电池低电量	断开呼吸机，人工通气；修复电源
气源报警	氧气或空气压力低，接头未插到位，氧浓度错误	断开呼吸机，人工通气；调整气源或校对FiO_2分析
断开报警	呼吸回路、连接脱落或漏气	检查连接，确保稳固
VT降低	患者呼吸减弱，回路漏气，气囊充气不足	检查患者呼吸，检查回路和气囊，吸痰
吸压降低	回路漏气，导管脱出，气囊充气不足	检查回路和导管，检查气囊，重新设置参数
气道高压	呛咳，气道阻力增加，导管移位等	吸痰，调整参数，安抚患者
呼吸增快	代谢增加，缺氧，酸中毒等	监测动脉血气，纠正缺氧和酸中毒，镇痛、镇静
通气量过高	病情变化，参数设置不当	处理原发疾病，重新调整参数
窒息报警	呼吸减慢或停止	调整呼吸模式和参数

4. 注意事项

（1）预防脱管：与导管固定不佳和牵拉等有关，表现为呼吸机低潮气量报警、喉部发声和窒息等。应紧急处理，保持气道通畅，应用简易呼吸器通气和供氧，必要时重新置管。

（2）预防气道堵塞：由痰栓、异物、导管扭曲、气囊脱出嵌顿导管口、导管远端开口嵌顿于气管隆嵴、脱管等引起，表现为不同程度的呼吸困难，严重时出现窒息。应针对原因及时处理，如调整人工气道位置、抽出气囊气体、试验性插入吸痰管等。如气道梗阻仍不缓解，则应立即拔除气管导管，重新建立人工气道。

（3）预防气道损伤：与插管时机械性损伤、气道内吸痰、气道腐蚀、导管压迫气道和气囊压迫气管黏膜等有关，表现为出血、肉芽增生、气管食管瘘等。为避免气道损伤，插管前应选择合适的导管，插管时动作轻柔；带管过程中保持导管中立位，合理吸痰，做好气囊护理等。

（4）观察呼吸机相关性肺损伤（ventilator-induced lung injury，VILI）：指机械通气对正常肺组织造成的损伤或使已损伤的肺组织进一步加重，包括气压伤、容积伤、萎陷伤和生物伤，临床表现为肺间质气肿、皮下气肿、纵隔气肿、心包积气、气胸和肺水肿等。为了避免和减少 VILI 的发生，机械通气应避免高潮气量和高平台压，吸气末平台压不超过 $30 \sim 35cmH_2O$，以避免气压伤、容积伤，同时设定合适 PEEP，以预防萎陷伤。出现张力性气胸应立即行胸腔闭式引流。

（二）气管切开术（traceotomy）

气管切开术是切开颈段气管，放入气管套管，以解除喉源性呼吸困难、呼吸功能失常或下呼吸道分泌物潴留所致呼吸困难的常见手术。

1. 适应证

（1）喉阻塞：由喉部炎症、肿瘤、外伤、异物等引起的严重喉阻塞。

（2）下呼吸道分泌物潴留：由各种原因引起的下呼吸道分泌物潴留，为了吸痰，保持气道通畅，可考虑气管切开。如重度颅脑损伤、呼吸道烧伤、严重胸部外伤、颅脑肿瘤、昏迷、神经系统病变等。

（3）预防性气管切开：对于某些口腔、鼻咽、颌面、咽、喉部大手术，为了进行全麻，防止血液流入下呼吸道，保持术后呼吸道通畅等，可施行气管切开。有些破伤风患者容易发生喉痉挛，也须考虑预防性气管切开，以防发生窒息。目前由于气管插管术的广泛应用，预防性气管切开已较以前减少。

（4）气管异物：气管异物经内镜下钳取未成功有窒息危险，或无施行气管镜检查设备和技术者，可经气管切开途径取出异物。

（5）颈部外伤者：颈部外伤伴有咽喉或气管、颈段食管损伤者，对损伤后立即出现呼吸困难者，应及时施行气管切开；无明显呼吸困难者，应严密观察，仔细检查，做好气管切开手术的一切准备，一旦需要即行气管切开。

2. 禁忌证

（1）血流动力学不稳定者。

（2）严重低氧血症：$PaO_2/FiO_2 < 100mmHg$，且 $PEEP > 10cmH_2O$。

（3）有明显出血倾向者要慎重。

3. 操作方法

（1）术前护理：①护理评估。了解患者病情，评估患者意识、配合程度、缺氧状况、呼吸道通畅情况，监测患者血压、心率、血氧饱和度，了解出凝血时间。对于清醒患者，进行有针对性的心理疏导和宣教，缓解患者的焦虑及恐惧心理，取得患者的配合。②物品准备。手术灯、手术衣、无菌手套、无菌棉球、纱布、镊子、圆碗、皮肤消毒剂、治疗巾、气管切开手术包、凡士林纱布、无菌剪刀、痰培养杯、约束带、负压吸引装置、简易呼吸器、呼吸机及各种抢救物品，5%利多卡因溶液、注射器，清醒患者备镇静、镇痛药（咪达唑仑、芬太尼等）。③环境准备。环境清洁、安静，光线充足，予以心率、呼吸、血压、血氧饱和度监测。

（2）术中配合：①协助患者取仰卧位，肩下垫枕，使患者头部充分后仰，尽量让口、咽、气管在同一直线上，术前3~5分钟遵医嘱静脉内给予镇静、镇痛药，适当约束患者双上肢。②术前清除患者气管插管、口、鼻腔内分泌物，并提高吸氧或呼吸机供氧浓度，提高机体的氧储备状态。③术中密切观察患者的心率、呼吸、血压、血氧饱和度，配合医生及时抽吸切口处的渗血。如患者是从气管插管替换为气管切开，需配合医生准备注射器为气管插管气囊放气，松开固定气管插管的胶布及绑带，并根据操作者的指令，在置入气管套管的同时配合医生边吸痰边拔除原气管插管。④操作中注意观察患者生命体征变化，如出现循环不稳定，应及时向医生汇报，并遵医嘱予扩容、增加血管活性药物用量等。

（3）术后处理：①听诊双肺呼吸音，及时吸引分泌物，给予氧气吸入或呼吸机辅助通气。②观察患者有无呼吸困难，及时抽血查动脉血气分析。

4. 注意事项

（1）术中及时吸引气道的血液和分泌物，避免进入气道。

（2）密切观察生命体征及病情，注意观察呼吸频率、节律、与呼吸机是否同步等。

（3）气管切开固定带打成死结以保证固定牢固，松紧度以可通过一根手指为宜。

（4）套管气囊漏气明显应更换，并由有经验的医师操作。

（5）清点气管切开包的器械，洗净血污，专人回收。

三、无创机械通气

（一）无创机械通气

无创机械通气包括经气道正压通气和胸外负压通气，前者最为常见，也称无创正压通气（non-invasive positive pressure ventilation，NIPPV）。NIPPV 具有不需要建立人工气道、人机配合较好、痛苦少、使用方便等优点。缺点为需要患者清醒配合、气道分泌物引流不畅，与有创机械通气相比效果不确切。本节主要讲述 NIPPV。

1. **适应证** 无创机械通气可用于各种情况引起的呼吸衰竭，如 COPD 急性发作、急性心源性肺水肿、阻塞性睡眠呼吸暂停低通气综合征（OSAHS）、中枢性睡眠呼吸暂停综合征、神经肌肉疾病等。

2. **禁忌证**

（1）绝对禁忌证：①心搏、呼吸停止。②自主呼吸微弱。③上呼吸道机械性梗阻。④误吸可能性高。⑤自主气道保护能力差。⑥面部创伤、烧伤或畸形。⑦严重脑部疾病。⑧生命体征不稳定（如低血压、严重心律失常）。⑨严重不合作或紧张等。

（2）相对禁忌证：①气道分泌物多或排痰障碍。②昏迷。③严重感染。④近期面部、颈部、口腔、咽部、食管和胃手术后等。

3. **操作方法**

（1）做好无创机械通气的准备：具体如下。①医务人员准备：同有创机械通气。②患者准备：不需建立人工气道，其余同有创机械通气。③呼吸机准备：无创正压通气患者与呼吸机之间通过鼻罩、口鼻罩、全脸面罩、鼻塞等进行连接，其中以鼻罩和口鼻罩最常用。其余同有创机械通气。④物品准备：备气管插管用物，其余同有创机械通气。

（2）模式选择与参数设置：原则上所有的呼吸机都可用于无创正压通气，但由于存在漏气，故使用控制压力的模式优于控制容量的模式。最常用的模式有 CPAP 模式和 S/T 模式。

1）CPAP 模式：呼吸机给予患者一个基线压力，在吸气时不增加压力来降低呼吸功。常用于睡眠呼吸暂停、急性心源性肺水肿等患者。设置参数包括 CPAP 和 FiO_2；CPAP 一般设置为 6～10cmH$_2$O，FiO_2 根据患者氧合情况调整，一般不超过 60%。

2）S/T 模式：即自主呼吸/时间触发模式。有自主呼吸时，患者在吸气相气道正压（IPAP）、呼气相气道正压（EPAP）和 FiO_2 的帮助下进行呼吸。在规定时间内没有自主呼吸时，患者的吸气由呼吸机预设的吸气时间、IPAP、EPAP、压力上升时间和 FiO_2 等参数决定。S/T 模式能保证患者在有/无自主呼吸下的通气，可用于所有无创通气患者。一般 IPAP 设置为 8～12cmH$_2$O，EPAP 为 2～4cmH$_2$O，RR 为 10～16 次/分，吸气时间占总呼吸周期的 30% 左右。

（3）无创机械通气患者的观察

1）生命体征：包括意识、体温、心率、血压、呼吸、SpO$_2$等指标，评估通气效果。

2）呼吸状况：包括呼吸频率、节律、呼吸动度，评估有无呼吸困难、呼吸辅助肌参与呼吸等异常。

3）呼吸机监测：观察呼吸机工作状况，监测患者气道压力、潮气量、通气量等。

4）漏气情况：一般呼吸机有漏气补偿，允许60L/min以下的气体漏出。若漏气过多，应调整鼻罩或口鼻罩位置，必要时增加固定带拉力或更换合适的鼻罩或口鼻罩。

5）人机配合：人机配合程度直接影响通气效果。人机配合不良表现为烦躁、呼吸状态差、生命体征无改善或恶化、呼吸机显示漏气明显等。引起人机配合不良的因素包括病情过重、人机连接不适，漏气过多、呼吸机选择不当、模式或参数设置不当、患者理解/配合能力低下等。

6）血气分析：是判断通气效果的重要参考指标。

7）气道分泌物：评估患者咳嗽、咳痰情况，观察痰液量、色、性状等。

8）其他：评估患者有无气压伤、胃肠胀气、反流、误吸等异常反应。

（4）常见报警原因与处理：无创机械通气过程中，由于患者病情、呼吸回路、气源、参数设置等原因，容易出现各种报警。常见报警信息、原因及处理可参考有创机械通气。

4. 注意事项

（1）选择密闭性和舒适性好的鼻罩（口鼻罩或面罩），减少漏气，必要时可适当增加固定带的拉力，减少漏气。选择定压型或自主性通气模式，降低通气压力或潮气量，减少漏气。

（2）选择舒适性较好的面罩，减少压力性损伤发生。保持面部清洁干燥，减小固定带的拉力，进而减轻面罩对面部的压力，必要时预防性使用减压贴（或敷料）。间断停用呼吸机可使受压面部皮肤得到充分减压，降低压力性损伤发生率，但须在病情允许情况下采用。

（3）根据患者情况选择合适的通气压和面罩，指导患者学会配合呼吸机进行呼吸。气道压力过高和昏迷患者常规留置胃管，一旦出现胃肠胀气，立即进行胃肠减压。

（4）预防吸入性肺炎。重点包括：①抬高床头30°～45°，保持半卧位。②减少胃肠胀气。③少食多餐。④昏迷患者取侧卧位，可减少反流物误吸。

（5）合理设置通气压力，降低呼吸机相关性肺损伤的发生率。

（6）做好患者的健康教育和心理疏导，减轻其使用口鼻罩、全脸面罩幽闭恐惧程度，必要时改变呼吸机与患者的连接。

（7）定时饮水，对吸入气体进行合理的温化、湿化等可改善口、咽部干燥，保证患者水平衡。鼓励患者主动咳嗽、咳痰，必要时使用吸痰管或纤维支气管镜进行吸痰。

（二）经鼻高流量湿化氧疗

经鼻高流量湿化氧疗（high-flow nasal cannula oxygen therapy，HFNC）是指一种通过高流量鼻塞持续为患者提供可以调控并相对恒定吸氧浓度（21%～100%）、温度（31～37℃）和湿度的高流量（8～80L/min）吸入气体的治疗方式。

1. **治疗设备**　主要包括空氧混合装置、湿化治疗仪、高流量鼻塞，以及连接呼吸管路、呼吸机监护系统等。

（1）空氧混合装置：用于混合氧气和空气，以达到所需的吸氧浓度。

（2）湿化治疗仪：用于提供湿化的气体，以保持呼吸道的湿润状态。

（3）高流量鼻塞：患者通过鼻腔戴上高流量鼻塞，以接受高流量的气体输送。

（4）连接呼吸管路：连接空氧混合装置、湿化治疗仪和高流量鼻塞的呼吸管路，用于输送气体到患者的呼吸道中。

（5）呼吸机监护系统：用于监测气流速率、吸氧浓度等参数，并提供警报和记录功能，以确保治疗的有效性和安全性。

2. **应用时机**

（1）急性呼吸衰竭经鼻高流量湿化氧疗应用时机

1）低氧血症：患者出现低氧血症，表现为动脉血氧分压（PaO_2）/吸入氧浓度（FiO_2）比值降低，通常低于300mmHg，尤其是当PaO_2/FiO_2比值低于200mmHg时，HFNC可作为治疗的首选。

2）高流量氧需求：患者需要高浓度的吸入氧气来维持足够的动脉血氧饱和度，而传统的面罩或鼻导管无法提供足够的氧气流量时，HFNC就可以派上用场。HFNC的高流量能够提供更高的氧输送量，从而满足患者的氧需求。

3）呼吸不适：HFNC不仅提供了高浓度的氧气，还能提供温暖和湿润的气体，减少了患者在吸气时对气道的干燥和刺激，使得患者更加舒适，因此适用于那些需要长时间或持续吸氧的患者。

4）支持性治疗：HFNC 在急性呼吸衰竭中也可作为支持性治疗的一种选择，尤其对于需要非侵入性通气支持但不适合使用面罩或鼻导管的患者，如患有鼻腔畸形、面部外伤等情况的患者，HFNC 可以提供更加舒适和有效的治疗。

（2）拔管后经高流量湿化氧疗应用时机

1）氧合指标：拔管后，患者可能存在低氧血症或需要高浓度氧气支持的情况。因此，需要监测患者的动脉血氧饱和度（SaO_2）和动脉血氧分压（PaO_2）。如果患者出现低氧血症，或者动脉血氧分压/吸入氧浓度（PaO_2/FiO_2）比值低于一定阈值（如 200mmHg），HFNC 就可以考虑作为治疗选择。

2）呼吸不适：拔管后，患者可能因为气道干燥、刺激或不适而出现呼吸困难或不适感。HFNC 能够提供温暖、湿润的气体，减少气道刺激，从而提高患者的舒适度和耐受性。

3）气道分泌物：拔管后，患者的气道可能会有分泌物潴留，导致气道堵塞和呼吸不畅。HFNC 能够提供高流量的气流，有助于清除气道分泌物，改善气道通畅度。

4）支持性治疗：HFNC 也可作为拔管后的支持性治疗手段，特别是对于那些仍需要氧疗支持但不适合使用面罩或鼻导管的患者。HFNC 的高流量和舒适性使其成为拔管后呼吸治疗的有效选择。

3. 适应证

（1）轻~中度Ⅰ型呼吸衰竭（100mmHg ≤ PaO_2/FiO_2 < 300mmHg）。

（2）轻度呼吸窘迫（呼吸频率 > 24 次/分）。

（3）轻度通气功能障碍（pH ≥ 7.3）。

（4）对传统氧疗或无创正压通气不耐受或有禁忌证者。

4. 禁忌证

（1）绝对禁忌证：①心搏呼吸骤停，需要紧急气管插管有创机械通气。②自主呼吸微弱、昏迷。③极重度Ⅰ型呼吸衰竭（PaO_2/FiO_2 < 60mmHg）。④通气功能障碍（pH < 7.25）

（2）相对禁忌证：①重度Ⅰ型呼吸衰竭（PaO_2/FiO_2 < 100mmHg）。②通气功能障碍（pH < 7.30）。③矛盾呼吸。④气道保护能力差，有误吸高危风险。⑤血流动力学不稳定，需要应用血管活性药物。⑥面部或上呼吸道手术不能佩戴 HFNC 者。⑦鼻腔严重堵塞。⑧ HFNC 不耐受。

5. 操作方法

（1）Ⅰ型呼吸衰竭：气体流量初始设置 30~40L/min；滴定 FiO_2 维持 SpO_2 在 92%~96%，结合血气分析动态调整；若没有达到氧合目标，可以逐渐增加吸气流

量和提高 FiO_2 最高至 100%；温度设置范围 31 ~ 37℃，依据患者舒适性、耐受度和痰液黏稠度适当调节。

（2）Ⅱ型呼吸衰竭：气体流量初始设置 20 ~ 30L/min，根据患者耐受性和依从性调节，如果患者二氧化碳潴留明显，流量可设置为 45 ~ 55L/min 甚至更高，达到患者能耐受的最大流量；滴定 FiO_2 维持 SpO_2 在 88% ~ 92%，结合血气分析动态调整，温度设置范围 31 ~ 37℃，依据患者舒适性、耐受度和痰液黏稠度适当调节。

6. 注意事项

（1）上机前应说明治疗目的取得患者配合，建议卧位或头高足低位（> 20°）。

（2）选择合适型号的鼻塞，建议选取小于鼻孔内径 50% 的鼻导管。

（3）严密监测生命体征、呼吸运动形式及血气分析的变化，及时调整。

（4）张口呼吸患者需嘱其配合闭口呼吸，不能配合者且不伴有二氧化碳潴留，可应用转接头将鼻塞转变为鼻 / 面罩方式进行氧疗。

（5）舌后坠伴 HFNC 效果不佳者，给予口咽通气道打开上气道，后将 HFNC 鼻塞与口咽通气道开口处连通，如不能改善，可考虑无创通气其他呼吸支持方式。

（6）避免湿化过度或湿化不足，密切观察气道分泌物性状变化，按需吸痰，防止痰堵窒息等紧急事件的发生。

（7）注意管路积水现象并及时处理，警惕误入气道引起呛咳和误吸，保持患者鼻塞位置高度高于机器和管路水平，一旦报警，应及时处理管路冷凝水。

（8）如患者无法耐受的异常高温，应停机检测，避免灼伤气道。

（9）建议最低流量最好不小于 15L/min。

（10）注意调节鼻塞固定松紧，避免固定带过紧引起颜面部皮肤损伤。

（11）如出现机器报警及机器报错情况，及时处理并记录报错代码提供给厂家售后，避免报错机器继续使用。

第二节　体外膜肺氧合

一、概述

体外膜肺氧合（extracorporeal membrane oxygenation，ECMO）是一种对循环或呼吸衰竭的患者，通过机械装置进行持续体外心肺功能支持的技术。它是一个密闭系统，基本结构包括血管内插管、连接管、动力泵、氧合器、供气系统和监测系统等，管路内无相对静止的血液，再借助管路内壁的肝素涂层技术（heparin-coating stent，HCS），一般将激活全血凝固时间（activated cloting time，ACT）维持在 120~200 秒即可。ECMO 通常经股部或颈部血管置管，无须开胸，操作相对简单，维持时间可达数周。

（一）原理

ECMO 的原理是将静脉血引出体外，通过氧合器（即膜肺）进行气体交换转换为动脉血，再通过驱动泵提供动力，将动脉血回输体内。对严重心肺功能衰竭及罹患危及心肺功能的创伤、中毒、感染等患者，ECMO 能较长时间地全部或部分替代心肺功能，维持全身脏器的灌注，使心、肺得到休息，为心、肺功能恢复和病变的治愈争取时间。

（二）分类

ECMO 根据其工作模式，主要分为静脉 – 静脉模式（VV-ECMO）和静脉 – 动脉模式（VA-ECMO）两种。

1. **静脉 – 静脉模式** 将静脉血引出经氧合器氧合并排出二氧化碳后，从静脉回到体内者为 VV-ECMO。VV-ECMO 为心脏功能良好的患者提供呼吸支持，并不提供心脏功能支持；置管方式包括股静脉 – 颈内静脉和颈内静脉双腔管置管。

2. **静脉 – 动脉模式** 将静脉血引出经氧合器氧合并排出二氧化碳后，从动脉回到体内者为 VA-ECMO。VA-ECMO 能同时提供心脏功能支持和呼吸支持；置管方式包括股静脉 – 股动脉、右心房 – 主动脉和右颈内静脉 – 右颈动脉。

二、体外膜肺氧合技术

（一）适应证

1. **循环支持** ①各种原因引起的心搏骤停。②急性心肌梗死、急性心肌炎等引起的急性严重心力衰竭。③心脏手术后暂时性心脏功能障碍。④安装人工心脏、心脏移植术前过渡。

2. **呼吸支持** ①急性呼吸窘迫综合征。②急性肺栓塞和气道梗阻。③感染、误吸、淹溺、外伤、吸入有毒气体等导致的急性严重呼吸衰竭。

3. **其他** 器官移植前后心肺功能的替代支持、供体脏器支持等。

（二）禁忌证

（1）心肺功能无恢复可能性。

（2）严重脓毒血症。

（3）恶性肿瘤。

（4）心肺复苏超过 30 分钟且存在神经系统功能障碍。

（5）长时间机械通气（新生儿 10 天，成人 7 天）。

（6）孕龄 ≤ 34 周新生儿。

（三）操作方法

1. **环境准备**　ECMO 可在手术室或 ICU 进行，注意环境清洁。

2. **物品准备**　静脉或动脉置管包，ECMO 机及耗材（主要包括离心泵头、氧合器和管道等），气源，ACT 测定仪，血气监测仪，预充液，肝素等。

3. **患者准备**　使患者处于麻醉状态以保证其安静地接受治疗；患者平卧，充分暴露穿刺部位，备皮；避开 ECMO 置管穿刺部位建立静脉通道，便于术中给药。

4. **操作步骤**

（1）置管：选择 ECMO 支持模式、置管部位，执行动静脉切开或穿刺置管术，经 X 线检查确定后，缝合固定。

（2）ECMO 系统准备：①以无菌技术连接安装氧合器、回流室、动脉微栓滤过器及管道等。②配制预充液。首先给予晶体液预充排气，再将均匀涂抹导电胶的离心泵头置入离心泵中，逐渐调高离心泵转速再次排气，确认管道内无气体后，进行流量及各压力点校正，然后分别给予白蛋白及全血预充并闭环运转，最后理顺整个循环管路，将各个部分固定于适当位置，避免管道扭转打结。③连接空气及氧气管道，设定 FiO_2 和气体流量。④连接变温水箱，设置水温，开始水循环。

（3）ECMO 运行：将 ECMO 系统和患者置管紧密连接，防止气泡进入。调节初始泵速、气体流量等，开放 ECMO 管道通路，开始运行 ECMO。

（4）ECMO 撤离：根据患者心肺功能恢复的情况，逐步减少 ECMO 对心肺的支持程度，直至 ECMO 撤离。ECMO 撤离后将体外管道内的血液经自体血回输装置回输至体内。动脉置管处行动脉缝合术；静脉置管可直接拔管或行血管修补术，拔管后按压至少 0.5 小时，再用沙袋压迫 4 ~ 6 小时，注意观察穿刺点局部有无出血。给予鱼精蛋白中和患者体内肝素，使 ACT 恢复正常水平。

（四）注意事项

1. **循环系统监护**：持续心电、有创血压、中心静脉压、血氧饱和度、电解质、出入量、体温监测；使用微量泵静脉输入血管活性药物，根据病情调节剂量，观察尿量及颜色。

2. **呼吸系统监护**：每 2~4 小时进行一次动脉血气分析；呼吸机设置在正常范围的最小参数，使肺得到充分的休息，并根据血气分析结果及时调整呼吸机各项参数；采用密闭式吸痰，保持呼吸道通畅；定期复查胸部 X 线检查，了解肺部情况。

3. **ECMO 系统监测**

（1）灌注量监测：需严密监测灌注量，防止灌注量过低而发生并发症。

（2）氧合器监测：观察氧合器进出两端血液颜色的变化，如发现两端颜色为暗红色，及时通知医生，采两端血标本做血气分析。

（3）管道护理：定时检查管道各接口是否妥善固定，保持管道功能位。

（4）每小时记录离心泵头转速及血流速，观察泵前压力及泵后压力。

4. **并发症的预防**　出血、栓塞、感染、肢体缺血性损伤、肾功能不全都是可能出现的并发症。因此应定时做凝血常规检查，严密观察动静脉穿刺部位及全身出血情况；每小时观察并记录四肢动脉尤其是足背动脉的搏动情况、皮肤温度、颜色、有无水肿等情况，评估患者意识情况，防止脑血栓的发生。

三、监测与护理

（一）患者指标及并发症的监测

1. **重点指标监测**

（1）心电图：及时发现并处理心律失常。

（2）平均动脉压：是反映机体主要脏器和组织血液供应的一个重要指标，应保持在 50~70mmHg。

（3）中心静脉压：应维持在 5~12cmH$_2$O。

（4）血氧饱和度。

（5）ACT：定时监测 ACT，通常维持在 120~200 秒。

（6）出入量：其中尿量是反映心功能及肾功能的重要指标。

（7）体温：调节变温水箱温度，并配合变温毯等措施将患者体温控制在

35～37℃，避免温度过高引起机体耗氧量增加，或温度太低影响机体的凝血机制并造成血流动力学紊乱。

2. **并发症监测**

（1）出血：是 ECMO 最常见的并发症，如插管处出血、颅内出血、消化道出血等。ECMO 过程中 ACT 通常维持在 120～200 秒，抗凝过度可引起出血。此外，ECMO 会消耗大量血小板，需密切观察手术创面、引流及各管道插管处的出血状况。尽可能在 ECMO 实施前完成静脉穿刺、气管内吸痰、留置鼻胃管、留置导尿管等操作，减少在 ECMO 实施期间进行侵入性操作而造成的出血。

（2）血栓：ECMO 过程中抗凝不足将在系统内形成血栓，可造成包括脑血管在内的血管栓塞；肢体缺血可能会引发截肢的风险。

（3）肾功能不全：缺血再灌注损伤、灌注不足、毒性代谢产物堆积等因素，可导致肾功能不全。严密监测肾功能和尿量。

（4）溶血：ECMO 系统不可避免地使红细胞受到不同程度的机械性损害而引发溶血，需监测患者是否出现黄疸、高胆红素血症和血红蛋白尿等。

（5）感染：密切观察切口及敷料、体温变化等，严格无菌操作。

（6）动脉插管远端肢体缺血：密切观察插管侧肢体颜色、温度及足背动脉搏动情况，测量腿围，并与健侧对比；足背动脉未触及时可用多普勒超声探查血流；注意肢体保暖。发现肢体发绀、发凉，应及时通知医生给予处理。

（二）ECMO 运行中仪器监测

（1）离心泵头转速及血流速度监测：离心泵头转速决定 ECMO 产生的血流速度，护士应严密监测离心泵头转速和血流速度。初始流量为全流量［成人 2.2～2.6L/（m²·min）、儿童 70～100ml/（kg·min）、婴幼儿 100ml/（kg·min）、新生儿 150ml/（kg·min）］的 1/2～2/3，以尽快补充血氧。稳定以后，流量逐渐下调。

（2）压力监测：动力泵前压力反映引血状态，一般不应超过 –30mmHg，负压绝对值越大，表示 ECMO 机器吸不到血，如血容量不足、静脉插管阻塞时；负压绝对值过高容易造成溶血。氧合器血流入口及出口的压力，主要用于监测泵后至回输患者体内的管路及氧合器的工作状态。当两点压力均增高时，提示氧合器后患者动脉插管端可能阻塞；当两点压力差增大时提示氧合器内阻力增高，见于氧合器血栓形成。

（3）气体管理：根据进入氧合器的血流量，对进入氧合器的气流量和氧浓度进行设定，气流量过大容易产生气栓。开始运转后先将氧合器的氧浓度调至

70%～80%，气血流量比（0.5～0.8）：1。稳定期氧合器的氧浓度调至40%～50%。取氧合器入口、出口端血液进行血气分析，依此判断氧合器的工作状况，并对气流量和氧浓度进行调整。

（4）保证可靠的氧源，及时添加变温水箱的水量。

（三）护理

1. **基础护理**　患者在接受ECMO治疗前通常呈相对缺氧和低灌注状态，ECMO开始后，由于缺血再灌注损伤等原因，血管通透性增加引起水肿，以头面部多见，应加强基础护理，保护患者皮肤。长期肝素化可造成患者口腔、鼻腔等处出血，应仔细清洁，保护黏膜。动静脉置管使患者的体位、活动等受到限制，应加强基础护理，提升其舒适度。

2. **感染控制**　血管插管是局部感染并诱发全身感染的主要途径。ECMO系统中大量非生物表面可通过补体激活、白细胞和炎性介质释放等途径，导致全身炎性反应和免疫功能紊乱。此外，肠源性感染、肺不张和肺炎也较为常见。应严格遵守各项无菌操作原则，定时更换插管部位敷料，尽量避免所有在接口处的操作。必要时取患者体液标本进行培养，配合抗生素等药物的使用并观察药物使用效果。

3. **镇静管理**　运行ECMO初期，为减少疼痛不适、降低机体耗氧量和避免管道脱落，通常给予患者适度镇静。应对患者的镇静程度进行持续监测。尽量避免使用脂溶性镇静剂，如丙泊酚，因其可能会造成氧合器的堵塞。脱离ECMO之前，根据医嘱逐渐减少镇静剂剂量。

4. **心理护理**　严重的病情、频繁的医护活动可引发患者焦虑、恐惧、抑郁等。护士要营造平和的环境，加强心理护理，通过讲解疾病知识、延长家属陪伴时间等方法，维持患者精神状态的稳定。

5. **营养支持**　ECMO期间，患者处于高分解代谢状态，应进行积极营养支持。因ECMO患者早期心肺系统情况差，血管活性药物、镇静剂等多种药物的使用，可能影响肠道功能，因此可采取肠外营养方法。静脉营养应尽量避免输注脂肪乳，因脂肪乳会破坏氧合器中空纤维。随着患者循环、呼吸功能的恢复，要尽早开始肠内营养。

6. **管道护理**　应保证ECMO的密闭性，避免进气。妥善固定管道，避免发生牵拉、移位、打折、渗漏和脱落等情况。若发现有血栓形成、渗漏等情况，要通知医生及时处理。

7. **各种意外及仪器故障的紧急处理**　引流出血液和泵入血液的管道之间的短

路管称为管路桥，ECMO 期间出现特殊情况需紧急停止循环时，应先钳夹动静脉管道，开放管路桥。若管道中出现气栓，应立即钳夹近患者一侧管路，防止气栓进入患者体内。当离心泵转速不变但血液流速下降，应首先排除是否存在管道扭转或受压，进一步检查是否存在静脉管道抖动（静脉管道抖动可能提示引流不畅等情况）。氧合器出口发生渗漏提示氧合器可能出现故障，应报告医生准备立即更换氧合器。当驱动泵失灵，应先紧急手动转动泵头维持循环，再查找原因。

第三节 连续性血液净化

一、概述

（一）相关概念

血液净化（blood purification）指各种连续或间断清除体内过多水分、溶质方法的总称，该技术是在肾脏替代治疗技术的基础上逐步发展而来。主要的血液净化方法有肾脏替代治疗（renal replacement therapy，RRT）、血浆置换（plasma exchange，PE）、血液灌流（hemoperfusion，HP）、腹膜透析（peritoneal dialysis，PD）等。其中将单次治疗时间 < 4 小时的 RRT 称为间断性肾脏替代治疗（intermittent renal replacement therapy，IRRT）；而将治疗持续时间 ≥ 24 小时的 RRT 称为连续性肾脏替代治疗（continuous renal replacement therapy，CRRT），也称为连续性血液净化（continuous blood purification，CBP）。本节主要讨论连续性血液净化技术。

（二）原理

CBP 是用净化装置通过体外循环方式，连续、缓慢清除体内代谢产物、异常血浆成分及蓄积在体内的药物或毒物，以纠正机体内环境紊乱的一组治疗技术。相对于间歇性血液透析（intermittent hemodialysis，IHD）而言，CBP 在维持血流动力学稳定、有效清除中大分子、改善炎症状态、精确控制容量负荷、调节免疫功能、纠正电解质紊乱、维持酸碱平衡及提供充分营养支持方面具有优势，在临床危重症救治中发挥着重要作用。血液净化治疗主要在于清除血液中的有害物质，其清除溶质的主要方式有弥散、对流和吸附三种。

1. **弥散** 指溶质通过半透膜，由浓度高的一侧向浓度低的一侧转运，主要驱动力是浓度差。这种方式对小分子的清除效果比较好，如钾、肌酐、尿素氮等。

2. **对流**　对流的动力来源于半透膜两侧的压力梯度，溶质分子在压力梯度下随着水分进行跨膜移动，跨膜压使溶液从压力高的一侧进入压力低的一侧，同时溶液中的溶质伴随溶液进入压力低的一侧。其中溶质清除的过程称为对流，溶液清除的过程称为超滤。对流对中分子的物质清除效果较好，如部分炎症因子，置换液流量越大，溶质清除越好。

3. **吸附**　吸附为溶质吸附到滤器膜的表面，是溶质清除的第三种方式，与溶质浓度关系不大，而与溶质和膜的化学亲和力及膜的吸附面积有关，对中分子、大分子清除效果好。

二、连续性血液净化技术

（一）临床应用指征

连续性血液净化技术临床应用指征主要分为肾脏替代治疗指征和器官支持指征。

1. **肾脏替代治疗指征**　①急性肾衰竭合并高钾血症、酸中毒、肺水肿。②急性肾衰竭合并心力衰竭。③急性肾衰竭合并脑水肿。④急性肾衰竭伴高分解代谢。⑤肾移植术后等。用 CBP 治疗复杂性急性肾衰竭的目的是维持水电解质平衡、酸碱和溶质的稳定，防止肾脏进一步损伤，促进肾功能的恢复，为其他支持疗法创造条件。

2. **器官支持指征**　临床上主要用于：①全身炎症反应综合征（SIRS）。②多器官功能障碍综合征（MODS）。③急性呼吸窘迫综合征（ARDS）。④急性重症胰腺炎（ASP）。⑤其他，如酸碱平衡紊乱、药物或毒物中毒、肝功能衰竭、脑水肿、乳酸性酸中毒、心脏疾病术后多器官功能衰竭、充血性心力衰竭、妇产科疾病（如重度子痫）、挤压综合征、自身免疫性疾病（如重症肌无力、系统性红斑狼疮、吉兰 – 巴雷综合征）中也有较为广泛的应用。

（二）常见模式

经过几十年的发展，传统的 CBP 技术已经衍生出一系列适应不同临床病症的治疗模式。以溶质和水清除原理为重点参照，常见的连续性血液净化技术治疗模式有多种，如连续性静脉 – 静脉血液滤过（continuous veno-venous hemofiltration, CVVH）、连续性静脉 – 静脉血液透析（continuous veno-venous hemodialysis, CVVHD）、连续性静脉 – 静脉血液滤过透析（continuous veno-venous hemodiafiltration，CVVHDF）、缓慢连续性超滤（slow continuous ultrafiltration，SCUF）、连续性高通量透析（continuous high flux dialysis，CHFD）、高容量血液滤过（high volume hemofiltration，HVHF）、连续性血浆滤过吸附（continuous plasma filtration adsorption，CPFA）等。其中 CVVHD、CVVHDF 及 CVVH 是 CBP 最为常用的治疗方式，但三种模式各具特色，均可作为重症急性肾损伤（AKI）的治疗方式。CVVHDF 和 CVVH 具有清除中大分子毒素、炎症因子和代谢产物的优势。SCUF 主要用于清除过多液体为主的治疗，但对溶质清除能力极弱，常用于充血性心力衰竭患者的脱水治疗。随着技术的进步，CBP 还可以杂合应用血浆置换（PE）、双重滤过血浆置换（CPFA）、血液灌流（HP）、配对血浆分离吸附（CPFA）、体外膜肺氧合（ECMO）等新型治疗技术。

1. **连续性静脉 – 静脉血液滤过**　在 CVVH 模式下，患者的血液通过血管插管进入血滤器，经过滤器滤过，去除体内废物和过多的液体，然后将过滤的血液返回患者的体内。这是一种连续性的血液净化模式，适用于需要逐渐排出多余液体的患者。

2. **连续性静脉 – 静脉血液透析**　在 CVVHD 模式下，患者的血液通过血管插管进入血液透析器，通过透析器中的半透膜，去除血液中的代谢废物和电解质，并调节体内液体平衡。然后经过透析的血液重新返回患者的体内。这种模式适用于需要更加积极地清除代谢废物和电解质的患者。

3. **连续性静脉 – 静脉血液滤过透析**　CVVHDF 结合了血液滤过和血液透析的特点，既能有效地去除液体和废物，又能调节电解质平衡。在这种模式下，透析器同时具有滤过和透析功能，从而实现了更全面的血液净化。

4. **连续性静脉 – 静脉血液滤过吸附**（continuous venovenous hemofiltration with Dialysis，CVVHDF-D）　这种模式将血液滤过和吸附技术结合起来，不仅可以去除代谢废物和电解质，还可以去除血液中的毒素和药物残留物。这对于中毒或药物过量的患者特别有用。

三、监测与护理

（一）监测

1. 体外回路监测

（1）压力监测：现代化 CBP 机器都具有完善的压力监测装置，通常直接监测的压力包括动脉压（PA）、静脉压（PV）、滤器入口压力（PF）、废液压（PE）等。

通过直接测量值计算的压力参数，包括跨膜压（TMP）、滤器压力降（PFD）。通过这些压力的动态变化，反映体外循环的运行状况，是保证体外循环安全的重要方面。一方面，它可以防止体外循环出现压力过高现象，避免由此导致的管路连接处崩开、脱落；另一方面，当体外循环压力过低，如管路破裂、连接处崩开时，可以报警引起血泵停止，避免进一步失血。因此，CBP 治疗护理监测工作中连续观察和记录这些压力值的变化有重要意义。

（2）安全监测：①空气监测。一般采用超声方法探测血液中的气泡。由于体外循环并非完全封闭，加之置换液在加热过程中产生气体，因而体外循环中本身存在较多空气，血液在回到体内时须经空气捕获器消除空气，同时须经过空气探测器，保证血液中不含空气才能回到体内。②漏血监测。滤器由多个空心纤维组成，只要有一根纤维破裂，血细胞即可持续进入超滤液中，导致机体失血。CBP 机器在超滤液回路上设置有探测器，可监测超滤液中的血细胞含量。探测器通过测定超滤液的透明度或颜色改变实现漏血监测。

2. 患者监测

（1）生命体征监测：严密观察生命体征，使用心电监护仪持续监测患者的血压、心率、呼吸、血氧饱和度，密切观察患者意识变化。尽管 CBP 缓慢清除液体，血流动力学稳定，但仍有少量的危重患者因发生低血压而终止 CBP 治疗。心律失常是 CBP 治疗过程中常见并发症之一。对于心律失常的高危患者，建议血液净化治疗前积极纠正，血液净化过程中超滤速度适当。患者一旦发生心律失常，应积极去除诱因，采用药物干预，适当调整置换液处方，必要时停止血液净化治疗。

（2）电解质和血气监测：由于大多数患者均存在少尿或无尿症状，以及水、电解质、酸碱平衡失调，因此，肾功能、电解质、酸碱平衡的监测尤为重要，应严密监测患者的血生化、血气分析等。对于病情稍稳定的患者，在开始 2 小时内检测一次，如果无明显异常，可适当延长检测时间。

（3）抗凝监测：CBP 抗凝有两个主要目标，一是尽量减轻血滤器的膜和管路对凝血系统的激活作用，长时间维持血滤器和管通路的有效性；二是尽量减少全身出血的发生率，即抗凝作用局限在体外循环的血滤器和管通路内。临床常用的抗凝剂有普通肝素、低分子量肝素、枸橼酸钠、阿加曲班等，高出血风险的患者也可采用无抗凝策略。临床上需依据患者凝血功能、肝功能等实际情况综合评估后选择合适的抗凝方式。体外循环中抗凝剂的应用可增加出血危险。因此，需要密切观察患者各种引流液、大便颜色、伤口渗血情况、术后肢体血运及皮肤温度、颜色等情况，并严密监测凝血指标，如激活全血凝固时间（ACT）或活化部分凝血活酶时间（APTT）等，及早发现出血并发症，调整抗凝剂的用量或改用其他抗凝方法，避免引起的严重出血并发症。

（4）深静脉置管并发症的监测：CBP 治疗过程中会置入导管建立血管通路，出血、血栓及感染是常见的置管并发症。出血是深静脉置管早期并发症，常与置管导致的机械性损伤相关。最常见的并发症是置管局部的出血及血肿，一旦出现应及时按压穿刺部位，按压时间通常为 15 分钟。血栓是深静脉置管长期并发症。血栓不仅导致导管功能障碍或失去功能，血栓脱落甚至可以导致肺栓塞危及生命。因此，应积极采取预防血栓的措施。一旦确诊血栓形成，则需根据导管种类、血栓部位、特点，选择纤溶酶原激活剂封管、原位换管或拔管后重新置管等不同处理方式。局部感染是严重的并发症，体外循环可成为细菌感染源，管道连接处、取样处和管道外露部分成为细菌侵入的部位。因此，操作时需高度谨慎，严格执行无菌技术，避免打开管道留取血标本，避免出血和血肿，防止导管相关的血流感染。一旦发生感染，则均应在采集标本培养后，根据病原学尽早抗感染治疗，必要时拔管或换管。

（二）护理措施

1. **血管通路的护理**　血管通路指将血液从体内引出，使之进入体外循环装置，再回到体内的途径。临床通常在床边经超声引导或通过解剖定位的方法置入导管。置入导管类型有临时透析导管和长期深静脉留置导管（Cuff 管）。多数危重症患者行 CBP 治疗的时间在 2 周以内，此时临时透析导管是首选。如果预估患者行 CBP 时间大于 4 周，Cuff 管是置管首选。静脉 – 静脉血管通路临床最常用，目前多使用单针双腔静脉导管作为 CBP 的血管通路，标准导管是动脉孔（在后）与静脉孔（在前）间相距 2~3cm，血液再循环量不高于 10%，置管方向必须与静脉回流方向一致，否则会增加再循环。在 CBP 治疗期间，应妥善固定血管通路，防止脱管。每次治疗结束后严格消毒接口处，用管腔容量的 100%~120% 的封管液对双腔导管进行封管。依据患者的出凝血情况选择封管液。对于没有活动性出血或出血风险的患者，建议选择肝素盐水封管，肝素的浓度依据患者的凝血情况进行配制。对于有活动性出血的患者，建议采用 4% 枸橼酸钠液封管，每 12~24 小时一次。封管后用无菌敷料覆盖，妥善固定，防止扭曲、污染及漏血。

2. **容量管理**　CBP 治疗过程中需要使用大量的置换液和 / 或透析液，如果液体控制不严格，则可导致严重的不良后果。CBP 的液体管理分为两个部分：一方面，CBP 超滤出的废液量及补充的置换液和 / 或透析液需保持精确的平衡，这部分主要由 CBP 使用的机器本身来管理；另一方面，需根据患者的容量状态及血流动力学监测指标调整超滤量，改善患者的容量状态，这方面主要由医护人员完成，也是液体管理的重点。CBP 治疗中需根据患者的心、肺、肾的功能和状态制订相应的计划，正确设置血流量、每小时脱水量、置换液速率等，每小时统计出入总量；根据病情及血流动力学监测指标及时调节各流速，保持出入液量动态平衡。

3. **防治意外拔管的护理** 透析管道置入后，护士应认真评估患者的意识状态及合作程度，确定患者是否存在管路滑脱的高风险。对意识清楚的患者，应充分宣教，使其了解预防管路滑脱的重要性，取得配合；妥善固定后，各班严密交接管路的位置及通畅情况。根据患者病情及置管部位等，制订个性化的翻身及体位管理实施方案，避免导管牵拉、受压及脱出。患者躁动时，适当进行肢体约束，必要时遵医嘱进行镇静。出现异常情况及时通知医生，并协助处理。

4. **仪器报警的处理** 仪器报警会影响 CBP 治疗的正常运行，往往导致非计划性下机，影响患者的治疗。仪器常见报警原因有输入压力极端负值、回输压力极端正值、血液中有气泡、跨膜压过高、液袋已满等。发生仪器报警时，护士需分析报警原因，并根据仪器提示解除报警。当患者向置管侧翻身时，应避免因翻身角度过大而出现管路受压，出现输入压力极端负值报警，此时护士需要手动解除报警，并调整管路、体位，直至报警解除。如报警无法解除且血泵停止运转，则立即停止治疗，手动回血，并速请维修人员到场处理。

5. **体温的管理** 在 CBP 治疗中体温的监测不容忽视。CBP 用于非肾脏疾病治疗主要是为了清除炎性介质，有助于患者降低体温。适当降低温度有利于保持心血管功能的稳定，但大量液体交换及体外循环丢失热量可致患者体温不升。对于体温不升的患者需采取措施提高患者体温，如提高室内温度并保持在 $22 \sim 24 ℃$，有自动加温装置的机器需及时调整，将置换液放入恒温箱加温后使用，为患者加盖棉被等一系列措施促进患者的体温恢复。

6. **其他** 在 CBP 过程中，机体需要的一些重要营养成分包括葡萄糖、氨基酸、蛋白质、维生素及微量元素，会以弥散、对流或吸附的方式被清除或消耗。因此，行 CBP 的过程中，应根据患者病情个体化补充相应的营养物质。血液透析时血液长期与人工膜及塑料导管接触，可产生血膜反应。另外，塑料碎裂及残存的消毒液也可以激活多种细胞因子和补体引起变态反应。使用高生物相容性的生物膜，能最大限度地避免这种并发症的出现。

第四节　镇痛镇静

危重患者因原发疾病、手术、创伤及侵入性操作等因素引发疼痛，继而导致机体应激，出现焦虑、躁动、睡眠障碍，有可能引发意外事件，并增加机体耗氧、脏器功能异常、免疫抑制和分解代谢增加。镇痛镇静治疗特指应用药物和非药物手段以消除患者疼痛，减轻患者焦虑和躁动的治疗。它已成为危重患者的常规治疗，在实现器官功能保护的前提下，应以目标为导向，在充分镇痛的基础上实施镇静，动态准确评估，及时调整，在疾病的不同阶段制订个性化的镇痛镇静策略。

一、概述

（一）目的

镇痛镇静治疗的目的：①消除或减轻患者的疼痛及躯体不适感，减少不良刺激及交感神经系统的过度兴奋。②帮助和改善患者睡眠，诱导遗忘，减少或消除患者对其在 ICU 治疗期间病痛的记忆。③减轻或消除患者焦虑、躁动甚至谵妄，防止患者的无意识行为（如挣扎）干扰治疗，保护患者的生命安全。④减轻器官应激负荷，保护器官储备功能，维持机体内环境稳定。

（二）分类

1. **非药物干预**　危重患者处于强烈的应激环境中，可以通过改善患者环境、降低噪声、集中进行护理及医疗干预、减少夜间声光刺激等策略，促进睡眠，保护患者睡眠周期，也可以进行物理辅助治疗。

（1）经皮电刺激神经疗法（transcutaneous electrical nerve stimulation，TENS）：是应用特定的低频脉冲电流作用于人体患病部位，以达到镇痛为主要目的的治疗方法。常用电流波形为方波，频率 1 ~ 160Hz，波宽 2 ~ 500μs。工作原理是采用电脉冲波刺激方法，通过放置于人体患病部位皮肤上的电极，使低压电流通过皮肤对机体粗神经末梢进行温和刺激，从而达到缓解疼痛的目的。

（2）注意力分散法：通过使用音乐、对话、看电视等方法，转移患者对疼痛的关注程度以达到镇痛效果。

（3）想象法：引导患者通过想象一些美好的情境而达到镇痛的效果。

（4）深呼吸和逐步放松法：可引导患者先进行深呼吸，随后配合肌肉放松练习。

2. 镇痛药物干预

（1）常见镇痛药物：①非甾体抗炎药，作用于外周疼痛感受器，主要通过抑制受伤局部前列腺素的产生而发挥镇痛作用，长期使用无成瘾性。常用药物包括阿司匹林、布洛芬等。②阿片类镇痛药，通过与阿片受体相结合以改变患者对疼痛的感知，长期使用会产生耐受性和成瘾性。常用药物有吗啡、芬太尼、舒芬太尼、哌替啶等。③非阿片类镇痛药，代表药物曲马多，是一种中枢镇痛药。④局麻类镇痛药，通常与阿片类药物联用，用于术后硬膜外镇痛，通过抑制神经细胞去极化而发挥作用，主要药物包括利多卡因、布比卡因等。

（2）给药途径：镇痛药物有多种给药方式。①常规给药方式：包括口服、肌内注射、静脉注射和经皮给药等。若使用口服途径，应考虑危重症患者的胃肠道功能是否减弱而影响药物吸收。②皮下持续注射：将镇痛药以微量注射泵为动力持续推注到患者皮下（通常为腹部）的方法。③硬膜外注射：为患者置入硬膜外导管，将阿片类或局麻药物以间断单剂推注、持续输注或由患者自控推注等方法注入硬膜外。④患者自控镇痛（patient-controlled analgesia，PCA）：指当疼痛出现时，由患者自行按压镇痛泵机器按钮而向体内注射一定量的镇痛药以达到镇痛效果的方法，适用于清醒合作并有能力控制镇痛泵按钮的患者。临床上可分为静脉PCA、皮下 PCA、硬膜外 PCA 等。

3. 镇静药物干预

（1）常用的镇静药：①苯二氮䓬类，通过与中枢神经系统内 γ- 氨基丁酸受体相互作用，发挥催眠、抗焦虑和顺应性遗忘作用，常用药物包括咪达唑仑、地西泮等。②丙泊酚：通过激活 γ- 氨基丁酸受体发挥镇静催眠、顺应性遗忘和抗惊厥作用，特点是起效快、作用时间短，撤药后患者可迅速清醒。③ α_2 受体激动药：有很强的镇静、抗焦虑作用，同时具有镇痛作用，可减少阿片类药物的用量，亦具有抗交感神经作用。常用药物有右美托咪定。

（2）镇静药物给药途径：以持续微量泵静脉输注为主，此外还有经肠道（口服、肠道造瘘或直肠给药）、肌内注射等。

二、镇痛镇静的实施

（一）设定管理目标

根据患者的器官功能状态设定合理的镇痛镇静目标，并根据患者病情变化和器官储备功能程度而调节变化。若达不到设定的指标，需要立即开始镇痛镇静治疗，对已经实施镇痛镇静治疗的患者要调整药物剂量或种类。一般而言，镇痛效果评估的方法及预期目标：对于能自主表达的患者应用数字评分法（NRS）评分，其目标值为 < 4 分；对于不能表达、运动功能良好、行为可以观察的患者应用行为疼痛评估量表（BPS）评分或重症监护疼痛观察工具（CPOT）评分，其目标值分别为 BPS < 5 分和 CPOT < 3 分。对于器官功能相对稳定、恢复期的患者，应给予浅镇静，以减少机械通气时间和 ICU 入住时间；但对处于应激急性期，器官功能不稳定的患者，宜给予较深镇静以保护器官功能。

（二）正确评估

选择准确适宜的评估方法，对患者进行正确的动态评估，有助于实施恰当的镇痛镇静治疗，并可减少药物剂量，以减少药物的不良反应。对重症患者，应常规进行疼痛评估（BPS）。对意识清醒能够自述疼痛程度的患者，推荐采用 NRS 量表进行评估。对无法自述疼痛程度的患者，推荐采用 CPOT 或疼痛行为评分量表进行评估。在实施镇痛镇静初期阶段，30 分钟需要进行评估，达到稳定后每 2 ~ 4 小时评估一次，可交流的患者夜间可根据情况减少评估次数。进行穿刺、拔管、换药等加重疼痛感的操作前，需要给予镇痛镇静治疗，在治疗过程中应随时根据实际情况进行评估，及时调整用药剂量。

（三）每日镇静中断

每日镇静中断（daily sedation interruption，DSI）指的是在连续性使用镇静药物的过程中，每日短时间停用镇静药物，待患者恢复基本的遵嘱反应和神经肌肉动作后再重新给予镇静治疗。DSI 主要用于深镇静的患者，目的是限制镇静药物的过量使用，减少体内的药物蓄积，进而缩短机械通气时间，改善临床结局。对于无须深镇静的患者，更需要强调的是随时调整镇静深度。

（四）非药物镇痛推荐

在实施非药物镇痛治疗时，需要掌握非药物镇痛措施的适用对象。特别是对于具有严重情绪问题、精神病史的患者，采用非药物镇痛可能需要谨慎，因为可能会影响患者的生活质量。推荐采用非药物镇痛方式，如音乐、按摩、针灸、心理疗法等，作为重症患者的辅助镇痛方式。这是强烈推荐的方法，具有中等质量的证据支持。

（五）药物的撤离

当患者病情恢复、大剂量或较长时间使用镇痛镇静药而可能产生生理性依赖时，需撤除药物。应严格根据医嘱，有计划递减镇痛镇静药剂量。撤药过程中密切观察患者的反应。警惕患者出现戒断症状，保护患者安全。

三、监测与护理

（一）遵医嘱正确用药

危重患者的生理病理状态特殊，应严格遵医嘱选择恰当的给药方式，正确给予镇痛镇静药物，同时了解各种镇痛镇静药物的代谢周期，严格把握给药的时间间隔。

（二）密切观察药物效果和不良反应

使用镇痛镇静药物后，密切观察药物的起效时间，应用镇痛镇静评估量表，持续评估患者的镇痛镇静程度及药物效果。如果镇痛镇静效果不理想，及时报告医生，对药物进行调整。

1. **苯二氮䓬类药物**　容易引起蓄积、代谢较慢，增加镇静深度，尤其是老年患者、肝肾功能受损者药物清除减慢，反复或长期使用可致药物蓄积或诱导耐药产生。

2. **丙泊酚**　单次注射时可出现暂时性呼吸抑制和血压下降、心动过缓，应严密监测心脏储备功能差、低血容量患者的生命体征。丙泊酚的溶剂为乳化脂肪，长期或大量使用应监测血脂。

3. **α_2受体激动药**　右美托咪定具有抗交感作用，可导致心动过缓和/或低血压。

4. **非甾体抗炎药**　为减少阿片类药物使用剂量和提高镇痛效果，非阿片类药物的使用越来越多地受到关注。使用非甾体抗炎药需要注意其不良反应，包括胃肠道的饱胀不适、腹痛、恶心、呕吐、反酸、食欲缺乏等情况，长期大量使用可能导致凝血功能障碍、骨髓抑制等情况，甚至可能会导致消化道出血、穿孔等情况。

5. **阿片类镇痛药** 阿片类药物是 ICU 中镇痛的一线药物，然而阿片类药物常会出现肠梗阻、免疫抑制、呼吸抑制等副作用。应用阿片类镇痛药的患者，应严密监测是否出现呼吸抑制、血压下降、过度镇静、胃肠蠕动减弱、尿潴留和恶心呕吐等副作用。

6. **局麻类镇痛药** 应用局麻类镇痛药的患者，应注意监测有无嗜睡、呼吸抑制、低血压、心动过缓和心律失常等，一旦出现立刻报告医生进行处理。

（三）严密监测和预防并发症的发生

1. **ICU 获得性肌无力** 神经肌肉阻滞剂和深度镇静是诱导其发生的重要因素。积极处理原发病，尽量减少或避免引起肌无力的药物、早期康复训练、充足的营养支持等均有助于肌无力的预防及恢复。

2. **循环功能抑制** 对于血流动力学不稳定、低血容量或交感兴奋性升高的患者，镇痛镇静治疗容易引发低血压。因此镇痛镇静治疗期间应进行循环功能监测，根据患者的血流动力学变化调整给药剂量及速度，并适当进行液体复苏，必要时给予血管活性药物，力求维持血流动力学平稳。

3. **呼吸功能抑制** 多种镇痛镇静药物都可以产生呼吸抑制，深度镇静还可以导致患者咳嗽和排痰能力减弱，影响呼吸功能恢复和气道分泌物的清除，增加肺部感染机会。因此实施镇痛镇静过程中要密切监测呼吸频率、节律及幅度，并在病情允许的情况下尽可能及时调整为浅镇静。

4. **消化功能抑制** 阿片类镇痛药物可抑制肠道蠕动导致便秘和腹胀。配合应用促胃肠动力药物、联合应用非阿片类镇痛药物和新型阿片类制剂等措施能减少上述不良反应。

5. **其他** 镇痛镇静后患者自主活动减少，加之疼痛感觉变弱，会使患者较长时间维持于某一体位，继而容易造成压力性损伤、深静脉血栓等并发症，因此对于接受镇痛镇静治疗的重症患者应采取加强体疗、变换体位、早期活动等方式以减少上述并发症的发生。

（四）谵妄的预防和治疗

目前导致谵妄的诱因很多，但具体机制尚未完全清楚。谵妄对重症患者预后的影响深远，预防和及时纠正非常重要。谵妄的诊断主要依据临床检查及病史。

目前推荐使用 ICU 谵妄诊断的意识状态评估法（CAM-ICU）和重症监护谵妄筛查量表（ICDSC）。近几年来，以谵妄为核心的、包含早期活动的重症患者镇痛镇静集束化管理策略越来越受到重视，所有的策略均围绕着控制应激反应、降低谵妄发生率、减少谵妄危害来制订。其中的代表是 ABCDEF、eCASH 策略。ABCDEF 策略包括疼痛评估、预防和管理；自主觉醒试验和自主呼吸试验；镇痛镇静的选择；谵妄的评估、预防和管理；早期活动及家庭关怀六方面。应用该策略可明显降低谵妄的发生率，缩短谵妄持续时间。与之类似的 eCASH 策略，包含早期使用镇痛药物保持舒适、最小化镇静和最大化人文关怀，充分体现了集束化策略对谵妄预防的重要性。最近提出的 ESCAPE 综合管理策略，着重强调了早期活动、睡眠管理和精神状态评估（认知功能评估）在谵妄管理中的重要性，使谵妄患者的管理策略更加全面。下面是 ESCAPE 集束化策略的主要内容。

1. **认知功能评估**　对患者进行认知功能评估，包括谵妄筛查工具（如 CAM、CAM-ICU 等）的使用，以便及时识别谵妄患者。

2. **基础疾病控制**　对患者的基础疾病进行控制和治疗，包括但不限于液体平衡、电解质紊乱、感染和疼痛等。

3. **环境调整**　调整患者的环境，包括维持良好的日夜节律，减少噪声和刺激，提供舒适的住院环境。

4. **药物管理**　谨慎使用镇静药物，避免使用潜在诱发谵妄的药物，如苯二氮䓬类药物和抗胆碱能药物。

5. **镇静和睡眠管理**　优化患者的睡眠，避免昼夜颠倒，减少噪声和光线刺激，提供舒适的睡眠环境，并尽可能避免过度镇静。

6. **镇痛管理**　积极管理患者的疼痛，避免疼痛过度或持续存在，可以通过药物治疗、物理治疗和心理支持等方式进行管理。

7. **认知刺激**　提供适当的认知刺激，包括定期进行认知功能训练、提供社交互动和娱乐活动等，以促进患者的认知功能和精神状态。

8. **早期行为和心理干预**　及早介入患者的行为和心理问题，包括焦虑、抑郁、幻觉等，通过心理支持、心理治疗和行为疗法等方式进行干预。

9. **家属教育和支持**　向患者的家属提供相关的谵妄知识和护理技能培训，以便他们更好地理解和支持患者，并在康复过程中提供必要的支持和关怀。

（五）家庭参与

家庭参与式护理模式指将家庭成员纳入患者的护理团队，通过教育、指导和实践培训等方式帮助家庭成员更好地参与患者的照护工作。此模式对于患者的护理和康复具有积极作用，能够提高患者治疗的依从性，提高治疗效果。家庭成员通过参与患者的护理活动，能够更好地为患者从医院过渡到家庭做好准备，同时提高住院期间的护理服务满意度。

第五节　营养支持

　　所有住院患者都应进行营养筛查。特别是对于存在营养风险或营养不良风险的患者，强烈建议进行营养评估。住院时营养不良的发生率较高，与患者的年龄、基础疾病和手术因素等有关。营养不良与不良临床结局相关，包括住院时间延长、并发症发生率和死亡率增加。特别是在新型冠状病毒感染的情境下，住院患者的营养不良发生率显著上升。对于存在营养风险的患者，进行营养支持治疗能够改善其预后，减少并发症、缩短住院时间，并降低医疗费用。营养筛查应在患者入院后的 24 小时内进行，同时进行问诊和体格检查。存在营养风险的患者应及时进行营养评估。这一过程应由具有相关执业资质和培训的医务人员完成，并将结果规范记录在病案首页上。对于筛查暂无营养风险的患者，尤其是住院时间较长的，建议 1 周后再次进行筛查。

　　为了有效地进行营养筛查，推荐使用 NRS 2002 和重症患者营养评估工具 NUTRIC 评分。这些工具在不同情境中能够较为准确地识别患者的营养风险。营养评估应包括膳食调查、体格测量、实验室检查（含炎症指标及代谢指标）、人体成分分析（含肌肉量及肌力）、体能测试和营养综合评估量表等多层面指标，且随疾病治疗过程可多次评估。对于重症患者的胃肠道功能评估，急性胃肠损伤（AGI）评估量表和 AGI 超声（AGIUS）检查评分的应用可以帮助评估胃肠道功能的损伤程度，并在实施营养支持时提供有价值的参考。

一、营养支持原则

　　1. **选择适宜的营养支持时机**　根据患者的病情变化确定营养支持的时机。此外，还需考虑不同原发疾病、不同阶段的代谢改变与器官功能的特点。

　　2. **控制应激性高血糖**　通过使用胰岛素严格控制血糖水平 ≤ 8.3mmol/L，可明显改善危重症患者的预后，使 MODS 的发生率及病死率明显降低。

3. **选择适宜的营养支持途径** 营养支持包括肠外营养（parenteral nutrition，PN）和肠内营养（enteral nutrition，EN）两种途径。首选肠内营养，不能耐受肠内营养或禁忌肠内营养的患者选用肠外营养。

4. **合理的能量供给** 不同疾病状态、时期及不同个体其能量需求不同。应激早期应限制能量和蛋白质的供给量，能量可控制在 20 ~ 25kcal/（kg·d），蛋白质控制在 1.2 ~ 1.5g/（kg·d）。对于病程较长、合并感染和创伤的患者，待应激与代谢状态稳定后能量供应适当增加，目标喂养可达 30 ~ 35kcal/（kg·d）。

5. **合理添加营养素** 在补充营养底物的同时，重视营养素的药理作用。为改善危重症患者的营养支持效果，在肠外与肠内营养液中可根据需要添加特殊营养素。

6. **密切营养监测** 对于非自主体重显著丢失、极低营养摄入状态等重度营养不良患者，进行营养支持治疗前，建议常规监测肝肾功能，以及血糖、血脂和电解质等代谢指标。特别是对于存在再喂养综合征（RS）高危风险者，通过规范的预防措施可以减少并发症的发生。RS 是机体在经过长期饥饿或存在营养不良后，重新摄入营养物质后出现低磷血症等一系列症状的综合征。

对于高危患者，循序渐进的营养干预和加强监测是预防 RS 的主要方法。

二、肠内营养（EN）支持

（一）危重症患者肠内营养支持的评估

1. **评估是否适宜肠内营养支持** 胃肠道功能存在（或部分存在），但不能经口正常摄食的重症患者，应优先考虑给予肠内营养，只有肠内营养不可实施时才考虑肠外营养。不适宜应用 EN 的情况包括严重应激状态、上消化道出血、顽固性呕吐、严重腹泻或腹膜炎、肠梗阻、肠道缺血或腹腔间室综合征的患者不宜给予肠内营养，主要原因是肠内营养增加了肠管或腹腔内压力，易引起肠坏死、肠穿孔，增加反流与吸入性肺炎的发生率。慎用 EN 的情况包括严重吸收不良综合征、小肠缺乏足够吸收面积的空肠瘘、休克或昏迷患者，以及胃大部切除后产生倾倒综合征的患者。对于严重腹胀、腹泻，经一般处理无改善的患者，建议暂时停用肠内营养。

2. **评估供给时机** 推荐对于存在营养风险和／或营养不良且胃肠道功能正

常并可安全使用 EN 的患者，首选 EN 作为营养干预方法。不能进食的患者在 24~48 小时内开始早期肠内营养支持。肠内营养支持前应评估胃肠道功能，但肠鸣音和肛门排气排便不是开始肠内营养支持的必要条件。血流动力学不稳定的患者在充分液体复苏或血流动力学稳定后开始肠内营养支持，血管活性药物用量逐步降低的患者可以谨慎地开始/恢复肠内营养支持。

3. **评估适宜的营养制剂**　根据患者对氮源的需求情况选择氨基酸型制剂、短肽型制剂、整蛋白型制剂或特殊疾病配方制剂。

4. **评估供给途径**　根据患者情况可采用鼻胃管、鼻空肠管、经皮内镜下胃造瘘（percutaneous endoscopic gastrostomy，PEG）、经皮内镜下空肠造瘘（percutaneous endoscopic jejunostomy，PEJ）、术中胃/空肠造瘘等途径进行肠内营养。对于能够经口进食的患者，首选口服营养补充剂（oral nutritional supplements，ONS）。当患者无法通过口服或口服联合 ONS 无法达到 60% 能量目标时，可选择管饲 EN。对于接受 EN 时间小于 4 周的患者，推荐使用鼻胃管，同时强调在管饲时将患者床头抬高 30°~45° 可减少吸入性肺炎的风险。对于接受腹部手术且术后需要较长时间 EN 的患者，推荐术中放置空肠营养管。对于其他需要接受大于 4 周管饲 EN 的患者，如重度颅脑外伤、卒中或严重吞咽困难等，推荐使用经皮内镜下胃造口术（PEG）途径。选择途径时要考虑胃肠道解剖的连续性、功能的完整性、EN 实施的预计时间及有无误吸风险等因素。鼻胃管是最常用的 EN 管饲途径，适用于短期行 EN 且上消化道无梗阻的患者。幽门后置管适用于有胃排空障碍或不适合胃内喂养的患者，特别适合机械通气患者。

5. **评估供给方式**

（1）一次性推注：将营养液用注射器缓慢地注入喂养管内，每次不超过 200ml，每天 6~8 次。该方法操作方便，但易引起腹胀、恶心、呕吐、反流与误吸，临床一般仅用于经鼻胃管或经皮胃造瘘的患者。

（2）间歇重力输注：将营养液置于输液瓶或专用营养输注袋中，经肠内营养输液器与喂养管连接，借助重力将营养液缓慢滴入胃肠道内，每天 4~6 次，每次 250~500ml，输注速度为 20~30ml/min。此法在临床上使用较广泛，患者耐受性好。对于病情稳定、耐受良好且接受长期 EN 的患者，建议使用间歇输注法，以恢复正常的饮食节律。

（3）持续输注：采用肠内营养泵进行输注，适于十二指肠或空肠近端喂养的患者，是一种理想的肠内营养输注方式。一般开始输注时速度不宜快、浓度不宜高，以便肠道有一个适应的过程，可由 20~50ml/h 开始，逐步增至 100~150ml/h，浓度亦逐渐增加。对于实施早期 EN 的重症患者和大手术后的患者，推荐使用 EN 输注泵进行连续输注；对于高误吸风险的患者，推荐使用 EN 输注泵连续输注，但应避免 24 小时持续输注。

（二）危重症患者肠内营养支持的护理

1. **常规护理措施**　①妥善固定喂养管，避免翻身、活动时喂养管脱落。②经鼻置管者每日清洁鼻腔，避免出现鼻腔黏膜压力性损伤。③做好胃造瘘或空肠造瘘患者造瘘口护理，避免感染等并发症发生。④喂养结束时规范冲管，保持管道通畅，避免堵塞。⑤根据患者病情和耐受情况合理调整每日喂养次数和速度，保证每日计划喂养量满足需要。⑥室温下保存的营养液若患者耐受可以不加热直接使用，在冷藏柜中保存的营养液应加热到 38～40℃后再使用。⑦自配营养液现配现用，配制好的营养液最多冷藏保留 24 小时。⑧气管插管患者在使用肠内营养时应将床头抬高 30°～45°，每 4～6 小时进行口腔护理，做好导管气囊管理和声门下分泌物吸引。⑨高误吸风险和对一次性推注不耐受的患者应使用持续输注的方式进行肠内营养。

2. **营养支持评定与监测**　①评估患者营养状态改善情况。②评估患者每日出入量，监测每日能量和蛋白质平衡状况。③观察患者有无恶心、呕吐、腹胀、腹泻等不耐受情况，必要时降低营养液供给速度或调整供给途径和方式。④观察患者进食后有无痉挛性咳嗽、气促、呼吸困难，咳出或吸引出的痰液中有无食物成分，评估患者有无误吸发生。高误吸风险的患者使用幽门后营养供给途径进行喂养，同时应降低营养输注速度，条件允许时可以使用促胃肠动力药。⑤评估患者的胃残留量，若 24 小时胃残留量＜ 500ml 且没有其他不耐受表现，不需停用肠内营养。⑥按医嘱正确监测血糖，观察患者有无高血糖或低血糖表现。

3. **并发症观察与护理**　肠内营养的并发症主要分为感染性并发症、机械性并发症、胃肠道并发症和代谢性并发症。

（1）感染性并发症：以吸入性肺炎最常见，是肠内营养最严重和致命的并发症。一旦发生误吸应立即停止肠内营养，促进患者气道内的液体与食物微粒排出，必要时应通过纤维支气管镜吸出。

（2）机械性并发症

1）黏膜损伤：肠内营养置管操作不当或置管后对局部组织的压迫可引起黏膜水肿、糜烂或坏死。应选择直径适宜、质地软而有韧性的喂养管，熟练掌握操作技术，置管时动作应轻柔。

2）喂养管堵塞：最常见的原因是膳食残渣或粉碎不全的药片黏附于管腔壁，或药物与膳食不相溶形成沉淀附着于管壁所致。发生堵塞后可用温开水低压冲洗，必要时也可借助导丝疏通管腔。

3）喂养管脱出：喂养管固定不牢、暴力牵拉、患者躁动不安和严重呕吐等导致，不仅使肠内营养不能顺利进行，而且经造瘘置管的患者还有引起腹膜炎的危险，因此，置管后应妥善固定导管，加强护理与观察，严防导管脱出，一旦喂养管脱出应及时重新置管。

（3）胃肠道并发症

1）恶心、呕吐与腹胀：接受肠内营养的患者有10%～20%可发生恶心、呕吐与腹胀，主要见于营养液输注速度过快、乳糖不耐受、膳食口味不耐受及膳食中脂肪含量过多等。发生上述消化道症状时应针对原因采取相应措施，如减慢输注速度、加入调味剂或更改膳食品种等。

2）腹泻：是肠内营养最常见的并发症，主要见于以下情况。①低蛋白血症和营养不良时，小肠吸收力下降；②乳糖酶缺乏者应用含乳糖的肠内营养膳食；③肠腔内脂肪酶缺乏，脂肪吸收障碍；④应用高渗性膳食；⑤营养液温度过低及输注速度过快；⑥同时应用某些治疗性药物。不建议 ICU 患者一发生腹泻就停用肠内营养，而应该在继续肠内营养的同时评估腹泻的原因，以便采取合适的治疗。EN 相关腹泻的干预措施包括改用短肽配方和联合益生菌治疗，同时注意维持患者的水电解质平衡。

3）预防误吸：对于接受肠内营养的患者，进行误吸风险评估是至关重要的。对于高危患者，可以考虑以下干预措施：①由胃内喂养改为幽门后喂养。②由间歇性改为持续喂养。③定期口腔护理。④使用促胃肠动力药物来降低误吸的风险。

（4）代谢性并发症：最常见的代谢性并发症是高血糖和低血糖。高血糖常见于处于高代谢状态的患者、接受高碳水化合物喂养者及接受糖皮质激素类药物治疗的患者；而低血糖多发生于长期肠内营养突然停止时。对于接受肠内营养的患者应加强对其血糖监测，出现血糖异常时应及时报告医生进行处理。脂肪乳输入速度过快或过多时，可能导致高脂血症，需要监测并及时停止脂肪乳输注。定期监测血清浊度、血脂及血中甘油三酯水平，以了解机体对脂肪的利用和廓清能力。维生素和微量元素缺乏症状可能需要较长时间才能表现出来，长时间的静脉营养可能导致代谢性骨病。

此外，患者停止肠内营养时应逐渐进行，避免突然停止。

三、肠外营养支持

（一）危重症患者肠外营养支持的评估

1. **评估是否适宜进行肠外营养支持**　肠外营养（parenteral nutrition，PN）支持适合于不能耐受肠内营养和肠内营养禁忌的患者，如胃肠道功能障碍患者；由于手术或解剖问题胃肠道禁止使用的患者；存在尚未控制的腹部情况，如腹腔感染、肠梗阻、肠瘘患者等。存在以下情况不宜给予肠外营养：①早期复苏阶段血流动力学不稳定或存在严重水、电解质与酸碱失衡的患者。②严重肝功能障碍的患者。③急性肾功能障碍时存在严重氮质血症的患者。④严重高血糖尚未控制的患者等。

2. **评估供给时机**　对于 NRS-2002 ≤ 3 分的患者，即使无法维持自主进食和早期肠内营养，在入住 ICU 的前 7 天也无须使用肠外营养。对于 NRS-2002 ≥ 5 分或重度营养不良患者，若不能使用肠内营养，应在入住 ICU 后尽快使用肠外营养。不论营养风险高或低的患者，如果单独使用肠内营养 7 ~ 10 天仍不能达到能量或蛋白质需求的 60% 以上，应考虑使用补充性肠外营养。

3. **评估适宜的营养制剂**　包括碳水化合物、脂肪乳剂、氨基酸、电解质、维生素和微量元素。碳水化合物提供机体能量的 50% ~ 60%，最常使用的制剂是葡萄糖，摄入过多会导致高碳酸血症、高血糖和肝脂肪浸润。脂肪乳提供机体能量的 15% ~ 30%，摄入过多引起高脂血症和肝功能异常。氨基酸是蛋白质合成的底物来源，危重症患者推荐能氮比为（100 ~ 150）kcal : 1g N。

4. **评估供给途径**　可选择经中心静脉营养（central parenteral nutrition，CPN）和经外周静脉营养（peripheral parenteral nutrition，PPN）两种途径。CPN 首选锁骨下静脉置管。PPN 一般适用于患者病情较轻、营养物质输入量较少、浓度不高、肠外营养不超过 2 周的患者。

5. **评估供给方式**　对于危重症患者建议采用全合一输注方式，把供给患者的各种营养制剂按照一定的配制原则充分混合后进行输注。全合一输注营养素达到最佳利用，并发症发生率低，不容易污染，可减轻护理工作量。

（二）危重症患者肠外营养支持的护理

1. **常规护理措施**　①妥善固定输注导管，翻身、活动前先保护导管，避免扯脱。做好患者导管相关健康教育，避免自行扯脱导管。烦躁、不配合患者予以适当镇静和约束。②正确冲管和封管，保持导管通畅。③做好导管穿刺部位护理，避免感染等并发症发生。④严格按照国家管理规范和要求配制营养液。⑤营养液配制和输注时严格无菌操作。⑥每日更换输注管道，营养液在24小时内输完。⑦使用专用静脉通道输注营养液，避免与给药等通道混用。⑧合理调节输注速度。

2. 营养支持评定与监测　①评估患者营养状态改善情况。②评估患者每日出入量，监测每日能量和蛋白质平衡状况。③严密观察输注导管穿刺部位情况，评估有无红、肿、热、痛和分泌物。④严密监测体温，评估体温升高是否与静脉营养导管留置有关。⑤观察患者有无高血糖或低血糖表现，将患者血糖控制在7.8～10.0mmol/L。⑥监测患者血脂、肝功能等变化，及时发现高脂血症、肝功能异常等。⑦观察患者消化吸收功能，及时发现有无肠萎缩和屏障功能障碍。

3. 并发症观察与护理　肠外营养的并发症主要分为机械性并发症、感染性并发症和代谢性并发症。

（1）机械性并发症：①置管操作相关并发症，包括气胸、血胸、皮下气肿、血管与神经损伤等。应熟练掌握操作技术流程与规范，操作过程中应动作轻柔，以减少置管时的机械性损伤。②导管堵塞，是肠外营养常见的并发症。输注营养液时输液速度可能会减慢，在巡视过程中应及时调整，以免因凝血而发生导管堵塞。输液结束时应根据患者病情及出凝血功能状况使用生理盐水或肝素溶液进行正压封管。③空气栓塞，可发生在置管、输液及拔管过程中。CPN置管时应让患者保持头低位，操作者严格遵守操作规程，清醒患者应嘱其屏气。输液过程中加强巡视，液体输注完毕应及时补充，最好使用输液泵进行输注。导管护理时应防止空气经导管接口部位进入血液循环。拔管引起的空气栓塞主要由于拔管时空气可经长期置管后形成的隧道进入静脉，因此，拔管速度不宜过快，拔管后应密切观察患者的反应。④导管脱落，与导管固定不牢、外力牵拉、患者躁动等有关。置管后应妥善固定导管，加强观察与护理，进行翻身等操作时预先保护导管，避免牵拉。躁动、不合作患者给予适当镇静、约束，避免自行拔出导管。

（2）感染性并发症：导管相关血流感染是肠外营养最常见、最严重的并发症。应尽量减少不必要的中心静脉导管置入。成人外周静脉置管时应选择上肢作为插管的部位。当预计静脉输液治疗＞7天时，应使用中等长度周围静脉导管或经外周中心静脉导管（PICC）。成人非隧道式中心静脉置管时，应首选右锁骨下静脉。置管过程中严格的手消毒与无菌操作是减少穿刺部位病原菌经导管皮肤间隙入侵的最有效手段。使用无菌纱布或无菌的透明、半透明敷料覆盖插管部位。一般纱布敷料每48小时至少更换一次，透明敷料每7天至少更换一次，当敷料潮湿、松弛或可见污渍时应及时更换。密闭的导管连接系统能减少导管腔内病原菌定植，因此，应避免反复进行导管连接部位的操作。注意通过中心静脉导管采集血样可能增加感染风险，采样时需谨慎操作。同时预防性应用抗生素对于预防导管相关感染并无益处，因此，在使用抗生素时需谨慎，避免过度使用。

（3）代谢性并发症：①电解质紊乱，如低钾血症、低镁血症等。②低血糖，持续输入高渗葡萄糖可刺激胰岛素分泌增加，若突然停止输注含糖溶液，可致血糖下降，甚至出现低血糖性昏迷。③高血糖，开始输注营养液时速度过快，超过机体的耐受限度，如不及时进行调整和控制高血糖，可因大量利尿而出现脱水，甚至引起昏迷而危及生命。因此，接受肠外营养的患者，应严密监测电解质及血糖与尿糖变化，及早发现代谢紊乱，并配合医生实施有效处理。

（4）肠外营养相关肝损害（parenteral nutrition-associated liver disease，PNALD）：长期 PN 易引起肝功能损害，其病理生理改变主要为淤胆和肝脂肪浸润，临床表现为胆汁淤积、转氨酶升高和黄疸，严重者可导致不可逆的肝损害，甚至引起肝衰竭及死亡。为了预防 PNALD，需尽早过渡到肠内喂养，有助于防止肠黏膜屏障功能的损害。为了避免长时间过高热量及过量葡萄糖的摄入，可以适当调整 PN 处方，使用中 / 长链或结构脂肪乳剂等。控制感染，合理使用保肝药物，有助于减轻PNALD 的发生。外源性补充牛磺酸，使用鱼油脂肪乳剂替代部分大豆油，可以有助于改善肝功能，预防胆汁淤积。

参考文献

［1］　桂莉，金静. 急危重症护理学［M］. 5 版. 北京：人民卫生出版社，2022.

［2］　尤黎明，吴瑛. 内科护理学［M］. 7 版. 北京：人民卫生出版社，2022.

［3］　鲜于云艳，张智霞，张美芳，等. 新型冠状病毒肺炎患者机械通气护理管理专家共识［J］. 中华护理杂志，2020，55（8）：1179-1179.

［4］　中华医学会肠外肠内营养学分会. 中国成人患者肠外肠内营养临床应用指南（2023 版）［J］. 中华医学杂志，2023，103（13）：946-974.

［5］　中华医学会重症医学分会重症呼吸学组，中国临床实践指南联盟. 中国成人重症患者镇痛管理专家共识［J/OL］. 中华重症医学电子杂志，2023，9（2）：97-115.

（李　宏）